Felix Tretter

Suchtmedizin kompakt
2. Auflage

Suchtmedizin kompakt
Suchtkrankheiten in Klinik und Praxis

Herausgegeben von

Felix Tretter

Mit Beiträgen von

Max Braun
Johanna Constantinescu-Fomino
Arpad Grec
Michael Rath
Christoph Schwejda
Felix Tretter
Petra Werner

2., aktualisierte und erweiterte Auflage

Mit 53 Abbildungen
und 114 Tabellen

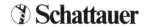 Schattauer

Prof. Dr. med. Dr. phil. Dr. rer. pol.
Felix Tretter
Kompetenzzentrum Sucht
Isar-Amper-Klinikum gGmbH
Klinikum München-Ost
Ringstraße 9
85540 Haar

E-Mail: felix.tretter@iak-kmo.de

Bibliografische Information der Deutschen Nationalbibliothek
Die Deutsche Nationalbibliothek verzeichnet diese Publikation in der Deutschen Nationalbibliografie; detaillierte bibliografische Daten sind im Internet über http://dnb.d-nb.de abrufbar.

Besonderer Hinweis:
Die Medizin unterliegt einem fortwährenden Entwicklungsprozess, sodass alle Angaben, insbesondere zu diagnostischen und therapeutischen Verfahren, immer nur dem Wissensstand zum Zeitpunkt der Drucklegung des Buches entsprechen können. Hinsichtlich der angegebenen Empfehlungen zur Therapie und der Auswahl sowie Dosierung von Medikamenten wurde die größtmögliche Sorgfalt beachtet. Gleichwohl werden die Benutzer aufgefordert, die Beipackzettel und Fachinformationen der Hersteller zur Kontrolle heranzuziehen und im Zweifelsfall einen Spezialisten zu konsultieren. Fragliche Unstimmigkeiten sollten bitte im allgemeinen Interesse dem Verlag mitgeteilt werden. Der Benutzer selbst bleibt verantwortlich für jede diagnostische oder therapeutische Applikation, Medikation und Dosierung. In diesem Buch sind eingetragene Warenzeichen (geschützte Warennamen) nicht besonders kenntlich gemacht. Es kann also aus dem Fehlen eines entsprechenden Hinweises nicht geschlossen werden, dass es sich um einen freien Warennamen handelt.

© 2008, 2012 by Schattauer GmbH, Hölderlinstraße 3, 70174 Stuttgart, Germany
E-Mail: info@schattauer.de
Internet: www.schattauer.de
Printed in Germany

Lektorat: Claudia Ganter, Stuttgart
Umschlagabbildungen: links oben: MEV Verlag GmbH; rechts oben: kmit, Fotolia; links unten: VisualField-BS, Fotolia; rechts unten: MEV Verlag GmbH
Umschlaggestaltung: Reform-Design, 70565 Stuttgart, www.reform-design.de
Satz: Satzpunkt Ursula Ewert GmbH, Bayreuth
Druck und Einband: Himmer AG, Augsburg

ISBN 978-3-7945-2866-0

Vorwort zur 2. Auflage

Das vorliegende Kompendium zur klinischen Suchtmedizin hat erfreulich gute Aufnahme bei der Leserschaft gefunden. Aus diesem Grund können wir jetzt eine Neuauflage anbieten.

Diese Gelegenheit nutzten wir, um verschiedene Verbesserungen, Ergänzungen und Aktualisierungen vorzunehmen. Wir verdanken in dieser Hinsicht insbesondere den Herrn Kollegen Dr. Udo Bonnet, Dr. Dirk K. Wolter und Dr. Wolfgang Prechtl wichtige Anregungen.

In dem Abschnitt *Grundlagen* haben wir uns an den neuen Diagnoserichtlinien der diagnostischen Systeme DSM-V und ICD-11 orientiert, die jedoch noch nicht offiziell verabschiedet sind. Deren Leitgedanke ist es, möglichst deskriptiv und interkulturell neutral Verhaltensbeschreibungen zu nutzen, die eine wissenschaftlich distanzierte Klassifikation erlauben. Es geht also um verhaltenszentrierte Beschreibungen und um die Vermeidung von Ausdrücken wie »Sucht«, die durch quantitative Merkmale ersetzt werden. Dennoch werden wir im Buch weiterhin den Ausdruck Sucht der Einfachheit halber durchgängig verwenden und dabei Missbrauch und Abhängigkeit im klassischen Sinne subsumieren.

Einige Ergänzungen im Bereich der Verhaltenssüchte, die aktuell sehr intensiv diskutiert werden, sind vorgenommen worden. Aus dem Bereich der Glücksspielsucht können wichtige Erkenntnisse auf die zunehmend wichtiger werdende Online-Sucht übertragen werden.

Im Abschnitt *Ursachen* haben wir deutlicher als bisher darauf hingewiesen, dass aus wissenschaftlicher Sicht die Drogeneffekte in einem multidimensionalen Merkmalsraum aufgespannt sein müssten. Vor allem die Phänomenologie der Effekte der »Research Chemicals« zeigen, dass die Dominanz der »entaktogenen« Wirkung, also das Gefühl, mehr bei sich selbst zu sein, sich abzurunden und dadurch auch besseren Kontakt zu anderen zu bekommen, eine wichtige Erfahrungsdimension ist, die die süchtige Drogenappetenz auslöst. Für die Praxis reicht allerdings die zweidimensionale Unterscheidung in »aktivierende« bzw. »sedierende« Wirkung und »psychodysleptische« Wirkung. Wichtig ist uns auch zu betonen, dass gerade im Hinblick auf die neuen synthetischen Substanzen, Substanzgemische bzw. Mischkonsum die jeweilige Drogenwirkung sich immer aus den drei Faktoren »Person«, »Situation« und »Droge« ergibt.

Im Bereich der *Neurobiologie* wurde weiterhin die Mehrebenen-Betrachtung gewählt, um wichtige Grundmechanismen zu erläutern. Auf eine Darstellung einzelner Studien wurde hingegen weiterhin verzichtet, da sich in diesem Gebiet die Befundlage besonders rasch ändert. Aktuelle Literaturhinweise helfen dem Leser, seine Kenntnisse in dieser Richtung zu vertiefen. Grundsätzlich ist dazu anzumerken, dass die Neurowissenschaft was ihr Erklärungspotenzial des »Erlebens« betrifft, eine hermeneutische Wissenschaft ist, d. h. das sie deutend vorgeht: Vor vielen Jahren wurde dem Dopamin eine Lustfunktion zugeschrieben. Aufgrund von komplizierteren Experimenten in neuerer Zeit wird dieser Substanz nun die Signalfunktion einer »Vorhersage-Irrtums-Funktion« zugesprochen. Dies ist ein Hinweis darauf, dass für die Neurobiologie ein hoher Reflektionsbedarf ihrer Befunde besteht. Die Neurobiologie bietet wichtige Anregungen, ihre praktische Relevanz ist jedoch derzeit von beschränkter Bedeutung. Neue Medikamentenentwicklungen werden vermutlich keine großen Durchbrüche erbringen, wenn nicht im Bereich der theoretischen Neurowissenschaft Fortschritte erzielt werden und das Gehirn nicht grundlegend als komplexes, nichtlinear operierendes System begriffen wird. In der Folge ist meiner Einschätzung nach eine Reaktivierung psychologischer Konzepte zu erwarten, was sich vor allem durch die genauere Analyse der Verhaltenssüchte ergeben dürfte. Nicht nur für die Neurobiologie besteht deshalb Bedarf für stärkeres systemisches Denken, sondern auch für die Psychologie: Der Weg von der kognitiven Wissenschaft zur Erforschung des »emotionalen Prozessierens« bis zur integralen Psychologie eröffnet sich. Umfassendere Konzepte wie Stresskonzepte bzw. das Konzept der Salutogenese bleiben weiterhin ein unverzichtbares Rahmenmodell für das Ursachenverständnis, die Therapie und die Prävention. Im Hinblick darauf wurde beispielsweise die Ätiologie jugendlichen Drogenkonsums in den letzten Jahren stark ausgeweitet. Die Kinder- und Jugendpsychiatrie engagiert sich in diesem Bereich sehr stark. Aber auch andere spezielle Bereiche wie die Gender-Perspektive, Sucht und Alter und insbesondere die psychiatrische Komorbidität erfordern zunehmend spezialisierte Betrachtungen, die in diesem Kompendium weiterhin nur angedeutet werden können.

Im *klinischen Bereich* haben wir geringfügige Änderungen vorgenommen, vor allem die diagnostischen Prozeduren im Laborbereich wurden aktualisiert. Die Therapiepläne wurden revidiert, wobei auch hier grundlegend darauf hingewiesen werden muss, dass unbedingt – wegen des Wandels des Wissenschaftsstandes – die fachspezifischen Leitlinien via Internet abgefragt werden müssen. Wegen der Bedeutung des Alkoholentzugsdelirs sind wir jetzt ausführlicher auf dieses Syndrom eingegangen.

Aktualisierungen zu *Medikamentenabhängigkeiten* sind vorgenommen worden, darüber hinaus wurde auch das Kapitel zu *illegalen Drogen* überarbeitet und insbesondere der Bereich der Substitutionsbehandlung Opiatabhängiger dem aktuellen Prozedere angepasst. Auch auf das nun bereits etablierte Behandlungspotenzial mit Heroin wird eingegangen. Im Hinblick auf Cannabis werden neuere Therapieoptionen angesprochen. Der *Drogennotfall* wurde aktualisiert, ebenso die *Medikamentenliste*. Im *Drogenlexikon* wurden die aktuellen »Research Chemicals« aufgelistet. Auch hier bleibt zur Aktualisierung der Weg ins Internet nicht erspart. Ferner wurden die Adressen auf den neuesten Stand gebracht.

Insgesamt haben wir darauf geachtet, das Buch überschaubar und Textgestaltungen so kompakt wie möglich zu halten. Damit erhoffen wir, dem interessierten Leser weiterhin einen handlichen Begleiter für die Praxis zur Verfügung zu stellen.

Für die professionelle Unterstützung bei der Bearbeitung der nun vorliegenden 2. Auflage bedanken wir uns bei Frau Claudia Ganter vom Schattauer Verlag.

Haar, im Juni 2012

Felix Tretter

Vorwort zur 1. Auflage

Die Suchtmedizin hat sich seit Ende der 1990er Jahre in Deutschland als Querschnittsfach profiliert. Mehrere Lehrbücher zu diesem Gebiet sind verfasst worden. Im Jahr 2000 wurde auch von mir ein Buch mit dem Titel »Suchtmedizin« im Schattauer Verlag veröffentlicht. Es entstand gleichsam als Protokoll reflektierter klinischer Arbeit unter Einbindung wissenschaftlicher Erkenntnisse im Laufe einer über 20-jährigen Arbeit mit Suchtkranken. Es sollte auch als Brücke zwischen Forschung und Praxis fungieren.

Das nun vorliegende Kompendium ist die komprimierte und aktualisierte Version dieses Buches. Autoren sind überwiegend langjährige Mitarbeiter unserer Suchtabteilung. Sie garantieren die Praxistauglichkeit der hier dargestellten Konzepte: Das aktuelle Werk soll einen realistischen Einblick in die Arbeit mit Suchtkranken ermöglichen und das notwendige praktische Rüstzeug vermitteln. Es stellt die Grundlagen der Sucht, deren Definition, Ursachen und klinische Grundfragen dar. Gemäß dem Konzept, dass Sucht eine erworbene neurochemische Gehirnkrankheit ist, wird dabei die Neurobiologie als das Grundlagenfach, das bereits als Informationsbaustein in die Psychoedukation für Patienten einfließt, detailliert erläutert. In weiteren Abschnitten des Buchs werden die wichtigsten legalen und illegalen Substanzen, gegliedert nach Diagnostik und Therapie, behandelt. Im Anhang runden die Kapitel über Notfallmanagement und zu wichtigen Medikamenten, die zur Behandlung verwendet werden, ein Drogenlexikon und die wichtigsten Adressen für Suchtkranke das Kompendium ab.

An dieser Stelle ist aber noch anzumerken, dass die erwähnte Kluft zwischen Forschung und Praxis gemäß dem Trend zur Exzellenz-Forschung noch größer wurde. Die klinische Erfahrung hat deshalb kaum mehr eine Bedeutung bei der Erstellung von Behandlungsleitlinien. Nicht »Transdisziplinarität« im Sinne einer Praxisrelevanz der Forschung, die auch die Praxis konstitutiv einbindet, sondern Elitenbildung ist das Ziel der aktuellen Forschungspolitik. Darüber hinaus ist die Definitionsmacht der Forschung größer geworden, da wegen des Ökonomisierungsdrucks in Kliniken aus dem Bereich der Versorgungskrankenhäuser kaum mehr Forschung betrieben werden kann, die den methodischen Standards »sicheren« Wissens genügen. Würde man allerdings nur Erkenntnisse der evidenzbasierten Medizin gelten lassen, die bei wenigen leicht erkrankten Patienten in randomisierten kontrollierten Studien gewonnen wurden, dann könnten wir Tausende der schwer erkrankten Patienten kaum mehr adäquat behandeln. Einen neuen Weg könnte die molekularbiologisch begründete individualisierte Therapie zeigen, doch steht hier die Forschung erst am Anfang. Bedauerlicherweise ist die institutionelle Förderung der Suchtforschung nach vielversprechenden Impulsen Ende der 1990er Jahre nun wieder in eine Phase der Stagnation gelangt.

So bleibt zu hoffen, dass dieses Buch einen Beitrag leistet, dass die klinische Suchtmedizin wieder den Stellenwert bekommt, der ihr gebührt, denn es zeigt, dass man mit einer engagierten und professionellen Therapie, wie sie in diesem Buch dargestellt wird, viel erreichen kann.

An dieser Stelle möchte ich mich noch bei allen Autorinnen und Autoren bedanken, die ihr Wissen, ihre Zeit und auch Geduld bis zum Erscheinen des Buches eingebracht haben, für die kooperative und konstruktive Mitarbeit. Den Geschäftsführern des Schattauer Verlags, Herrn Dieter Bergemann und Herrn Dipl.-Psych. Dr. med. Wulf Bertram, danke ich dafür, dass sie dieses Buch in das Verlagsprogramm aufgenommen haben. Ein besonderer Dank gilt den Lektorinnen Frau Marion Lemnitz und Frau Dipl.-Chem. Claudia Ganter vom Schattauer Verlag für die gelungene Bearbeitung der Manuskripte sowie die umsichtige Koordination der verlagstechnischen Gestaltung des Werkes.

Haar, im August 2008

Felix Tretter

Anschriften der Autoren

Dr. med. Max Braun, MPH
Fachklinik Alpenland
Rosenheimer Straße 61
83043 Bad Aibling
E-Mail: max.braun@do-suchthilfe.de

Dr. medic. Johanna Constantinescu-Fomino
Zentrum für Abhängigkeitserkrankungen
und Krisen (ZAK) am Krankenhaus
Schwabing München
Abteilung des Kompetenzzentrums Sucht
Isar-Amper-Klinikum gGmbH
Klinikum München-Ost
Kölner Platz 1
80804 München
E-Mail: johanna.fomino@iak-kmo.de

Arpad Grec
Överläkare psykiatri
Psykiatrisk Öppenvårdsmottagning Solhem
SÄS Borås
50182 Borås, Schweden
E-Mail: arpad.grec@vgregion.se

Dr. med. Michael Rath, MHBA
Abteilung für Suchterkrankungen
Zentrum für Psychiatrie Südwürttemberg
Pfarrer-Leube-Straße 29
88427 Bad Schussenried
E-Mail: michael.rath@zfp-zentrum.de

Dr. med. Christoph Schwejda
Forel Klinik
Islikonerstrasse 5
8548 Ellikon an der Thur, Schweiz
E-Mail: christoph.schwejda@forel-klinik.ch

**Prof. Dr. med. Dr. phil. Dr. rer. pol.
Felix Tretter**
Kompetenzzentrum Sucht
Isar-Amper-Klinikum gGmbH
Klinikum München-Ost
Ringstraße 9
85540 Haar
E-Mail: felix.tretter@iak-kmo.de

Dr. med. Petra Werner
Kompetenzzentrum Sucht
Isar-Amper-Klinikum gGmbH
Klinikum München-Ost
Ringstraße 9
85540 Haar
E-Mail: petra.werner@iak-kmo.de

Inhalt

I Grundlagen

1 Allgemeines 3
Felix Tretter

1.1 Sucht-Definition 3

**1.2 Stadien des süchtigen
Verhaltens** 3

1.3 Sucht bei Tieren 6

1.4 Sucht-Formen 7

2 Ursachen 12
Felix Tretter

2.1 Suchtdreieck 12

2.2 Drogenwirkungen 13
2.2.1 Wirkungsspektrum 13
2.2.2 Suchtpotenzial 15

2.3 Neurobiologie der Sucht 15
2.3.1 Neurochemie der Synapse 16
2.3.2 Intrazelluläre molekulare
Prozesse bei Drogenkonsum 21
2.3.3 Akuteffekte auf die Nervenzelle
als Funktionseinheit 26
2.3.4 Effekte auf lokale
Neuronennetzwerke 26
2.3.5 Makroanatomie der Sucht 29
2.3.6 Neurochemisches Mobile 32

2.4 Psychologie 39
2.4.1 Sucht als gelerntes Verhalten
(verhaltenstherapeutische
Perspektive) 39
2.4.2 Kräftespiel der Sucht zwischen
Über-Ich und Es (psycho-
analytische Perspektive) 40
2.4.3 Stress-Konzept der Sucht 41

**2.5 »Ökologie der süchtigen
Person« (systemische
Perspektive)** 44
2.5.1 System Familie 44
2.5.2 Wohnbereich 45
2.5.3 Arbeitsbereich 45
2.5.4 Freizeitbereich 45
2.5.5 Soziokulturelle Umwelt 45

2.6 Individuelle Problemlagen 46
2.6.1 Jugend und Sucht 46
2.6.2 Alter und Sucht 47
2.6.3 Frau und Sucht 47
2.6.4 Psychiatrische Komorbidität 48

II Klinik allgemein

3 Diagnostik 53
Johanna Constantinescu-Fomino,
Michael Rath, Petra Werner und
Arpad Grec

3.1 Gesprächsführung 54

3.2	Anamnese und Exploration 54	
3.3	Symptomprofile der Entzugssyndrome 57	
3.4	Erhebung und Dokumentation des Befundes 58	
3.5	Körperliche Untersuchung 60	
3.6	Diagnosekategorien 64	
3.7	Hinweise auf Komorbiditäten . . 66	
3.8	Labordiagnostik 67	
3.9	Einschätzung der Therapie-motivation 67	
3.10	Einschätzung co-abhängigen Verhaltens bei Angehörigen. . . . 67	

4	Therapie. 70	
	Petra Werner, Michael Rath, Johanna Constantinescu-Fomino und Arpad Grec	
4.1	Versorgungssystem 70	
4.2	Versorgungsepidemiologie 70	
4.3	Entwöhnungstherapie. 72	
4.4	Therapieziele 77	
4.5	Symptomatische Medikation. . . 77	

5	Sonstige Interventionen. 81	
	Johanna Constantinescu-Fomino, Michael Rath, Petra Werner und Arpad Grec	
5.1	Motivationales Interview. 81	
5.2	Angehörigen-Betreuung. 82	
5.3	Selbsthilfe. 82	

III Klinik speziell

6	Legale Drogen 87	
6.1	Nicotin. 87	
	Michael Rath, Johanna Constantinescu-Fomino und Arpad Grec	
6.1.1	Diagnostik 87	
6.1.2	Therapie. 87	
6.2	Alkohol 93	
	Michael Rath, Arpad Grec, Christoph Schwejda und Felix Tretter	
6.2.1	Diagnostik 93	
6.2.2	Therapie. 100	
6.2.3	Folgekrankheiten bei chronischem Konsum 107	
6.3	Medikamente 130	
	Michael Rath	
6.3.1	Hypnotika und Sedativa. 132	
6.3.2	Analgetika 136	
6.3.3	Stimulanzien 140	
6.3.4	Diuretika 141	
6.3.5	Laxanzien. 142	
6.3.6	Entwöhnungstherapie bei Abhängigkeit 144	
7	Illegale Drogen 147	
	Petra Werner, Christoph Schwejda und Felix Tretter	
7.1	Opiate 147	
7.1.1	Akute und chronische Effekte . . 147	
7.1.2	Labordiagnostik 147	
7.1.3	Syndromale Differenzial-diagnosen 152	
7.1.4	Komorbidität bei Abhängigkeit 153	
7.1.5	Substitutionstherapie 168	
7.1.6	Entzug 182	

7.1.7	Abstinenzsicherung nach Entzug.	185
7.1.8	Heroin-Behandlung	186
7.2	**Ecstasy**	186
7.3	**Cannabis**	189
7.4	**Amphetamine**	190
7.5	**Cocain**	191

IV Anhang

8	**Drogennotfall**	197

Max Braun, Felix Tretter
und Arpad Grec

8.1	**Allgemeine Maßnahmen.**	197
8.1.1	Ateminsuffizienz	198
8.1.2	Kardiale Insuffizienz.	198
8.1.3	Detoxifikation (Magenspülung)	199
8.2	**Spezielle Intoxikationen**	199
8.2.1	Erregende Substanzen	199
8.2.2	Sedierende Substanzen.	201
8.2.3	Psychodysleptisch wirkende Substanzen.	204
8.2.4	Psychotrope Substanzen.	204
8.3	**Schwierigkeiten und Komplikationen**	205
9	**Medikamentenliste**	207

Michael Rath

10	**Drogenlexikon**	236
10.1	**Grundaspekte**	236

Michael Rath

10.2	**Alphabetische Darstellung**	236

Michael Rath

10.3	**Aktuelle synthetische Drogen**	251

Felix Tretter

11	**Adressen**	255

Felix Tretter

11.1	**Deutschland**	255
11.1.1	Informationszentralen, Selbsthilfegruppen und Beratungsstellen	255
11.1.2	Fachverbände	258
11.1.3	Forschungsinstitute	259
11.2	**Österreich**	259
11.2.1	Informationszentralen, Selbsthilfegruppen und Beratungsstellen	259
11.2.2	Fachverbände	261
11.2.3	Forschungsinstitut	261
11.3	**Schweiz**	261
11.3.1	Informationszentralen, Selbsthilfegruppen und Beratungsstellen	261
11.3.2	Fachverbände	262
11.3.3	Forschungsinstitut	263

Sachverzeichnis 264

I Grundlagen

1 Allgemeines

Felix Tretter

Dieses Kapitel soll den Leser kurz in die Thematik einführen. Es kann aber auch dazu verwendet werden, dem Suchtpatienten im Gespräch ein besseres Grundverständnis über seine Krankheit zu vermitteln. Es sollte klargestellt werden, dass süchtiges Verhalten auf einer sehr menschlichen Neigung beruht, etwas Lustvolles und/oder Unlustminderndes besonders gerne zu tun bzw. eine besonders hohe Affinität gegenüber solchen Objekten der Umwelt zu entwickeln. Damit wird also eine *anthropologische Dimension* der Sucht angesprochen, die durch den Bezug zur Phänomenologie des Alltagsverhaltens und den Alltagssüchten als nichts »Wesensfremdes« nachvollziehbarer wird.

Bei klinisch relevanter Sucht ist dies allerdings noch um einiges intensiver und einseitiger, sodass andere grundlegende Lebensbereiche dadurch zerstört werden. Weiterhin dient dieses Kapitel aber auch Therapeuten, die eigene häufig beobachtbare Abneigung gegenüber den Suchtkranken zu mindern, indem der Mensch, der sich hinter den Symptomen und seinem Verhalten verbirgt, hervorgehoben wird (Zwiebelschalen-Modell).

1.1 Sucht-Definition

Süchtiges Verhalten ist ein Extrempol des Verhaltens, da es *nicht mehr kontrolliert* werden kann und *automatisch*, fast reflexhaft abläuft. Es tritt insbesondere im Gebrauch von psychoaktiven Substanzen auf, also bei Stoffen, die psychische Veränderungen erzeugen. Im suchtmedizinischen Bereich spricht man vereinfachend von »Drogen«, und zwar nicht nur dann, wenn »illegale« Drogen wie Cannabis, Cocain oder Heroin gemeint sind, sondern man ordnet auch »legale« Drogen wie Alkohol, Nicotin und psychoaktive Medikamente, beispielsweise Amphetamine, dieser Kategorie zu.

Süchtiges Verhalten kann sich auf den Konsum solcher Substanzen, aber auch auf Verhaltensweisen ohne Substanzkonsum beziehen. In diesem Fall spricht man – in Unterscheidung zu den »stoffgebundenen« Süchten – von »stoffungebundenen« Süchten bzw. von Verhaltenssüchten.

> Jedes menschliche Verhalten kann süchtig entgleisen.

1.2 Stadien des süchtigen Verhaltens

Schon bei den Alltagssüchten zeigt sich ein fließender Übergang vom *gelegentlichen* über das *gewohnheitsmäßige Verhalten* als Vorstadium zur Sucht über einen, den bestimmungsgemäßen Gebrauch überschreitenden *Missbrauch* (z.B. Verwendung von Schlafmittel als Beruhigungsmittel) bzw. den *schädlichen Gebrauch* (Folgeschäden) bis zur *Abhängigkeit*, bei der man sich nicht mehr anders verhalten kann. Der Ausdruck

3

Grundlagen

Sucht umfasst in dieser Hinsicht in der Regel neben der Abhängigkeit auch den schädlichen Gebrauch. Diese Formen werden auch als pathologisches Verhalten zusammengefasst. Im Kern bedeutet »Sucht« zunächst so viel wie (psychische) »*Abhängigkeit*«, also eine *extrem starke Bindung* an dieses Verhalten (bzw. Objekt des Verhaltens), gegen die der Verstand zunächst machtlos ist, ja sich sogar diesem Verlangen (Craving) unterordnet (Abb. 1-1). Es lässt sich am Beispiel Alkohol folgende phänomenale Unterscheidung treffen, die sich auch an der bewährten Typologie von Jellinek (1960) anlehnen kann (→ Kap. 3, Tab. 3-9, S. 65):

* **Gelegentlicher Konsum** von Alkohol in niedrigen Dosen – z.B. 1–2 Flaschen Bier ab und zu abends beim Essen bei einem 70 kg schweren Mann (ca. 40 g) – ist nach heutiger Kenntnis unproblematisch (täglich: < 24 g!). Für Frauen gilt der halbe Wert als Grenze. Es ist auch vom Beta-Typ nach Jellinek die Rede.
* **Gewohnheitskonsum** von Alkohol, auch in niedrigen Dosen, birgt das Problem, dass durch biochemische Anpassungsprozesse eine körperliche Abhängigkeit entstehen kann. Nach Jellinek handelt es sich um den Delta-Typ.
* **Missbrauch** beschreibt einen Alkoholkonsum in hohen Dosen. Bei *konfliktbezogenem Konsum* kann nach Jellinek vom Alpha-Typ gesprochen werden. Seltene *exzessive Trinkepisoden* lassen an den Epsilon-Typ denken. *Anhaltender Missbrauch* führt zu deutlichen Gesundheitsrisiken.

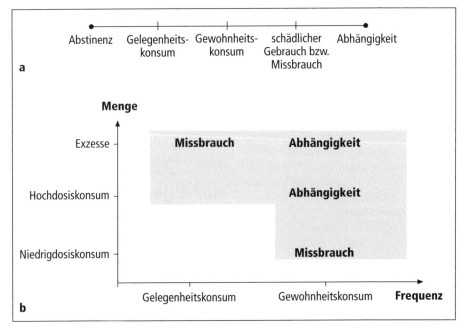

Abb. 1-1 Formen und Stadien des süchtigen Verhaltens. **a** Spektrum von der Abstinenz bis zur Abhängigkeit. **b** Darstellung des Konsumverhaltens nach Menge und Häufigkeit. »Riskanter Konsum« von Alkohol liegt bei etwa 30 g/d vor.

4

- **Schädlicher Gebrauch** von Alkohol liegt vor, wenn es zu *körperlichen, psychischen* oder *sozialen Beeinträchtigungen* kommt.
- **Abhängigkeit** beschreibt einen Zustand, in dem die betreffende Person dem Impuls, Alkohol zu konsumieren, nicht entgegensteuern kann und nicht (bzw. nicht mehr) in der Lage ist, den Konsum zu kontrollieren oder Abstinenzperioden einzuhalten. Es besteht zumindest eine *psychische Abhängigkeit*. Nach Jellinek handelt es sich um den Gamma-Typ. Das Verhalten hat in diesem Stadium bereits einen krankheitswertigen Charakter bekommen, es zeigt eine *zerstörerische Eigendynamik*.

Das Ausmaß der (gefühlsmäßigen) Bindung der Person an dieses Verhalten wird deutlich, wenn sie an deren Ausübung behindert wird, also *abstinent* sein muss: Die Person wird unruhig, reizbar, aggressiv und verteidigt das Verhalten bei Kritik oder übt es im Verborgenen aus. Es handelt sich um **Entzugssymptome**, die aber je nach Substanz noch wesentlich mehr und dramatischere Symptome umfassen können.

Das Phänomen »Sucht« bzw. Abhängigkeit ist also durch fünf wichtige Merkmale menschlichen Verhaltens kennzeichnet:

1. Es ist mit der *Erzeugung von Lustzuständen* bzw. der *Minderung von Unlustzuständen* verbunden, die weitgehend bewusst erlebt werden.
2. Es handelt sich um ein **übermäßiges Verhalten** im Hinblick auf die *Menge, Dauer* und/oder die *Häufigkeit des Verhaltens*. Die mittelfristige Steigerung der Menge des auftretenden Verhaltens als »Dosissteigerung« geht mit einer sogenannten »Toleranzsteigerung« einher, weil sich das Gehirn an diese Aktion gewöhnt hat.
3. Charakteristisches Kennzeichen ist die **Unfähigkeit**, sich dem Verhalten gegen-

über *distanzieren* bzw. *enthalten* zu können (Minderung der Abstinenzfähigkeit) und/oder das Verhalten jederzeit zu *bremsen* oder zu *stoppen* (Minderung der spezifischen Verhaltenskontrolle). Man spricht vom »**Kontrollverlust**« gegenüber diesem Verhaltensantrieb (Craving).

4. Es treten **Störungen** psychischer, körperlicher und/oder sozialer Funktionen auf – und dennoch wird das Verhalten aufrechterhalten. Somit handelt es sich um ein *krankheitswertiges Geschehen*.
5. Es tritt eine **Eigendynamik** der süchtigen Entwicklung auf, denn das Erkennen dieser negativen Effekte ist für den Betroffenen schwer erträglich, es wird abgewehrt und verursacht bei Konfrontationen damit sogar oft erneuten Suchtmittelkonsum.

Der Ausdruck »Sucht« kennzeichnet
- eine *extrem intensive* Bindung einer Person gegenüber einem Objekt oder einem Verhalten,
- wobei bereits dadurch bedingte *Störungen* in anderen Bereichen des Verhaltens bzw. des Lebens der Person vorliegen und
- wobei das betreffende Verhalten trotzdem *weiter besteht*.

Der Suchtforscher Klaus Wanke formulierte folgende Sucht-Definition (nach Tretter 2000):
Sucht ist ein unabweisbares Verlangen nach einem bestimmten Erlebniszustand, dem die Kräfte des Verstandes untergeordnet werden. Es verhindert die freie Entfaltung der Persönlichkeit und mindert die sozialen Chancen des Individuums.

Praxistest zur Sucht

Im Selbsttest kann man versuchen, das betreffende Verhalten für etwa 4 oder 6 Wochen abzustellen, und beobachten, wie es einem dabei geht – Unruhe, Ärger, Verlangen nach dem Verhalten usw. sind Zeichen dafür, dass man von diesem Bereich abhängig sein könnte.

1.3 Sucht bei Tieren

Bei Tieren – vor allem bei Ratten – kann im Labor auch süchtiges Verhalten aufgebaut werden: Nach mehreren Wochen Gelegenheit, als Alternative zu reinem Wasser alkoholhaltiges Wasser zu trinken, steigert sich die Dosis der eingenommenen Menge.

Dann wird eine ebenso lange Abstinenzphase eingelegt, in der die Tiere keinen Alkohol erhalten. Anschließend wird ihnen wieder Alkohol angeboten: Es zeigt sich ein sofortiger Hochdosiskonsum, der sogar weit über dem Konsumniveau vor der Abstinenzphase liegt und durch Vergällung des Alkohols durch Chinin nicht unter das Niveau der erlernten Trinkmenge gedrückt werden kann (Abb. 1-2). Diese Experimente zeigen eindeutig, dass das Suchtverhalten erlernt ist und lange persistiert, dass also ein »Suchtgedächtnis« aufgebaut wird, welches das Verhalten dann dominiert.

Durch derartige Tierexperimente können die Gehirnstrukturen, die an der Suchtentwicklung beteiligt sind, ihre neurochemischen Korrelate und auch Medikamente, die die Suchtsymptome dämpfen können, untersucht werden und zwar auch in Hin-

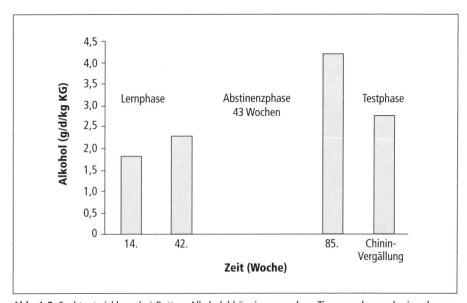

Abb. 1-2 Suchtentwicklung bei Ratten. Alkoholabhängig gewordene Tiere werden nach einer langen Abstinenzphase bei erneutem Alkoholangebot sofort und mit hohen Dosen Alkohol rückfällig (1 g/kg KG entspricht auf den erwachsenen Menschen umgerechnet etwa 70 g Alkohol, d. h. fast 4 Flaschen Bier/d; 2 g/kg KG Alkohol für die Ratte entsprechen daher etwa 8 Flaschen Bier für Menschen) (nach Wolffgramm 1996).

blick auf situative (Stress, Gruppenaufzucht) und genetische Risikofaktoren.

1.4 Sucht-Formen

Grundlegend können *stoffgebundene* und *stoffungebundene Süchte* unterschieden werden (Tab. 1-1). Die Süchte des Alltagsverhaltens sind im Prinzip als Phänomen der geminderten Verhaltenskontrolle gut nachvollziehbar. Nicht alle Formen süchtigen Verhaltens sind aber, zumindest aus versicherungsrechtlicher Sicht, Krankheiten und daher, was ihre Behandlung betrifft, kassentechnisch finanzierbar. Auch sind die Einordnungen in den Diagnosesystematiken und die psychopathologische Einordnung (z.B. pathologisches Glücksspielen als Impulskontrollstörung) uneinheitlich.

In diesem Buch werden die stoffgebundenen Süchte ausführlich behandelt. Die stoffungebundenen Süchte können im Folgenden nur kurz erwähnt werden (vgl.

auch Batthyány u. Pritz 2009; Grüsser u. Thalemann 2006). Sie werden hauptsächlich von Suchtambulanzen und niedergelassenen Psychotherapeuten verhaltenstherapeutisch-programmatisch behandelt.

Arbeitssucht

Bei der Arbeitssucht finden sich zahlreiche Merkmale der stoffgebundenen Süchte. Diese Sucht wird in Deutschland noch als randständig eingestuft, während sie in Japan schon stärker in das Bewusstsein gerückt zu sein scheint. Auch bei Klinikärzten, insbesondere im Universitätsbereich, kann dieser Check interessant sein. Die in Tabelle 1-2 (S. 8) angeführten Merkmale ähneln jenen des Alkoholismus; sie fallen aber kaum auf, da Arbeitssucht eine sozial hochgradig akzeptierte und integrierte Verhaltensweise ist. Dennoch kann es erhebliche individuelle Probleme geben, die sich im körperlichen, seelischen und sozialen Bereich (Familie) manifestieren (Schochow 1999). Eine mögliche Folgestörung des anhaltenden exzessiven Arbeitens ist das Burnout-Syndrom

Grundlagen

Tab. 1-1 Sucht-Formen und ihre Folgeprobleme (nach Tretter 2000)

Süchte	Folgeprobleme	Klinische Bedeutung
Stoffgebunden		
Nicotinsucht	körperlich	ja
Alkoholsucht	körperlich und psychisch	ja
Drogensucht	körperlich und psychisch	ja
Medikamentensucht	körperlich und psychisch	ja
Stoffungebunden		
Arbeitssucht	familiär	möglich
Esssucht	körperlich	ja
Sexsucht	familiär	möglich
Kaufsucht	finanziell	möglich
Glücksspielsucht	finanziell	ja
Internetsucht	familiär finanziell	möglich

Tab. 1-2 Merkmale und Hilfemöglichkeiten bei Arbeitssucht (vgl. Schochow 1999; Tretter 2000)

Merkmale

- Auftreten von gelegentlichen Arbeitsexzessen (z. B. zunehmende Überstunden)
- berufliche Erfolge als Ergebnis intensiven Arbeitens erfreuen nicht
- Überschreiten des üblichen Rahmens der Arbeitszeit (nachts und am Wochenende)
- geringe Fähigkeit, bei Aufforderung weitere Arbeit anzunehmen, abzulehnen
- Arbeit mit nach Hause nehmen oder ständig dabei haben
- Minderung von Freizeitinteressen mit Gefühl der Langeweile ohne Arbeit
- heimliches Arbeiten
- Konflikte mit der Familie wegen geringer Zeit
- Unruhe, wenn Arbeitsunterlagen außerhalb von Arbeitszeit und -ort nicht verfügbar sind
- fehlender finanzieller Ausgleich wird trotz Mehrarbeit in Kauf genommen
- Arbeiten bis zur Erschöpfung
- psychische Funktionsminderung durch das Arbeiten
- exzessives Weiterarbeiten trotz negativer Konsequenzen

Hilfemöglichkeiten[1]

- feste Freizeit einplanen
- arbeitsfreie Zeiten bewusst einplanen
- dezentrierte statt konzentrierte Arbeit
- Ziellosigkeit einplanen
- Dialektik von Anspannung und Entspannung bewusst gestalten
- Zeiten für Beziehungspflege planen
- lernen, Aufgaben zu delegieren
- »Arbeitsangebote« ablehnen lernen
- Selbsthilfegruppen (z. B. »Anonyme Arbeitssüchtige« [AAS], www.arbeitssucht.de)

[1] Abstinenz als Veränderungsziel ist hier schwierig zu definieren.

bzw. das arbeitsweltbezogene physische und psychische Ausgebranntsein (cave: Differenzialdiagnose depressives Syndrom).

▶ **Therapie:** Therapeutisch ist neben einer Psychotherapie (z. B. Selbstmanagement) die Teilnahme an Selbsthilfegruppen effektiv.

Esssucht

Ein aktuelles Problem, vor allem bei Jugendlichen, ist die Übergewichtigkeit, die in vielen (aber nicht allen) Fällen auf einer *Dysbalance* von zum Teil *intensivem*, zum Teil *anfallsartigem Essen (binge eating)* und im Verhältnis dazu zu *geringer Bewegungsaktivität* beruht: Häufigkeit, Menge und Art der Nahrungsmitteleinnahme erfolgen, ohne an die Folgen zu denken. Das Essen ist in vielen Fällen ein lustvoller Akt, er ist bei manchen Menschen aber auch von anschließenden Schuldgefühlen gekennzeichnet, sodass dann versucht wird, zu erbrechen (*Bulimie*).

Anzumerken ist hier, dass die Einordnung der *Magersucht* (Anorexia nervosa) als **Essstörung** in der letzten Zeit nicht mehr in den Bereich Sucht erfolgt. Man ordnet sie unter dem Gesichtspunkt der Brechsucht nun eher den **Zwangsstörungen** zu. Die Magersucht hat wenig mit Lust zu tun und ist gewissermaßen ein Verhalten, das ein Nichtverhalten, also eine Art Verweigerung, darstellt – es wird vermieden, zu essen und nach dem Essen wird erbrochen. Magersucht tritt häufig assoziiert mit Medikamentenmissbrauch bzw. -abhängigkeit auf. In mancher Hinsicht zeigt diese Sucht allerdings auch Ähnlichkeiten mit den Zwangsstörungen.

▶ **Therapie:** Die vorwiegend psychologisch orientierte Therapie dieser Störung ist sehr langwierig (Gerlinghoff u. Backmund 2004).

Sexsucht

In letzter Zeit ist auch sexuelles Verhalten als Form von Sucht zur Diskussion gestellt worden (»Sexsucht«; Roth 2004). Sie ist jedoch noch keine offizielle Diagnose, die in den klinischen Diagnosesystematiken ausdrücklich Eingang gefunden hat (vgl. Mäulen u. Irons 1998) (Tab. 1-3). Unter bestimmten Voraussetzungen kann aber auch sexuelles Verhalten süchtig entgleisen. Sexsucht ist dann durch eine zunehmende sexuelle Betätigung gekennzeichnet, bei der jedoch die Befriedigung meist ausbleibt, sodass die Suche nach sexueller Erfüllung beständig fortgeführt wird. Dabei zeigen sich typische Kennzeichen der Sucht, wie *Dosissteigerung* und *Toleranzentwicklung*. Nach und nach wird Sexualität zum alles bestimmenden Lebensbereich. Es treten gravierende Folgen wie familiäre Probleme oder berufliche Schwierigkeiten auf.

▶ **Ursachen:** Als spezifische Ursachen werden sowohl genetische Veranlagung als auch Missbraucherlebnisse in der Kindheit diskutiert.

▶ **Therapie:** Ziel einer vor allem psychologisch orientierten Therapie ist es, Intimität auch ohne Sexualität wieder erleben zu können und negative Gefühle zuzulassen, ohne diese durch Sex überdecken zu wollen. Aufgrund der starken Auswirkungen, welche die Sucht auch auf das Umfeld des Süchtigen hat, nimmt die Einbeziehung der *Angehörigen* in die Behandlung der Sexsucht eine wichtige Rolle ein.

Kaufsucht

Ein Problem, das im präklinischen Bereich häufig vorkommt, ist das exzessive unkontrollierte Einkaufen (Grüsser u. Thalemann 2006). Es zeigt die Merkmale der Mengen-

Tab. 1-3 Merkmale und Hilfemöglichkeiten bei Sexsucht

Merkmale
• Die gedankliche Beschäftigung mit oder die Ausübung von Sexualität nimmt stetig zu (»Dosissteigerung«).
• Das sexuelle Verhalten hat schwere *negative Folgen* gesundheitlicher, finanzieller oder beruflicher Art.
• Der Betroffene zeigt bezüglich des sexuellen Verhaltens einen *Kontrollverlust:* Im Umgang mit Schwierigkeiten und negativen Gefühlen treten sexuelle Zwangsvorstellungen und Fantasien als primäre Bewältigungsversuche auf; es zeigt sich eine zunehmende *emotionale Destabilisierung,* bei der im Zusammenhang mit sexuellen Aktivitäten starke Stimmungsschwankungen auftreten.
• Sexualität wird zum *alles bestimmenden Lebensbereich:* Die Betroffenen brauchen große Teile ihrer Zeit für die Ausübung sexuellen Verhaltens oder die Erholung davon; das Verhalten ist so eingeengt auf sexuelle Befriedigung ausgerichtet, dass wichtige soziale oder berufliche Pflichten vernachlässigt werden.

Hilfemöglichkeiten[1]
• Selbsthilfegruppen (z. B. »Anonyme Sexaholiker«, www.anonyme-sexsuechtige.de)
• Psychotherapie

[1] Abstinenz als Veränderungsziel ist hier schwierig zu fordern und zu realisieren.

steigerung und des Kontrollverlusts trotz negativer Konsequenzen.

▶ **Therapie:** Therapeutische Hilfen sind durch Verhaltenstherapie gut möglich.

Glücksspielsucht

Diese süchtige Verhaltensstörung (genauer: pathologisches Glücksspielen) führt zu hohen Verschuldungen. Bemerkenswert ist, dass sich auch bei Glücksspielsüchtigen im Experiment bei Darbietung von Objekten der Glücksspielszene über das funktionelle Kernspintomogramm spezifische Gehirnaktivierungen im limbischen System (Gyrus cinguli anterior) nachweisen ließen. Auffällig ist meist eine Impulskontrollstörung.

▶ **Therapie:** Die psychologische Therapie erfolgt ambulant oder stationär bei spezialisierten Therapeuten (Petry 2003).

Internetsucht (Onlineaholics, online addicts)

Das Internet ist bereits ein Suchtobjekt geworden (Petry 2010; Young 1999). Die Betroffenen (User) beanspruchen zunehmend mehr außerberufliche Zeit für das Internet (z. B. ca. > 30 h/Wo. außerberufliche/außerschulische Internetnutzung). Es wird auch von Versuchen berichtet, dieser Tendenz entgegenzuwirken, also das Verhalten zu kontrollieren. Längeres Verbleiben im Internet als geplant gilt ebenfalls als wichtiges Merkmal. Auffällig wird das Verhalten für den Betroffenen erst, wenn es mit dem sozialen Umfeld Probleme gibt. Dies wird von den Betroffenen meist heruntergespielt. Besonders problematisch ist die exzessive Internet-Nutzung, wenn dabei Lustzustände entstehen oder Unlustzustände gemindert werden, wenn also die Internet-Nutzung zur Befindenssteuerung verwendet wird. Einige User verspüren Unlust, wenn sie länger nicht im Internet waren, bei manchen tritt dieser Zustand bereits am Morgen auf, wo der Drang zur Internet-Nutzung stärker ist als der zur ersten Zigarette. Die ersten Auffälligkeiten, welche die User an sich merken, sind in diesem Zusammenhang, dass sie kaum mehr schlafen. Einige Betroffene schildern ihre Erfahrungen so, dass sie

sich in der Internetkommunikation wichtiger als in der Alltagskommunikation fühlen, dass sie mehr Verständnis vorfinden usw. Andere fühlen sich »hungrig« nach Informationen.

Epidemiologisch schätzt man etwa 5 % exzessive User des Internets, andere Autoren vermuten sogar eine Suchtgefährdung bei 10–40 %. Dabei sind vor allem die Chatrooms die Bereiche, wo die User hängen bleiben. Besonders attraktiv am »chatten« ist die Möglichkeit zur intensiven, aber zugleich anonymen Kommunikation. Auch exzessives Kaufen und exzessive sexbezogene Aktivitäten im Internet werden beobachtet. Eine besondere psychopathologische Bedeutung, vor allem bei Jugendlichen und jungen Erwachsenen, haben Rollenspiele via Internet (z. B. World of Warcraft).

▶ **Therapie:** Therapeutisch werden virtuelle Kliniken im Internet angeboten, wie beispielsweise www.netaddiction.com. Prinzip ist es, die Kontrolle durch strikte Regeln herzustellen, denn eine Abstinenz ist in der Informationsgesellschaft nicht möglich. Spezielle Programme werden in Suchtfachkliniken und Suchtambulanzen aufgebaut.

Literatur

Batthyány D, Pritz A. Rausch ohne Drogen. Wien: Springer 2009.

Gerlinghoff M, Backmund H. Wege aus der Essstörung. Stuttgart: TRIAS 2004.

Grüsser SM, Thalemann CN. Verhaltenssucht. Diagnostik, Therapie, Forschung. Bern: Huber 2006.

Jellinek EM. The Disease Concept of Alcoholism. New Haven: Yale University Press 1960 (Nachdruck 2010 bei Martino Fine Books erschienen).

Mäulen B, Irons RR. Süchtige Verhaltensweisen im Bereich der Sexualität. In: Gölz J

(Hrsg). Moderne Suchtmedizin. Stuttgart, New York: Thieme 1998; B6.4-1–B6.4-15.

Petry J (Hrsg). Pathologisches Glücksspielverhalten. Ätiologische, psychopathologische und psychotherapeutische Aspekte. Geesthacht: Neuland 2003.

Petry J. Dysfunktionaler und pathologischer PC- und Internet-Gebrauch. Göttingen: Hogrefe 2010.

Roth K. Wenn Sex süchtig macht. Berlin: Ch. Links 2004.

Schochow R. Wenn Arbeit zur Sucht wird. Frankfurt a. M.: Fischer 1999.

Tretter F. Suchtmedizin. Stuttgart: Schattauer 2000.

Wolffgramm J. Die Bedeutung der Grundlagenforschung für die Behandlung von Alkoholabhängigen. In: Mann K, Buchkremer G (Hrsg). Sucht. Stuttgart: Fischer 1996; 3–18.

Young KS. Caught in the net. Suchtgefahr Internet. München: Kösel 1999.

2 Ursachen

Felix Tretter

Für die Aufklärung des Patienten über seine Krankheit sind Hinweise zu den Ursachen der Sucht äußerst hilfreich (»Psychoedukation«). Deshalb sollen hier die wichtigsten Aspekte der **Suchttheorie** dargestellt werden, die auch im Umgang mit dem Patienten für die Einsicht in die Störung günstig genutzt werden können.

Besonders wichtig ist die *Neurobiologie der Sucht*, sie wird in diesem Kapitel detaillierter dargestellt. Die *psychologischen Aspekte* sind gut über die Selbsterfahrung der Patienten eruierbar. Zu berücksichtigen ist auch die *soziokulturelle Einbettung* der Sucht, vor allem im Hinblick auf Gespräche mit Abhängigen von illegalen Drogen.

2.1 Suchtdreieck

Grundsätzlich bewirken Merkmale der **Droge**, der **Person** und der **Umwelt** in ihrem Zusammentreffen die Suchtentwicklung (Abb. 2-1a): Wo es keine Drogen gibt,

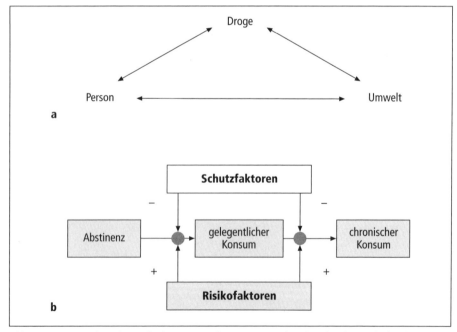

Abb. 2-1 Die Ursachen der Sucht (Tretter 2000). **a** Das »Ursachendreieck« der Sucht (nach Soyka u. Küfner 2008). **b** Phasenkonzept der Sucht mit die Entwicklung steuernden Risiko- und Schutzfaktoren.

Grundlagen

wird man sie nicht konsumieren und daher auch nicht davon abhängig werden, sogar wenn die betreffende Person ein genetisches Risiko mit sich bringt. Eine drogenfreie Gesellschaft ist aber eine Utopie. Das bedeutet im Einzelnen:

* Manche Drogen haben ein hohes Suchtpotenzial (Nicotin, Heroin).
* Manche Menschen haben ein persönliches hohes Suchtrisiko (depressive u. ängstliche Menschen, impulsive Persönlichkeiten).
* Manche Lebensbereiche gehen mit einem hohen Suchtrisiko einher (Gastronomie, ungelernte und freie Berufe, Medienberufe, Künstler).

Für eine Suchtentwicklung ist das individuelle Zusammentreffen von Risiko- und Schutzfaktoren (z.B. stabiles soziales Umfeld) entscheidend (Abb. 2-1b). Vom Gewohnheitskonsum zur Abhängigkeit ist es dann beispielsweise in sozialen Lebenskrisen oft nur ein kleiner Schritt.

2.2 Drogenwirkungen

2.2.1 Wirkungsspektrum

Grundsätzlich ist die Drogenwirkung (»Rauschqualität«) von den Merkmalen der Person (aktueller Zustand, Vorerfahrungen, psychische Labilität; »Set«), den Merkmalen der Situation (alleine, in der Gruppe; »Setting«) und den Merkmalen der Substanz bestimmt, sodass individuell unterschiedliche Effekte (z.B. Drogenpsychose) auftreten können. Aus praktischen Gründen können drei grundlegende Wirkungsarten einer Droge unterschieden werden, nämlich ob sie

* überwiegend *aktivierend* wirkt (Stimulanzien), wie z.B. Amphetamine,

* überwiegend *sedierend* wirkt (Sedativa, Hypnotika), wie letztlich auch Heroin, oder
* überwiegend *psychodysleptisch* bzw. *psychotogen* wirkt (Halluzinogene), wie z.B. LSD.

Manche Drogen, vor allem Alkohol und zum Teil Nicotin, zeigen einen »biphasischen« Verhaltenseffekt, etwa indem bei niedrigen Dosen eine Aktivierung durch Entspannung erfolgt, bei hohen Dosen jedoch eine Dämpfung auftritt. Diese Effekte sind auf biochemischer Ebene noch nicht voll verstanden.

Auch die Einordnung von Ecstasy bereitet einige Probleme, und zwar wegen eines zusätzlich auftretenden, angeblich stärkeren Gefühls zu sich selbst, das als »entaktogen« klassifiziert wird. Das trifft auch für andere Substanzen aus dem Bereich der »Research Chemicals« (v.a. Amphetamin-Derivate) zu. Daher müsste in Abbildung 2-2 (S. 14) eine vierte Achse zu den drei genannten Achsen als Wirkungsdimension von Drogen eingefügt werden. In der Forschung werden deshalb umfassende multiaxiale Ordnungsschemata der Drogenwirkung verwendet. Für die Praxis reicht jedoch das vorgeschlagene Schema aus, das quantitative intensive Bewusstseinsveränderungen (Stimulation, Sedierung) und qualitative Bewusstseinsveränderungen (Halluzination, Euphorie, Selbstwertsteigerung usw.) bis zur psychotischen Veränderung darstellt.

▶ **Stimulanzien:** Zur Substanzgruppe der Stimulanzien gehören vor allem die Amphetamine. Diese Stoffe haben erregende Wirkungen, sie beschleunigen die kognitiven Funktionen und hellen die Stimmung auf, darüber hinaus wirken sie aktivierend auf das vegetative Nervensystem (sympathikotone Effekte). Ecstasy ist ein Methamphetamin-Derivat, das zusätzlich ein hallu-

Grundlagen

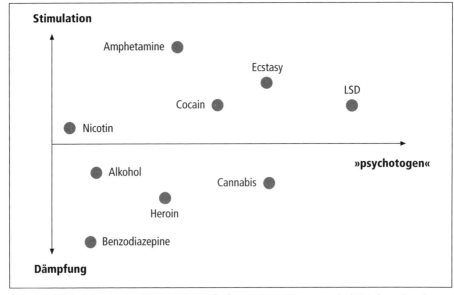

Abb. 2-2 Klinisch begründete Einordnung häufig konsumierter Drogen nach drei Achsen ihrer hauptsächlichen Effekte

zinogenes Potenzial besitzt. Da es jedoch eher als Partydroge verwendet wird (mit dem Ziel, möglichst lange durchzuhalten), kann dieser Stoff bei den Stimulanzien eingeordnet werden, denn alle Stimulanzien können auch zu Halluzinationen führen.

▶ **Sedativa, Hypnotika:** Zur Stoffgruppe der Sedativa bzw. Hypnotika gehören insbesondere die Benzodiazepine, aber auch Barbiturate. Sie haben dämpfende bis schlafanstoßende Wirkungen.

▶ **Halluzinogene (Psychotomimetika, Psychodysleptika):** Der Gruppenbegriff der Halluzinogene betrifft Stoffe, die in besonderem Maße Halluzinationen bzw. psychotische Zustandsbilder erzeugen können. Im Wesentlichen zählen dazu LSD, Psilocin, Psilocybin und Mescalin, Phencyclidin (Phenylcyclohexylpiperidin [PCP]) sowie in geringerem Maße Cannabis (Δ-9-Tetrahydrocannabinol [THC]) und Inhalanzien. Aber auch andere Substanzen wie Cocain,

Amphetamine und Methamphetamine (z. B. Ecstasy [XTC]) sind Stoffe, bei deren Konsum gelegentlich Halluzinationen auftreten können. Man unterscheidet bisweilen Halluzinationen von »Pseudohalluzinationen«, wobei bei Letzteren das Ich die ungewöhnlichen Wahrnehmungen distanziert und als wesensfremd bewertet erlebt, im anderen Fall jedoch diese gestörten Wahrnehmungen in das Erleben integriert werden. Diese allgemeinen Effekte kann man als psychotisch einstufen, weshalb Stoffe mit solchen Effekten als »psychotogen« bezeichnet und damit auch als *Psychotomimetika* oder *Psychodysleptika* klassifiziert werden.

Zu beachten ist auch das Phänomen, dass der Konsum von Stimulanzien bei Überstimulation zum Konsum von Sedativa veranlasst und umgekehrt. Auf diese Weise wird häufig eine *Polytoxikomanie* angestoßen.

2.2.2 Suchtpotenzial

Drogen verfügen über ein unterschiedlich ausgeprägtes Suchtpotenzial: Beispielsweise haben Nicotin und Heroin ein besonders hohes Suchtpotenzial, Cocain, Alkohol und Cannabis dagegen ein niedrigeres (Abb. 2-3). Das Suchtpotenzial lässt sich bei Bevölkerungsumfragen aus der Quote derer, die aktuell die betreffende Droge konsumieren (Monatsprävalenz), bezogen auf diejenigen, die jemals im Leben diese Droge konsumiert haben (Lebenszeitprävalenz), bestimmen. Auch die Rückfallraten 6 Monate nach einer therapeutischen Maßnahme geben zum Suchtpotenzial Hinweise: Bei Nicotin wie bei Heroin beträgt die Abstinenzrate nur etwa 30 %.

> Suchtpotenzial von Drogen: Wie viele der Probierer werden abhängig?

2.3 Neurobiologie der Sucht

Aus der Sicht der Biologie handelt es sich bei der stoffgebundenen Sucht um die **neurochemische Anpassung des Gehirns** an eine anhaltende Substanzzufuhr. Antrieb für süchtiges Verhalten ist der neurochemisch begründbare Belohnungseffekt des Stoffes. Sucht ist deshalb eine erworbene neurochemische Gehirnkrankheit.

Darüber hinaus besteht aufgrund der biochemischen Individualität jedes Menschen (z. B. depressive Disposition) eine unterschiedlich ausgeprägte und unter Umständen substanzspezifische **Vulnerabilität** (z. B. Stimulanzien), die das Suchtrisiko prägt. Die einzelnen Ebenen des Gehirns – von der molekularen Ebene der Synapse als Kontaktstelle zwischen Nervenzellen ausgehend, über elektrochemische zelluläre Prozesse bis zu lokalen neuronalen Schaltkreisen und makroanatomischen Netzwerken – sind im Hinblick auf die Sucht noch unzulänglich erforscht, doch zeichnet sich bereits ein zusammenhängendes, komplexes Bild von adaptiven gekoppelten neurochemischen Schaltkreisen ab, das für das Verständnis der Wirkung der Drogen hilfreich sein kann (Heinz u. Batra 2003; Koob u. Le Moal 2005). Es wird im Rahmen dieses *Mehrebenen-Konzeptes* auch deutlich, dass der Konsum von Drogen ein

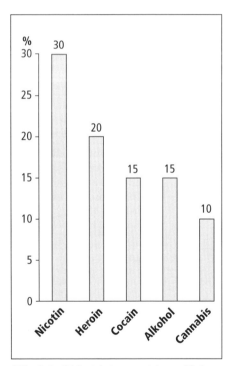

Abb. 2-3 Abhängigkeitspotenzial verschiedener psychoaktiver Substanzen als Quote, bestehend aus der Zahl der aktuellen Konsumenten bezogen auf die Zahl jener, die jemals im Leben die betreffende Droge konsumiert haben (O'Brien 1998; nach Tretter 2000)

Eingriff in ein äußerst komplexes Geschehen ist.

Die Neurobiologie der Sucht verfügt mittlerweile über einen umfangreichen Datenpool, der das Verständnis der Wirkmechanismen von Drogen vertiefen lässt. Grundsätzlich muss man davon ausgehen, dass zwar die *einzelne Zelle Reaktionen auf Drogen zeigen kann,* dass aber nur durch veränderte Prozesse und Zustände von *größeren Nervennetzen verhaltensrelevante Effekte* auftreten. Daher ist die Kenntnis einzelner molekularer Mechanismen nicht so hilfreich, wie man zunächst glaubt: Glutamat-Rezeptoren einer Zelle A haben zwar in der Regel aktivierende Effekte auf diese Zelle. Wenn es sich aber um eine GABA-haltige und damit in ihrer Aktion *hemmende Zelle* handelt, hat die Aktivierung des Glutamat-Rezeptors einen hemmenden Effekt auf die nachgeschaltete Zelle B. Drogeneffekte in klinischer Hinsicht müssen daher als *Netzwerk-Effekte* betrachtet werden. Auch ist die Konstellation der Inputs für ein Neuron im *Kortex* noch komplizierter als im *Striatum,* zumal Nervenfasern eintreffen, die unter anderem Glutamat, GABA, Dopamin, Serotonin, Noradrenalin und Acetylcholin als Transmitter beinhalten.

Für wissenschaftlich interessierte Leser folgt hier ein Exkurs in die aktuelle Neurobiologie, die im Kapitel 2.3.6 im Bild des »neurochemischen Mobile« zusammengefasst wird.

Nachfolgend werden zunächst die vorherrschende molekularbiologisch-biochemische Perspektive der *Rezeptoren* und dann Ebene für Ebene – von der *Zelle* über *Netzwerke* bis zum *Gesamtgehirn* – die bekannten Effekte kurz dargestellt. Aber Vorsicht: Mit zunehmender Komplexität werden auch die Aussagen immer spekulativer! Ein schlüssiges Bild der Neurobiologie der Sucht fehlt noch.

2.3.1 Neurochemie der Synapse

Drogen greifen, auf molekularer Ebene betrachtet, an verschiedenen Mechanismen der Synapsen als Schaltstelle der Signalverarbeitung zwischen zwei Neuronen ein. Dort befinden sich Speichervesikel mit der Transmittersubstanz, Rezeptoren und das Transmitterrücktransportsystem. Grundlegend lässt sich die Kopplung der Drogen an molekulare Bindungsstellen der

Tab. 2-1 Neurobiologische Drogeneffekte

Droge	Molekulare Effekte
Alkohol	• hemmt funktionell Glutamat-Rezeptoren (*N*-Methyl-D-aspartat-Rezeptoren [NMDA-R]) und Calcium-Kanäle • verstärkt GABA-Mechanismen
Heroin	• aktiviert My-Rezeptoren des Endorphinsystems, dieses hemmt die Folgesysteme
Amphetamine	• fördern die Dopamin-Ausschüttung und blockieren v. a. den Dopamin- und auch den Serotonin-Rücktransporter, sodass mehr Transmitter im synaptischen Spalt vorhanden ist
Cocain	• hemmt Rücktransporter von Dopamin-Neuronen
Cannabis	• aktiviert den Cannabis-Rezeptor, der die betreffende Zelle hemmt, der Signalfluss des endogenen Cannabis verläuft jedoch von der postsynaptischen Membran zur präsynaptischen Zelle!
Ecstasy	• hemmt v. a. den Serotonin-Rücktransporter
LSD	• aktiviert den Serotonin-Rezeptor vom Typ 5-HT$_{2A}$

Grundlagen

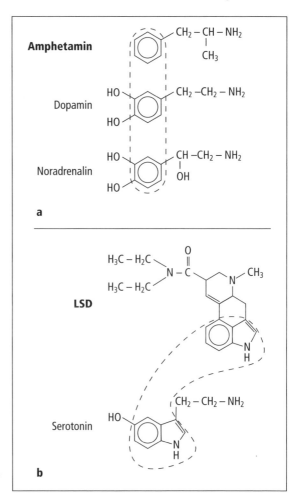

Abb. 2-4 Die strukturelle Ähnlichkeit von Drogen (Tretter 2000).
a Amphetamin und die Transmitter Noradrenalin und Dopamin.
b LSD, das strukturell dem Serotonin ähnelt.

Zellen (v.a. Rezeptoren, Rücktransporter) durch *strukturelle Ähnlichkeiten* der Drogen mit den Transmittersubstanzen des Nervensystems verstehen (Abb. 2-4). Je nach Droge sind deshalb unterschiedliche Transmissionssysteme betroffen, nämlich vor allem jene, die *Dopamin, Noradrenalin, Acetylcholin, Serotonin, Glutamat* oder *γ-Aminobuttersäure* (GABA) als Transmitter nutzen (Tab. 2-1). Zahlreiche Drogen setzen an *Rezeptoren*, einige an anderen synaptischen Mechanismen an:

▶ **Nicotin:** Das Nicotin koppelt an *Acetylcholin-Rezeptoren* an (ACh-R), die dann einen *Ionenkanal* öffnen, sodass *Natrium-* und *Calcium-Ionen* in das Zellinnere strömen können und die Membrandepolarisation bewirkt wird (Abb. 2-5 u. 2-6, S. 18 u. 19). Darüber hinaus können auch als verzögerte »Gegenbewegung« die Kalium-Ionen aus dem Zellinneren hinausströmen, die die Repolarisation der Zellmembran (sozusagen die »Negativierung« der Zelle) bewirken. Auf diese Weise wird die elektrische Er-

17

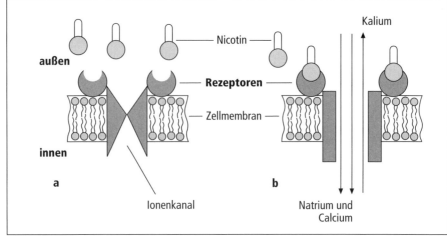

Abb. 2-5 Drogenwirkung am Rezeptor: Die Kopplung von Nicotin-Molekülen an dem nicotinergen Acetylcholin-Rezeptor verändert die Struktur des Rezeptor-Ionenkanal-Komplexes so, dass der **(a)** vorher geschlossene Ionenkanal – je nach Subtyp des Rezeptors – für Natrium- und Calcium-Ionen, die vom Außenraum der Zelle in das Zellinnere einströmen (Depolarisation), geöffnet wird **(b)**. Je nach Niveau des Membranpotenzials (z. B. –60 mV) und je nach Anzahl der aktivierten Rezeptoren kann ein elektrisches Aktionspotenzial ausgelöst werden. Auch kann bei manchen Kanaltypen der Kalium-Ausstrom aus der Zelle aktiviert werden, der die Repolarisation des Membranpotenzials erzeugt (Koob u. Le Moal 2006; Tretter 2000).

regungsbereitschaft der Nervenzellen zunächst vor allem gesteigert, sodass unmittelbar eine lokale *Membrandepolarisation* bzw. als summarischer Effekt ein oder mehre *Aktionspotenziale* ausgelöst werden können. Die rasche Repolarisation erlaubt eine hohe Entladungsrate des Neurons. Je nach Zelltyp, auf dem diese Rezeptoren sitzen – erregende oder hemmende Zellen –, wird die jeweilige nachgeschaltete Zelle erregt oder gehemmt. Möglicherweise hat Nicotin anregende und dämpfende Effekte, weil gleichzeitig unterschiedlich organisierte Transmittersysteme angesteuert werden.

▶ **Alkohol:** Der Alkohol hemmt die Funktion der erregend wirkenden *Glutamat-Rezeptoren* (*N*-Methyl-D-aspartat-Rezeptor [NMDA-R]), deren Aktivierung zu einem Calcium-Einstrom führt und das Membranpotenzial der Zelle lokal depolarisiert. Außerdem *aktiviert* Alkohol die Funktion der hemmend wirkenden *GABA-Rezeptoren* ([GABA-R]; genauer: $GABA_A$-Rezeptor-Subtyp), deren Aktivierung zu einem Chlorid-Einstrom in die Zelle führt. Akuter Alkoholkonsum *mindert* also auf *doppelte Weise* die *Reagibilität* der betreffenden Zelle. Aber auch Alkohol hat, ähnlich wie Nicotin, vermutlich stark Netzwerk-abhängige Effekte der Erregung und Dämpfung, wovon noch die Rede sein wird.

▶ **Cannabis:** Die Droge Cannabis wirkt über Cannabinoid-Rezeptoren (CB-Rezeptoren) auf das körpereigene Endocannabinoid-System, zu dem mehrere Transmitter (z. B. Anandamid) gehören. Es gibt unterschiedliche Rezeptor-Subtypen wie den CB1-Rezeptor, der im Gehirn vorkommt, und den

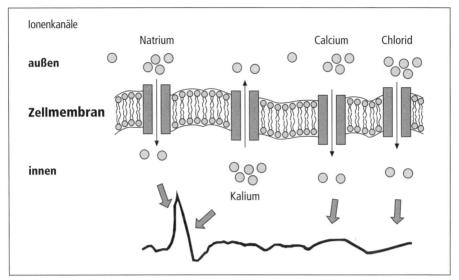

Abb. 2-6 Ionenströme (oben) und ihre elektrischen Effekte auf die Zellmembran. Natrium-Einstrom bewirkt eine Depolarisation des Membranpotenzials (unten), u. U. bis zu einem Aktionspotenzial, der Kalium-Ausstrom führt zur Repolarisation. Calcium-Einstrom erzeugt eine Depolarisation bis zu Calcium-Spikes, während der Chlorid-Einstrom eine Hyperpolarisation bewirkt.

CB2-Rezeptor, der sich auf Lymphozyten, Thrombozyten und anderen Zellen befindet. Die topografische Verteilung der CB-Rezeptoren erstreckt sich unter anderem über den Kortex, das Cerebellum, das Striatum, den Hippocampus (Gedächtnisfunktionen) und den *Nucleus accumbens.* Für das Rauschphänomen relevant ist die Minderung der Neurotransmission durch präsynaptisch wirkende CB1-Rezeptoren. Aktivierung der CB1-Rezeptoren bewirkt eine Hemmung von präsynaptischen Calcium-Kanälen und der daran gekoppelten Signalkaskade. Darüber hinaus wird eine Aktivierung von Kalium-Kanälen erzeugt, sodass Nervenzellen, besonders in der Amygdala (limbisches System; für Angst), in ihrer Transmissionsaktivität gehemmt sind.

▶ **Andere Drogen:** Substanzen wie Cocain und Amphetamine blockieren den Dopa-min-Rücktransporter, der das ausgeschüttete Dopamin normalerweise aus dem synaptischen Spalt in das präsynaptische Terminal zurücktransportiert. Dadurch steigt die intrasynaptische Dopamin-Konzentration.

Im Zentrum suchterzeugender Substanzen stehen vor allem jene Synapsen, die **Dopamin** als Transmitter verwenden (Abb. 2-7, S. 20): Die Transmission beginnt damit, dass die an den präsynaptischen Axonterminalen eintreffenden *Aktionspotenziale* einen *Calcium-Einstrom* auslösen, der zur *Transmitterausschüttung* aus den präsynaptischen Vesikeln in den synaptischen Spalt führt. Dieser Vorgang wird durch ebenfalls *präsynaptisch* lokalisierte *Dopamin-Rezeptoren* der D_2-*Familie* gemindert. Auch die *präsynaptischen Rücktransporter* mindern die intrasynaptische Transmitterkonzentra-

19

Grundlagen

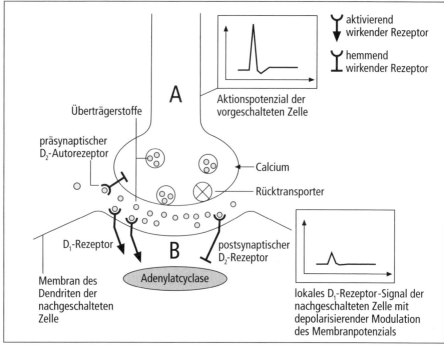

Abb. 2-7 Synapse mit Rezeptoren an der *vorge-schalteten Nervenzelle A* (präsynaptischer, hemmender D_2-Autorezeptor), dem präsynaptischen Rücktransporter und mit Rezeptoren an der *nachgeschalteten Nervenzelle B* (postsynaptische Rezeptoren) in Form der *aktivierenden D_1-* und der *hemmenden D_2-Rezeptoren*. Erstes innerzelluläres Zielmolekül in der molekularen Signalkaskade ist die Adenylatcyclase, die cyclisches Adenosinmonophosphat (cAMP) synthetisiert, das vielfältige Prozesse der Zelle aktiviert (nach Benkert u. Hippius 1996; Tretter u. Albus 2004).

tion, indem sie den Transmitter aus dem synaptischen Spalt eliminieren. Enzyme, die Dopamin abbauen (Catecholamin-O-Methyltransferase [COMT]), reduzieren ebenfalls die intrasynaptische Dopamin-Konzentration. Die letztlich im synaptischen Spalt vorhandenen Transmittermoleküle übertragen über *erregende postsynaptische D_1-Rezeptoren* und über *hemmende postsynaptische D_2-Rezeptoren* die Information an die nachgeschaltete Zelle.

Es gibt zelluläre Anpassungsprozesse, die bereits nach kurz- bis mittelfristiger Einwirkung (Minuten, Stunden, Tage) der Droge auftreten. Sie werden teilweise durch membranständige molekulare Prozesse ausgelöst, wobei die Rezeptorenaktivierung bzw. -blockade beispielsweise *Second-Messenger-Kaskaden* anstößt, bei denen cyclisches Adenosinmonophosphat (cAMP) eine Schlüsselrolle spielt, wodurch dann über Proteinkinasen *Transkriptionsfaktoren* und damit Ableseprozesse aus dem *Genom* ein- oder ausgeschaltet werden:

• Bei anhaltend starker Transmissionsaktivität in der Synapse werden die Rezeptoren in ihrer Anzahl reduziert (*Down-Regulation*) oder in ihrer Reagibilität, beispielsweise durch Dephosphorylierung, gedämpft (*desensitiviert*).

* Bei anhaltend *schwacher Transmissionsaktivität* wird hingegen die Zahl der Rezeptoren erhöht (*Up-Regulation*) oder ihre Sensitivität gesteigert (*sensitiviert*).

Diese kompensatorisch wirksamen Adaptationsmechanismen zeigen sich bei Suchtstoffen klinisch beispielsweise in der Dosissteigerung und über die Zeit auch in Entzugssymptomen.

2.3.2 Intrazelluläre molekulare Prozesse bei Drogenkonsum

Eine zusammenhängende und widerspruchslose *molekularbiologische Theorie* des Rausches und der Sucht ist noch nicht gegeben. Zu beachten ist auch, dass nur einzelne Wirkungspfade der innerzellulären molekularen Signalverarbeitung (*Transduktion*) und der Ableseprozesse genetischer Information (*Transkription* und *Translation*) bekannt sind und daher das gesamte innerzelluläre molekulare Wirkungsnetzwerk noch nicht verstanden ist. Die Signalpfade konvergieren, divergieren und interagieren, woraus sich ein komplexes Wirkungsnetzwerk ergibt. Diese Netzwerke sind auch heute noch nicht voll verstanden. Zu ihrer Darstellung sind Computersimulationen erforderlich. Deshalb können hier nur auf hypothetischer Basis einige wichtige *akute* und *chronische Effekte* der Drogeneinwirkung auf diese Signalnetzwerke dargestellt werden. Dies soll anhand des Alkohols und der Opiate erfolgen.

Alkohol

Der Effekt der Aktivierung der GABA-Rezeptoren besteht in einem Chlorid-Einstrom. Die Folgen dieser erhöhten Chlorid-Konzentration, die das intrazelluläre ionale Milieu negativer macht, sind im Hinblick auf molekulare Prozesse der *Signaltransduktion* nicht genau bekannt. Diese Negativierung des Membranpotenzials könnte aber zumindest indirekt wirksam sein, indem Effekte von Calcium-Einströmen schwächer werden könnten. Die alkoholbedingte Hemmung der über die inotropen NMDA-Glutamat-Rezeptoren angestoßene *innerzelluläre molekulare Signalkaskade* ist im Gegensatz dazu genauer aufgeklärt und hat besondere Bedeutung (Koob u. Le Moal 2005).

Im **Normalfall** bewirkt die *Aktivierung der NMDA-Rezeptoren* einen *Calcium-Einstrom* in die Zelle. Calcium kann über weitere molekulare Botenmoleküle (z. B. Protein-Phosphatase PP-2) die Wirkung des Proteins DARPP-32 (*dopamine and cyclic AMP-regulated phosphoprotein of M 32 000*) mindern, aber über andere Signalketten auch wieder steigern (→ unten). DARPP-32 wiederum, das über die Phosphokinase A (PKA) durch Phosphorylierung aktiviert wird, *hemmt* normalerweise die Protein-Phosphatase PP-1, die unter anderem Ionenkanäle, wie Natrium- und Calcium-Kanäle, durch *Dephosphorylierung deaktiviert* (Abb. 2-8, S. 22). Letzteres bezeichnen wir hier aus *funktionsanalytischer Sicht* ebenfalls einfach als Hemmung. In diesem Sinne kann daher diese Leitungsbahn die initial durch Calcium und über PP-2 vermittelte *Hemmung* von DARPP-32 die Hemmung von PP-1 mindern. Diese *Enthemmung* von PP-1 kann bewirken, dass die von PP-1 gehemmten Calcium-Kanäle besonders stark gehemmt werden. Eine derartige Serie von drei rückgekoppelten Hemmungen führt also letztlich funktionell betrachtet zu *einer* Hemmung. Daher wird der vom NMDA-Rezeptor aktivierte Calcium-Kanal im Normalfall über diese Rückkopplung gehemmt. Dies hat theoretisch zur Folge, dass wegen der nun im nächsten Zeitschritt *geringeren*

Grundlagen

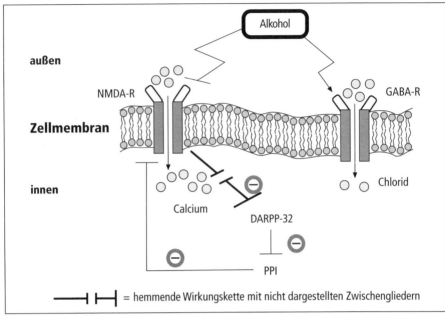

Abb. 2-8 Akuteffekte der Alkoholbindung auf intrazellulärer Ebene. Der Akuteffekt von Alkohol besteht in der Verstärkung der Funktion der GABA-Rezeptoren, die einen Chlorid-Einstrom in die Zelle mit der Folge einer lokalen Hyperpolarisation des Membranpotenzials bewirken. Darüber hinaus werden die Glutamat-Rezeptoren vom NMDA-Typ durch Alkohol in ihrer Funktion gemindert. Diese Rezeptoren bewirken normalerweise einen Calci-um-Einstrom, aber auch einen Natrium-Einstrom und darüber hinaus einen Kalium-Auswärtsstrom (nicht abgebildet) mit lokaler Depolarisation des Membranpotenzials. DARPP-32 = *dopamine and cyclic AMP-regulated phosphoprotein of M 32 000*; GABA-R = γ-Aminobuttersäure-Rezeptor; NMDA-R = *N*-Methyl-D-aspartat-Rezeptor; PP-1 = Protein-Phosphatase 1.

Calcium-Konzentration DARPP-32 wieder aktiver werden kann und somit PP-1 stärker gehemmt wird, sodass über die wieder aktiveren Calcium-Kanäle mehr Calcium in die Zelle gelangen kann usw. Das System kann also *oszillieren.* Diese Wirkungskette sieht, über einen Zyklus hinweg betrachtet, theoretisch folgendermaßen aus (A ↑/↓ ⇒ B ↑/↓ bedeutet: »Nimmt die Aktivierung von A zu/ab, dann nimmt die Aktivierung von B zu/ab.«):

(1) NMDA-R ↑ ⇒ Ca ↑ ⇒ DARPP-32 ↓ ⇒ PP-1 ↑ ⇒ (2)

(2) NMDA-R ↓ ⇒ Ca ↓ ⇒ DARPP-32 ↑ ⇒ PP-1 ↓ ⇒ (3)

(3) NMDA-R ↑ ⇒ …

Es ist nicht bekannt, welches funktionelle Gewicht diese Feedback-Schleife hat. Calcium kann nämlich, wie oben erwähnt, DARPP-32 auch aktiveren. Dies kann über die Adenylatcyclase, die wiederum cAMP bildet, das seinerseits die PKA stimuliert, die wiederum DARPP-32 aktiviert, erfolgen. Das relative Gewicht dieser auf DARPP-32 *konvergierenden antagonistischen Wirkungspfade*

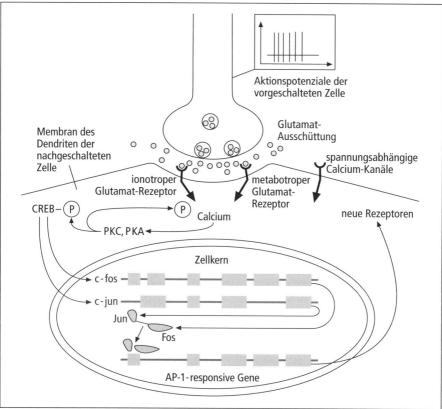

Abb. 2-9 Schema der Modulation der anhaltend aktivierten Glutamat-Synapse durch innerzelluläre molekulare Feedback-Schleifen: Aktionspotenziale lösen die Transmitterausschüttung (l-Glutamat) aus, die über Aktivierung von ionotropen und metabotropen Rezeptoren einen Calcium-Einstrom bewirkt. Dadurch werden Proteinkinase A (PKA) und Proteinkinase C (PKC) aktiviert, die den Transkriptionsfaktor CREB (*cAMP response element binding protein*) phosphorylieren. Das dadurch entstandene CREB-P kann an die *early genes*, nämlich c-fos und c-jun, andocken und die Produktion der Proteine Jun und Fos auslösen, die dann an die AP-1-responsiven Gene andocken und die Produktion von neuen Rezeptoren starten (Spanagel u. Zieglgänsberger 1996; Zieglgänsberger u. Spanagel 1999). Steigerungen von PKA gehen nicht immer mit Steigerungen von CREB einher, sodass noch adaptative Zwischenglieder anzunehmen sind. Bei Langzeitkonsum geht man eher von einer CREB-Reduktion aus, wenngleich die PKA erhöht sein kann.

von Calcium ist trotz der zentralen Rolle von Calcium im innerzellulären Signalnetzwerk noch ungeklärt.

Unter **Alkoholeinfluss** könnte jedoch der vorher geschilderte Zyklus wie folgt verändert sein: Akute Alkoholeinwirkung hemmt die Aktivität des NMDA-Rezeptors, sodass die Modulation der Calcium-Konzentration im Sinne der oben dargestellten Oszillationen dieses Schaltkreises in Amplitude und Periode geringer werden kann. Über die modifizierte Kinetik dieses Schaltkreises besteht aber derzeit noch keine genauere empirische Kenntnis.

Eine andere, langsamere Signalkette ist vor allem bei **chronischem Alkoholkonsum** relevant. Dies gilt allerdings nicht für alle Gehirngebiete (Abb. 2-9, S. 23): Geht man unter Normalbedingungen davon aus, dass Calcium die membranständige Adenylatcyclase aktiviert, sodass mehr cAMP hergestellt wird, so wird mehr Proteinkinase A (PKA) aktiv. PKA aktiviert neben DARPP-32 auch Transkriptionsfaktoren im Genom. Daher werden letztlich Transkriptionsfaktoren auf einem bestimmten Niveau aktiviert. Bei den Transkriptionsfaktoren handelt es sich um CREB (*cAMP response element binding protein*), c-fos, f-ras und ΔfosB.

Bei **akutem Alkoholkonsum** senkt im Gegenteil dazu die alkoholbedingte NMDA-Rezeptoren-Hemmung die intrazelluläre Calcium-Konzentration, sodass die Transkriptionsfaktoren weniger aktiviert werden.

Bei chronischem Alkoholkonsum wird diese Signalkaskade aber wieder kompensatorisch stärker aktiviert. Auf diese Weise scheint die zunächst geminderte Synthese (Transkription und Translation) der Adenylatcyclase wieder erhöht zu werden, sodass verschiedene, sehr effektive Unterformen der Adenylatcyclase synthetisiert werden. Diese Signalkaskade erhöht als Feedback-Effekt die Reagibilität des von cAMP ausgehenden Signalweges. Vor allem ΔfosB wird als Korrelat einer Langzeitadaptation der über cAMP kontrollierten aktivierenden molekularen Signalsysteme der Zelle auf Alkohol angesehen (Nestler 2005). Die Signalketten der Langzeitadaptationen am Chlorid-Kanal sind nicht genau bekannt. Sie dürften aber, funktionell betrachtet, in der Produktion von weniger aktiven Chlorid-Kanälen bestehen oder über GABA$_B$-Rezeptoren, die präsynaptisch als Autorezeptoren fungieren, das GABA-Angebot in der präsynaptischen Zelle mindern und damit im *Entzug* die Hemmung mindern.

Im **Entzug** besteht außerdem zunächst eine strukturell bedingte persistierende Überaktivität der Glutamat-gesteuerten Zellen. Durch noch unklare molekulare Selbstregulationsprozesse wird im Verlauf des Entzugs die molekulare Maschinerie wieder neu adaptiert, wobei allerdings die Zellen die »Alkoholerfahrung« in einer noch nicht bekannten Weise speichern. Dies sind die molekularen Spuren des »Suchtgedächtnisses« der Nervenzellen bzw. lokaler Nervennetze im Striatum.

Opiate

Opiate koppeln vor allem an My-, Delta- und Kappa-Rezeptoren an (Abb. 2-10). Diese Rezeptoren *hemmen* bei *akutem* Konsum die membranständige Adenylatcyclase, die normalerweise cAMP bildet. Darüber hinaus können die Kalium-Kanäle über Kappa-Rezeptoren verstärkt und Calcium-Kanäle über Delta-Rezeptoren gedämpft werden. Bei *Langzeitapplikation* zeigen My- und Delta-Rezeptoren eine Desensitivierung ihrer Effekte, Kappa-Rezeptoren hingegen nicht. Das cAMP als Schlüsselmolekül des Second-Messenger-Systems aktiviert im Normalfall wiederum die Proteinkinase A, die Proteine durch Phosphorylierung aktiviert und so neben der Aktivierung von Ionenkanälen (z. B. Natriumkanal) vor allem – wie vorher beim Beispiel des chronischen Alkoholkonsums erwähnt – die Transkription genetischer Information steigert.

Unter *akutem Opiat-Einfluss* wird diese Signalkaskade gedämpft. Bei *chronischem Opiat-Konsum* wird die Signalkaskade hingegen aktiviert, sodass beispielsweise Noradrenalin-haltige Zellen des Locus coeruleus im Hirnstamm hyperaktiv werden. Auf

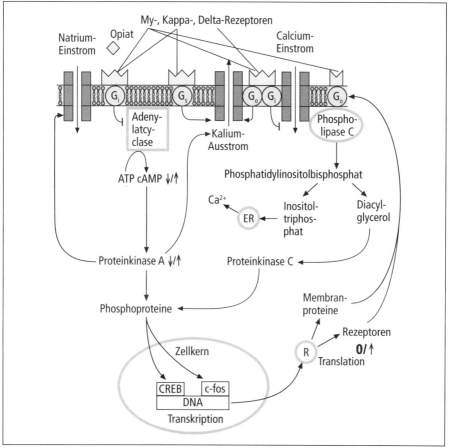

Abb. 2-10 Schema der intrazellulären molekularen Prozesskaskade bei *akuter* und *chronischer* Opiat-Applikation. Die unterschiedlichen Rezeptortypen wirken auf verschiedene Komponenten der Signalverarbeitung – Adenylatcyclase, Kalium-Kanäle, Calcium-Kanäle, Phospholipase C – und zwar überwiegend im Sinne der Dämpfung des Aktivierungsniveaus der Zelle. Diesen akut dämpfenden Effekten des Opiats auf die Reagibilität des Neurons wird bei chronischer Opiat-Gabe durch Steigerung der Transkription und Translation entgegengewirkt, indem beispielsweise neue hyposensitive Rezeptoren aufgebaut werden könnten, die den Calcium-Einstrom steigern und den Kalium-Ausstrom mindern und damit die neuronale Reagibilität erhöhen (nach Maldonado et al. 1996; Nestler 2005)

Anmerkung: Die kleinen Pfeile ($\downarrow$/$\uparrow$, 0/$\uparrow$) bei cAMP, Proteinkinase A und bei der Translation *vor dem Schrägstrich* sind die *akuten Effekte*, die Pfeile *danach* sind die *chronischen Effekte*. ATP = Adenosintriphosphat; cAMP = cyclisches Adenosinmonophosphat; CREB = *cAMP response element binding protein*; DNA = Desoxyribonukleinsäure; ER = endoplasmatisches Retikulum; G_i, G_s, G_o = membranständige Schaltproteine (G-Proteine); R = Ribosomen.

diese Weise werden letztlich molekulare Anpassungsprozesse ausgelöst, und zwar wird das CREB aktiviert und anhaltend auch das Δ-c-fos. Auf diese Weise können neue, z. B. weniger reagible Rezeptoren aufgebaut werden.

Bei anhaltender Stimulation durch Opioide reagieren die Zellen auch auf Rezeptor-Ebene, und zwar

- mit einer *Down-Regulation* der Anzahl der in der Membran verankerten Rezeptoren, was durch *Internalisierung* der Rezeptoren in zytoplasmatische Vesikel erfolgt, und/oder
- mit einer *Desensitivierung* der Rezeptoren durch Abkopplung von den G-Proteinen bzw. durch Synthese weniger reagibler Rezeptoren.

Solche molekularen Adaptationsphänomene der Zelle auf verschiedenen Signaltransduktions-Ebenen als Folge chronischer Opioid-Applikation bewirken die *Toleranz*, die *Entzugssymptome*, das *Suchtgedächtnis* und letztlich auch das *Craving* (süchtiges Verlangen).

2.3.3 Akuteffekte auf die Nervenzelle als Funktionseinheit

Man kann sich leicht vorstellen, dass aufgrund der Vielzahl der Synapsen (Kortex: ca. 10 000/Zelle) die raumzeitlichen Muster der elektrochemischen Inputs auf jede einzelne Nervenzelle sehr heterogen und komplex sind. Prinzipiell können alle Transmittersysteme auf eine Zelle konvergieren. Deshalb muss beispielsweise der erwähnte Einfluss von Alkohol in Form der Verstärkung des GABA-Transmissionssystems und der Hemmung des Glutamat-Transmissionssystems auf das Gesamtmuster der Inputs der betreffenden Zelle bezogen werden – und zwar im Hinblick auf die Balance der das lokale Membranpotenzial depolarisierenden und hyperpolarisierenden Effekte. Hierbei spielen auch Dopamin, Serotonin, Noradrenalin und Acetylcholin eine wichtige Rolle.

Betrachtet man beispielsweise eine kortikale Pyramidenzelle im Hinblick auf die genannten rezeptorvermittelten Alkoholeffekte gesamtheitlich, so dürfte im Netto-Effekt die elektrische Aktivität reduziert werden, was auf psychologischer Ebene mit der Reduktion der kognitiven Aktivität zusammenpasst (Abb. 2-11). Auch Nervenzellen in anderen Gehirnregionen, wie im *Striatum* oder im *Nucleus accumbens*, beispielsweise die sogenannten *medium spiny neurons* (*spine* = Dorn als Ausstülpung am Dendriten an der Synapse), dürften in ähnlicher Weise unter dämpfendem Einfluss stehen (Abb. 2-11). Zusätzlich sind gehirnlokale, spezifische Alkoholeffekte anzunehmen, die vermutlich mit spezifischen gehirntopografischen Verteilungsmustern von Subtypen der jeweiligen Rezeptoren zu tun haben dürften (z. B. Dominanz der Dopamin-D_2-Rezeptoren im Striatum). Dies ist aber noch nicht vollständig geklärt. Außerdem sind in psychologischer Hinsicht die neuronalen Drogeneffekte vorwiegend auf Netzwerkprozesse und weniger auf die Einzelzellaktivität von Neuronen zu beziehen.

2.3.4 Effekte auf lokale Neuronennetzwerke

Nervenzellen als isolierte Einheiten lassen sich im Hinblick auf ihre Funktion im Gesamtzusammenhang meist nicht verstehen. Sie müssen als Elemente in Netzwerken und daher im Kontext zu anderen Nervenzellen gesehen werden. Im Gehirn sind *neuronale*

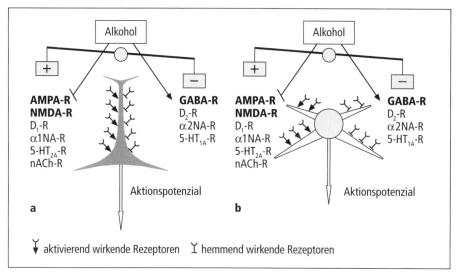

Abb. 2-11 Das hypothetische Gleichgewicht von Erregung (+) und Hemmung (–) durch die quantitative Verteilung des Anteils der jeweiligen Rezeptoren und der hemmenden Effekte von Alkohol, schematisiert am Beispiel einer Pyramidenzelle des zerebralen Kortex (a) und von einem Neuron mit Spines (*spiny neuron*) im Striatum (b).
Aktivierend wirkende Rezeptoren:
AMPA-R = *A*-Methyl-ᴘ-aspartat-Rezeptor (Glutamatrezeptor-Subtyp)
NMDA-R = *N*-Methyl-ᴅ-aspartat-Rezeptor (Glutamatrezeptor-Subtyp)

D_1-R = Dopamin-D_1-Rezeptor
5-HT_{2A}-R = Serotonin-Rezeptor Typ 2A
$\alpha 1 NA$-R = Alpha$_1$-Noradrenalin-Rezeptor
nACh-R = nicotinerger Acetylcholin-Rezeptor
Hemmend wirkende Rezeptoren:
GABA-R = γ-Aminobuttersäure-Rezeptoren
D_2-R = Dopamin-D_2-Rezeptor
5-HT_{1A}-R = Serotonin-Rezeptor Typ 1A
$\alpha 2 NA$-R = Alpha$_2$-Noradrenalin-Rezeptor

Netzwerke auf verschiedenen Ebenen (Kortex, Striatum, limbisches System, Hirnstamm) als lokale, regionale, interregionale und globale Bahnen bzw. Schaltkreise unterscheidbar. Die *lokalen* (oder größeren regionalen) *Netzwerke des Kortex* sind als Basis des bewussten Erlebens und Verhaltens anzusehen. Letztlich muss das gesamte Gehirn einigermaßen intakt sein, damit sich eine Sucht entwickelt.

So muss auch der Einfluss von Drogen, wie etwa die akute Alkohol-Applikation in Form der Verstärkung des GABA-Transmissionssystems und der Hemmung des Glutamat-Transmissionssystems, auf das Gesamtmuster der Inputs und auf die Effekte verschiedener Zellen des jeweiligen Netzwerks gesehen werden.

Das *Kernmodul* kortikaler Schaltkreise besteht beispielsweise aus der zirkulären Verschaltung einer *glutamaterg erregenden Pyramidenzelle* und einer *GABAerg inhibitorischen Zelle*, sodass oszillatorisches Verhalten auftreten kann. Dieses Modul ist auch vertikal mit solchen Modulen verschaltet, sodass sich Überlagerungen von oszillatorischen Prozessen ergeben (Abb. 2-12, S. 28). Es ist derzeit aber noch ungeklärt, ob

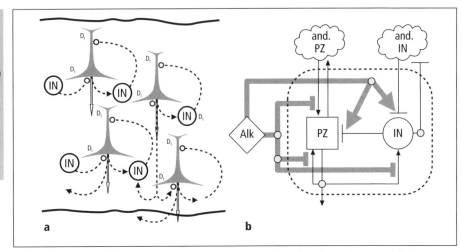

Abb. 2-12 Modell kortikaler Module. **a** Kortex mit Pyramidenzellen (dunkelgrau) und inhibitorischen Interneuronen (IN). **b** Kortikales Modul (vereinfacht) mit hypothetischen Einwirkungspfaden des Alkohols (Alk) mit Verstärkung der GABAergen Hemmung und Dämpfung der glutamatergen Erregung der Pyramidenzelle (PZ). Die Pyramidenzellen und die inhibitorischen Neurone (IN) zeigen Selbsterregung und Fremderregung über andere Pyramidenzellen (and. PZ) und Selbsthemmung über inhibitorische Interneurone (IN), die ihrerseits über andere Interneurone (and. IN) gehemmt werden). Alkohol dürfte also das Aktivierungsniveau des gesamten Netzwerkes reduzieren, vielleicht zunächst durch Dämpfung der Glutamat-Transmission und dann durch Verstärkung der GABAergen Hemmung. D_1 = aktivierender Dopamin-Rezeptor vom Subtyp D_1 (→ Text).

im Kortex entweder (Abb. 2-12a) die auch sich selbst *erregenden Pyramidenzellen* oder die *hemmenden Interneurone* (Abb. 2-12b) durch Alkohol stärker *gehemmt* werden. Im letzteren Fall würden die Pyramidenzellen *enthemmt werden* (Abb. 2-13)! Es ist auch noch ungeklärt, welche Zeitläufe (Kinetik) der Erregung und der Hemmung in diesem Schaltkreis gegeben sind.

Berücksichtigt man noch die Einwirkung des mesokortikalen Dopamin-Systems (→ unten) auf die kortikalen Schaltkreise mit der noch nicht ganz aufgeklärten zelltypspezifischen Verteilung von D_1- und D_2-Rezeptoren, dann sieht man, dass ein funktionelles Verstehen kortikaler Prozesse und ihrer Störung ohne Weiteres noch nicht möglich ist: Dopamin-Input in den Kortex aktiviert Pyramidenzellen und hemmt hemmende Interneurone, sodass als Netto-Effekt die *Pyramidenzellen* sowohl direkt wie auch indirekt *stark aktiviert* werden, wenn auch durch die Selbstinhibition vermutlich nur kurzfristig. Alkohol kann über die Verstärkung der GABA-Transmission die Hemmung der Pyramidenzellen verstärken oder über Hemmung hemmender Interneurone die Enthemmung der Pyramidenzellen bewirken. Entsprechende klärende Messungen fehlen aber noch.

Man sieht durch die Betrachtung dieser Schaltkreise auch, dass molekularbiologische »Erklärungen«, die nicht auf ein neuronales Netzwerk abzielen, sondern gewissermaßen vom Gehirn als einem »Rezep-

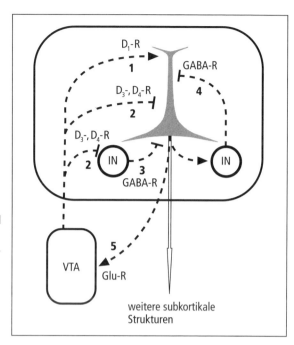

Abb. 2-13 Modell der kortikalen Nervennetzwerke und des Dopamin-Systems. Lokaler kortikaler Dopamin-Input in den Schaltkreis der Pyramidenzellen und der hemmenden Neurone mit subkortikalen Outputs. Erregende (1) und hemmende (2) Dopamin-Inputs und hemmende GABA-Inputs (3) und hemmende GABA-Feedbacks (4) und erregender Glutamat-Output (5) in das ventrale tegmentale Areal (VTA). D_3-, D_4-R = inhibitorische Dopamin-Rezeptoren der D_2-Familie; Glu-R = erregende Glutamat-Rezeptoren; D_1-R = aktivierende Dopamin-Rezeptoren der D_1-Familie. Sonst wie Abbildung 2-12.

torenwald« ausgehen, nur von begrenztem Erklärungswert sind.

2.3.5 Makroanatomie der Sucht

Zwei wichtige »interregionale« Schaltkreise, nämlich zwischen dem *Hirnstamm* (genauer: Mittelhirn) und dem *limbischen System* (»Lustsystem« bzw. Belohnungssystem) und den *Basalganglien* (»Suchtsystem«), erklären zentrale Phänomene der Sucht: die toxisch bedingte Befindensänderung (banal: »*Rausch*«) und das *süchtige Verhalten*.

Belohnungssystem und Rauschzustände

Die drogenbedingten Rauschzustände sind mit einer *Überaktivität* des *Nucleus accumbens* im limbischen System korreliert, der, experimentell belegt, Belohnungsfunktion hat. Dorthin projiziert ein Fasersystem aus dem *ventralen tegmentalen Areal* (VTA), dessen Transmittersubstanz das Dopamin ist (Abb. 2-14, S. 30).

In Experimenten mit suchtkranken Menschen haben sich mit bildgebenden Verfahren mit Exposition gegenüber suchtrelevanten Reizen (*cue-exposure*) im limbischen System Besonderheiten in Form von Überaktivierungen feststellen lassen, und zwar nicht nur für Drogen wie Cocain und Heroin, sondern auch für die Spielsucht.

Dieses belohnende positive Verstärkersystem, das wir hier einfach als »Lustsystem«

Grundlagen

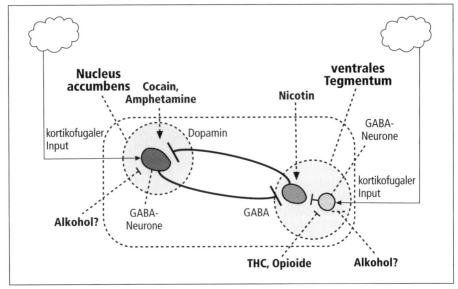

Abb. 2-14 Modell vom »Lustsystem«, das vom Hirnstamm ausgehend in das limbische System, und zwar in den Nucleus accumbens, ausstrahlt. Die Aktivierung des Systems erfolgt direkt und durch Enthemmung indirekt (→ Text). Die Rolle des Alkohols in diesem System ist trotz vieler Einzelbefunde empirisch noch nicht schlüssig aufgeklärt. THC = Δ-9-Tetrahydrocannabinol.

bezeichnen, wird nach gegenwärtigen Modellvorstellungen durch Drogen (a) direkt und (b) indirekt – durch Enthemmung – aktiviert (→ Abb. 2-15):

a. Die synaptische Dopamin-Konzentration im *Nucleus accumbens* wird beispielsweise durch die Blockade des Rücktransports durch Cocain oder durch Steigerung der Dopamin-Ausschüttung durch Amphetamine direkt erhöht. Die dort vorhandenen GABA-Neurone, die in das ventrale tegmentale Areal (VTA) hemmend zurückprojizieren, haben vor allem hemmende D_2-Rezeptoren, sodass sie durch eine lokal erhöhte Dopamin-Konzentration stark gehemmt werden. Die Folge ist, dass die Dopamin-haltigen Zielneurone im VTA enthemmt werden. Dieser Schaltkreis zeigt daher grundlegend *Eskalationsten-*

denzen, die durch Drogeneinfluss verstärkt werden könnten. Nicotin scheint über nicotinerge Acetylcholin-Rezeptoren durch direkte Aktivierung der Dopamin-Neurone im VTA seine Wirkung zu entfalten.

b. Alkohol dürfte vermutlich vor allem durch Hemmung der erregenden Glutamat-Projektionen, die aus dem Kortex kommen, die GABA-Neurone des *Nucleus accumbens* weniger aktivieren, als dies normalerweise der Fall ist. Somit würde ebenfalls eine Enthemmung des Dopamins auftreten. Möglicherweise hat der Alkohol aber auch vom Kortex ausgehend bereits seine Effekte, da er dort die Hemmung der Glutamat-Outputs der Pyramidenzellen verstärken könnte und damit den Output der Pyramidenzellen mindern würde.

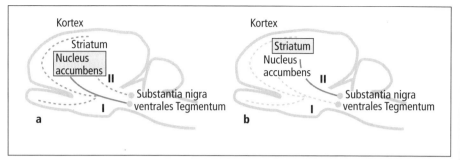

Abb. 2-15 Schema der Systeme der *Belohnung* und der *Sucht*, schematisch dargestellt am Rattengehirn (mediale Ansicht des Längsschnittes; nach Wolffgramm u. Heyne 2007). **a** Das belohnende *Lustsystem* (System I) dominiert, die Kontrolle über den Drogenkonsum ist noch vorhanden. **b** Das automatisierende *Suchtsystem* (System II) dominiert, der süchtige Verhaltensautomatismus ist eingetreten.

Verhaltensautomatismus

Nach einiger Zeit des Drogenkonsums scheint ein weiteres Dopamin-System, das von der *Substantia nigra* in das *Striatum* projiziert, das Verhalten zu dominieren, da nun das süchtige Verhalten als *automatisiertes Verhalten* etabliert wird (Abb. 2-15).

Bei wiederholtem Konsum werden die Erwartung und die süchtige Verhaltensprogrammierung aufgebaut. Das Konsumverhalten wird automatisiert und als gelernt-triebartiges Verhalten in der Gehirnregion, in der automatisiertes Verhalten kodiert ist (Striatum und Substantia nigra), etabliert wird (Abb. 2-15b). Zwanghaftigkeit, Kontrollverlust, Stereotypisierung des Konsumverhaltens treten auf.

In Abgrenzung zum »Lustsystem« (Abb. 2-15a) kann dieses System als »Suchtsystem« verstanden werden, weil sich darin das »Suchtgedächtnis« im Sinne des automatisierten drogenbezogenen Verhaltens manifestiert.

In diesem System, das auch bei der Schizophrenie funktionell relevant ist, dürften bei Drogenpsychosen die Verschaltungen so gestört sein, dass die Informationsfilterung für den Kortex zu gering ist und er vom Input überflutet wird.

Kortikale Verhaltenskontrolle

Für ein integrales Bild zur Neurobiologie der Sucht ist es erforderlich, auch die Rolle des *Kortex im zerebralen Gesamtnetzwerk* zu beachten (Abb. 2-16, S. 32). Grundsätzlich hat der Kortex eine »modulierende« Funktion, indem er hemmende Schaltkreise des subkortikalen Bereichs *aktiviert*, aber auch diese Schaltkreise, die die Selektion von Reizen und motorischen Programmen bewirken, *hemmen* kann. Der Kortex ist gewissermaßen »Gas« und »Bremse« des Verhaltens. Außerdem »moduliert« er den Hirnstamm, d.h. er wirkt fallweise hemmend oder aktivierend auf Hirnstammzentren. Im Hinblick auf das klinisch beobachtbare *geminderte Hemmungsvermögen* kann bei der Sucht sowohl die *hemmende Kortex-Funktion gemindert* als auch die zielgerichtete *Aktivierung von Verhaltensmustern* wie des Suchtmittelkonsums *verstärkt* sein.

Anzumerken ist hier, dass die Hirnforschung auch gezeigt hat, dass beispielsweise nach chronischem Cannabis-Konsum die

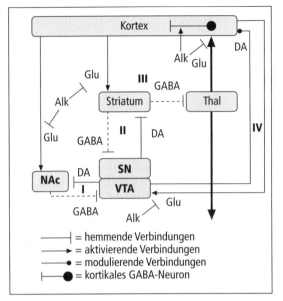

= hemmende Verbindungen
= aktivierende Verbindungen
= modulierende Verbindungen
= kortikales GABA-Neuron

Abb. 2-16 Modell der Schaltkreise der Sucht und mögliche Effekte des Alkohols (Alk):
I: Die grundlegend tendenziell eskalatorische Aktivität des tegmento-accumbo-tegmentalen Schaltkreises (VTA-NAc; hier: »Lustsystem«) kann als Basis der Sucht angesehen werden. Dieser Schaltkreis ist wegen der wechselseitigen Hemmung bei vermutlicher Dominanz des über Dopamin-D_2-Rezeptoren hemmend wirksamen Dopamin-Systems (DA) und einer Hemmung des hemmenden GABA-Systems gekennzeichnet: Eine eskalatorische Aktivierung der Neurone im ventralen Tegmentum (VTA) und eine Hemmung der Neurone des Nucleus accumbens (NAc) ist möglich, was dem ent-

spannten Rauschgefühl entsprechen könnte. Auch eine Alkohol-bedingte Hemmung der erregenden kortikofugalen Projektion auf den Nucleus accumbens wäre konsistent mit diesem Modell.
II: Als eigentlicher Schaltkreis der Sucht wird der nigro-striato-nigrale Schaltkreis (SN-Striatum; hier: »Suchtsystem«) angesehen. Dieser Schaltkreis erzeugt durch die über Dopamin-D_2-Rezeptoren vermittelte erhöhte Hemmung (gestrichelter GABA-Pfad) eine Disinhibition der vom Striatum kontrollierten automatisierten Verhaltensabläufe und sensorischen Inputs in den Kortex. Auch hier würde Alkohol den erregenden kortikofugalen Input in das Striatum dämpfen.
III: Der kortiko-striato-thamalo-kortikale Schaltkreis des Verhaltens und der Verhaltenskontrolle ist also dadurch enthemmt (gestrichelter GABA-Pfad) mit der Folge der Überaktivierung des Kortex durch den Thalamus (Thal; dicker Pfeil), was als Rausch oder – bei der Sucht – als imperativer Suchtdruck erlebt werden mag.
IV: Die kortiko-tegmento-kortikale Kopplung moduliert schließlich die Hirnstamm-Funktionen. Alkohol dämpft die Glutamat-Transmission (Glu) und verstärkt die GABA-Transmission, was aber in einer systemischen Sichtweise topografisch nicht überall plausibel ist. Die Verstärkung der Hemmung wäre vor allem im Kortex kongruent mit einer Hemmung der erregenden Glutamat-Transmission.
SN = Substantia nigra.

vorderen Gehirngebiete im Bereich des Stirnhirns (präfrontaler Kortex) in ihrer Funktion beeinträchtigt werden, mit der Folge, dass das Arbeitsgedächtnis – beispielsweise Zwischenspeicherungen und deren Abruf – und die Aufmerksamkeit beeinträchtigt sind.

2.3.6 Neurochemisches Mobile

Alle Drogen wirken vor allem auf molekulare Strukturen an den Kopplungsstellen zwischen Nervenzellen, den Synapsen, ein. Dort befinden sich präsynaptische Rezep-

Tab. 2-2 Einflüsse der akuten Drogeneinwirkung (Spalten) auf neurochemische Transmissionssysteme (Zeilen)

Neurotransmitter (-System)	Heroin	Cocain	LSD	Ecstasy	Benzodiazepine	Alkohol	Cannabis[1]
Noradrenalin	–	++	(+)	+	–	+	(–)
Dopamin	++	++	(+)	+	–	++	(+ ?)
Serotonin			++	++	–	(–)	(+)
Acetylcholin	+	–		(–)	–	(–)	0
Glutamat	(–)	–		(+)	–	–	(– ?)
GABA	(–)	(–)	(–)	(–)	+++	++	–
Opioid-System	++	?	?	?	(+)	(+)	(– ?)

+ = aktivierender Einfluss; – = inhibierender Einfluss; ? = ungeklärt; () = unsichere Befundlage
[1] wirkt auf das endogene Cannabinoid-System

Grundlagen

toren und Rücktransporter sowie postsynaptische Rezeptoren. Bei Aktivierung der Rezeptoren wird das elektrische Potenzial der betreffenden Membranbezirke der jeweiligen Nervenzelle rasch oder langsam in Richtung Erregung (Depolarisation) oder Hemmung (Hyperpolarisation) verändert (Tab. 2-2):

- *Nicotin* aktiviert den rasch erregend wirksamen nicotinergen Acetylcholin-Rezeptor.
- *Alkohol* aktiviert den rasch hemmend wirksamen γ-Aminobuttersäure-(GABA-)Rezeptor und hemmt den rasch erregend wirksamen Glutamat-Rezeptor, und zwar insbesondere den N-Methyl-D-aspartat-(NMDA-)Rezeptor.
- *Opiate* aktivieren die langsam hemmend wirksamen Opioid-Rezeptoren.
- *Cannabis* hemmt die elektrochemische Signalübertragung (Transmission) über den präsynaptischen Cannabinoid-Rezeptor.
- *Amphetamine* aktivieren die Dopamin-Ausschüttung.

- *Cocain* blockiert den Dopamin-Transporter, wodurch die intrasynaptische Konzentration von Dopamin erhöht wird.

Da die psychiatrische Neuropsychopathologie davon ausgeht, dass neuronale Netzwerke die psychischen Störungen und somit auch die Sucht bestimmen, muss das Verständnis solcher Vorgänge zunächst auf die Merkmale von einzelnen Nervenzellen und dann auf Nervennetze bezogen werden. Diese Betrachtung zeigt aber, dass beinahe jede Nervenzelle, vor allem im Kortex, Tausende Rezeptoren für Glutamat, GABA, Dopamin, Acetylcholin, Noradrenalin und Serotonin besitzt bzw. zumindest exprimieren kann. Das bedeutet, dass eine Einwirkung auf die Zelle über eines der Transmittersysteme in Relation zum Gesamtgefüge der neurochemischen Einwirkungen auf die Zelle gesehen werden muss. Derartige Prozessstrukturen kann man sich ohne computergestützte Modellierungen konkret schwer vorstellen und damit auch

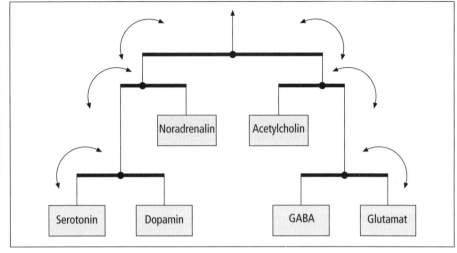

Abb. 2-17 Das »neurochemische Mobile« als System gekoppelter Waagen mit den einzelnen Neurotransmittern auf den Waagschalen im Gleichgewicht. Es besteht ein labiles dynamisches Gleichgewicht mit permanenter Fluktuation (Pfeile). Externe Einflüsse von psychoaktiven Substanzen verändern das Gleichgewicht temporär oder chronisch (nach Tretter 2000).

nicht im Detail verstehen. Für die Praxis eignet sich zur Beschreibung dieser Zusammenhänge und vor allem im Hinblick auf die *Dynamik* der Suchtentwicklung ein Bild sehr gut, das als »neurochemisches Mobile« (Abb. 2-17) bezeichnet werden kann (Tretter 2000). Es erlaubt, die Phase des *akuten Konsums*, des *chronischen Konsums* und die *Entzugssymptomatik* in einem zusammenhängenden Konzept zu beschreiben. Diese Metapher – zumindest das Konzept des neurochemischen Gleichgewichts und seiner Störungen durch Drogenkonsum – wird auch von den Patienten recht gut verstanden. Grundsätzlich ist zur Konstruktion des Mobiles Folgendes vorauszuschicken:

- Auf der obersten Ebene der Waagebalken stehen sich – wie es im vegetativen Nervensystem der Fall ist – das das Aktivierungsniveau des Körpers steigernde *Noradrenalin* und das für körperliche Ruhezustände zuständige *Acetylcholin* als funktionelle Gegenspieler gegenüber.

- Dem untergeordnet ist auf der Seite des *Noradrenalins* das hier vereinfachend als Lustsubstanz bezeichnete *Dopamin* und das im Mangelfall – bei Angst und Depression – relevante *Serotonin*.

- Auf der Seite des *Acetylcholins* befindet sich das aktivierende *Glutamat* und die hemmend wirksame *γ-Aminobuttersäure* (GABA), die zumindest teilweise jeweils zueinander einen funktionellen Antagonismus aufweisen.

Die symbolische Aussage des Mobiles besteht nun darin, dass sich die eine Waagschale senkt, wenn auf ihr eine große Menge an Substanz liegt (z. B. ein Transmitter in der Synapse), die gegenüberliegende Waagschale hebt sich. In der neurobiologischen Realität kommt es dabei nicht ausschließlich auf die Menge der Substanz an, sondern auch auf die Stärke der Einwirkungen auf die synaptische Aktivität, bei unserer Veranschaulichung also auf die *gesamte Transmission im jeweiligen System.* Das bedeutet, dass es sich um *relative Über-* oder *Unterfunktionen* handelt. Man kann hier zutreffend sagen: »Die Substanz X hat ein relativ starkes (hohes) *funktionelles Gewicht* im gesamten Funktionsgefüge.«

Nachfolgend wird dies in den Abbildungen 2-18 bis 2-22 auch durch die Größe der jeweiligen Waagschale charakterisiert. Die Waagebalken könnten ungleich lang sein und/oder ungleiche Drehwiderstände haben, sodass sich die Abbildung der realen Funktionsverhältnisse im Modell verfeinern ließe. Geht man nun in diesem Sinn stark vereinfachend von den sechs genannten neurochemischen Systemen als Komponenten des Gesamtsystems aus, dann können verschiedene neurochemische Gesamtkonstellationen veranschaulicht werden

(Tretter 1998). Denn dieses Modell lässt neben den Drogeneffekten auch psychische Störungen als Ursache der Sucht anschaulich beschreiben, wie beispielsweise eine (prämorbide) *Depression* (Tretter u. Albus 2004). Für detailliertere Darstellungen kann das Mobile auch für *Subtypen* der *Rezeptoren* und bezüglich *hirnlokaler* Besonderheiten erweitert werden.

Depressive Disposition

Eine (subklinische) Neigung zu Depression bzw. Angst ist bei etwa 50 % der Abhängigen erkennbar. Beide Störungen zeigen Defizite vor allem im Serotonin-System, darüber hinaus auch im Noradrenalin-System, aber auch im Dopamin-System, und zwar im Sinne einer *Unterfunktion* bzw. im Bild des Mobiles als relatives *funktionelles Untergewicht.* Daher entsteht bei diesen Personen bei Konsum von Substan-

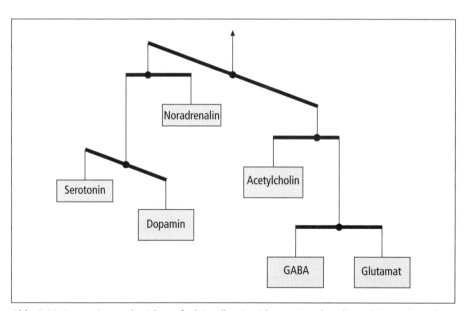

Abb. 2-18 Depression – schwächeres funktionelles Gewicht von Noradrenalin und Serotonin und vermutlich auch von Dopamin (nach Tretter u. Albus 2004)

Grundlagen

zen, die das funktionelle Gewicht dieser Teilsysteme verstärken, eine Befindensverbesserung und somit ein besonders starkes Risiko für eine Suchtentwicklung, wobei in diesem Fall von einer *psychischen Komorbidität* die Rede ist (Abb. 2-18, S. 35). Es handelt sich vor allem um stimulierende Substanzen wie Amphetamin und Cocain, die die Dopamin-Konzentration im synaptischen Spalt erhöhen. Daher spricht man auch hypothetisch von der *Selbstmedikations-Funktion* des Drogenkonsums, da der betreffende Konsument beispielsweise seine Depressivität mit Cocain »behandelt«. Dieses Verhalten ist schon wegen des postkonsumptorischen depressiven »Crash« wie auch wegen der im Suchtverlauf zunehmenden neurochemischen De-

sensitivierungen, die für erneute Wirkungen höhere Cocain-Dosen erfordern, kontraproduktiv. Therapeutisch effektiver sind Blocker der Serotonin- und Noradrenalin-Rücktransporter, die ähnlich wie Cocain eine hohe synaptische Konzentration des jeweiligen Transmitters bewirken und damit das neurochemische Gleichgewicht wieder herstellen.

Drogenkonsum

Der Effekt des *akuten* Drogenkonsums lässt sich allgemein so darstellen, dass ein bestimmtes Transmittersystem aktiviert wird, sodass – im Falle eines aktivierenden Effektes – die betreffende Waagschale im Mobile aufgrund des nun erhöhten funktio-

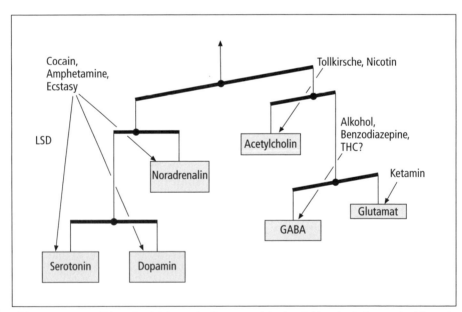

Abb. 2-19 Drogeneffekte mit *Aktivierung* des linken Schenkels des Mobiles und *Hemmung* des rechten Schenkels. Hemmend wirken Alkohol und Benzodiazepine, Nicotin wirkt ausgeprägt bimodal, also anregend und entspannend. Das Mobile lässt leicht erkennen, dass das neurochemische Gleich-

gewicht im Gehirn durch Drogeneinwirkung in komplexer Weise erheblich gestört wird. Bei hoher Dosierung würde der rechte Schenkel der Waage wegen der Inaktivierung und Dämpfung insgesamt tiefer stehen. GABA = γ-Aminobuttersäure; THC = Δ-9-Tetrahydrocannabinol.

nellen Gewichts etwas tiefer gestellt ist (Abb. 2-19). Bei Hemmung der Transmission ist die betreffende Waagschale höher gestellt. Die meisten Drogen verstärken den bei der Depression tiefer gestellten Teil des Mobiles, GABAerge Substanzen verstärken den höher gestellten Teil.

Alkohol

Akuter Konsum

Bei akutem Alkoholkonsum werden das GABA- und das Dopamin-System verstärkt und das Glutamat-System gehemmt (Abb. 2-20). Das *Dopamin-System* vermittelt *Lustzustände*, das *GABA-System* geht mit *Beruhigungszuständen* einher. Somit entsteht eine angenehme Entspannung. Nach dem Alkoholkonsum schwingt sich das System wieder in die ursprüngliche Gleichgewichtslage ein (nach Tretter 2000).

Die Dämpfung des »schnellen« *Glutamat-Systems* macht den Alkoholisierten zunächst weniger reagibel. Bei höherer Dosis kann sich diese Reaktion dagegen in Richtung einer gesteigerten Erregbarkeit ändern. Plötzlich kann dann der Schlaf wegen der Erschöpfung der aktivierenden Gegenreaktion eintreten – mit einer allgemeinen Dämpfung bis zu Atemantriebsstörungen. Dies zeigt sich im Mobile-Modell anhand der andauernden Schwingungen.

Chronischer Konsum

Wird nun anhaltend Alkohol konsumiert, dann ändern diese Systeme ihre Eigenaktivität und somit ihr funktionelles Gewicht im Gesamtsystem: Beispielsweise wird das hemmende GABA-System herunterreguliert, während das Glutamat-System sich hinaufreguliert (Abb. 2-21, S. 38). Es entsteht eine Art künstlicher Gleichgewichts-

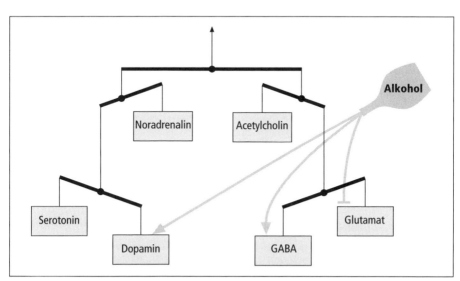

Abb. 2-20 Effekte des *akuten Alkoholkonsums* auf die Struktur des Mobiles. GABA und zumindest indirekt auch Dopamin bekommen eine Verstärkung ihres Gewichtes im Gesamtzusammenhang des Mobiles. Glutamat wird gehemmt. Es entsteht somit ein Zustand, der *lustvoll* (Dopamin) *entspannt* (Glutamat ↑/GABA ↓) ist. GABA = γ-Aminobuttersäure.

37

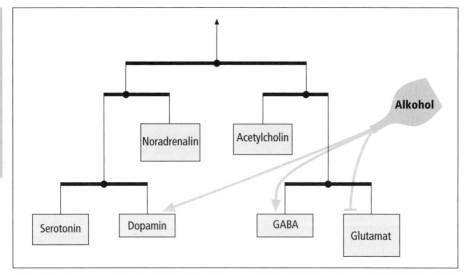

Abb. 2-21 Anpassung des chemischen Haushaltes an die *anhaltende Alkoholzufuhr* mit *Abschwächung* des Dopamin-gesteuerten Lustsystems und des hemmenden GABA-Systems und mit *Verstärkung* des aktivierenden Glutamat-Systems (aus Tretter 2000). Eine Vergrößerung der Waagschalen bedeutet nicht, dass das absolute funktionelle Gewicht (Rezeptorsensitivität, Stoffwechsel, Transmitterausschüttung) größer wurde, sondern nur, dass in Einzelfällen das funktionelle Gleichgewicht verändert ist. Dies ist vor allem beim Serotonin-System zu beobachten, bei dem keine konsistenten biochemischen Änderungen feststellbar sind. GABA = γ-Aminobuttersäure.

zustand. Insgesamt ergibt sich ein nach außen unauffälliges Bild, denn der inzwischen schon körperlich Abhängige hält sein neurochemisches Gleichgewicht durch anhaltende Alkoholzufuhr aufrecht, ohne dies allerdings selbst zu merken: Er glaubt, er verträgt nun mehr von der Substanz (Toleranzentwicklung).

Entzugssituation

Mit zunehmender Abhängigkeit und Anpassung der neurochemischen Systeme auf die anhaltende Alkoholzufuhr besteht die Gefahr, beim *Absetzen* des Alkohols oder bei der *Minderung* der Stoffzufuhr das künstliche neurochemische Gleichgewicht im Gehirn zu stören – es manifestiert sich umgehend das neurochemische Ungleichgewicht (Abb. 2-22). So entsteht eine Entzugs-

symptomatik: Durch das Übergewicht von Glutamat und vor allem von Noradrenalin ergibt sich eine körperliche und psychische *Überaktivierung* in Form von Zittern, Schwitzen, Herzjagen, Hochdruck, Unruhe, Ängsten usw. Durch das relativ schwache Gewicht von Acetylcholin kommt es zu Verwirrtheitszuständen und ein mögliches Übergewicht von Serotonin könnte psychotische Zustände mit optischen Halluzinationen erzeugen, sodass schlimmstenfalls ein Delirium tremens auftreten kann. Der Mangel von GABA (und das Übergewicht von Glutamat) geht zusätzlich mit einem hohen Risiko für epileptische Entzugskrampfanfälle einher.

▶ **Therapie:** Hier nur das Prinzipielle ansprechend sind vor allem über das GABA-

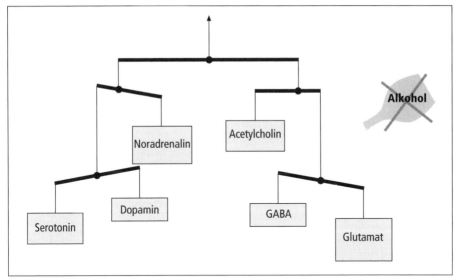

Abb. 2-22 Hypothetische Konstellation im Alkoholentzug. Nach Absetzen des *chronischen Alkoholkonsums* tritt die Entzugssymptomatik mit einer Gesamtkonstellation der Übererregung auf. GABA = γ-Aminobuttersäure.

System dämpfend wirksame Medikamente effektiv, wie Clomethiazol und Benzodiazepine, sowie Substanzen, die das noradrenerge System dämpfen, z. B. Clonidin (α_2-Rezeptor-Agonist).

2.4 Psychologie

Die therapeutisch wichtigste Ebene der Ursachen süchtiger Störungen ist die psychologische Ebene (Thomasius 2000; Tretter u. Müller 2001). Sie ist die Grundlage für die praktischen Interventionen, die hier zunächst nur in Form von Anmerkungen ausgeführt und im Kapitel 3 genauer besprochen werden.

2.4.1 Sucht als gelerntes Verhalten (verhaltenstherapeutische Perspektive)

Betrachtet man den Menschen zunächst als »Blackbox«, d. h. ohne tiefer greifende Annahmen über sein Innenleben, dann kann man feststellen, dass belohnende Effekte – *Luststeigerung* oder *Unlustminderung* – als Folge des Drogenkonsums das *Wiederauftreten* von Drogenkonsum steigern. Dies wird in der Psychologie mit dem Prinzip des »operanten Konditionierens« (Lernen am Erfolg) erklärt (Abb. 2-23, S. 40). Dieses Prinzip betrifft sowohl die Verbesserung der inneren Zustände als auch der erlebten Qualität der äußeren situativen Bedingungen. Auch Tierexperimente zeigen in der lerntheoretischen Sichtweise, dass Drogen Belohnungseffekte haben.

Grundlagen

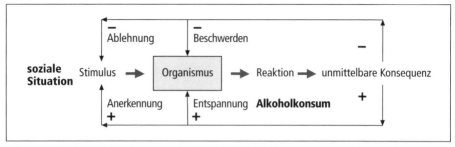

Abb. 2-23 Das Modell des »Lernen am Erfolg« (SORKC-Modell) – unmittelbare äußere und innere positive und negative Konsequenzen bestimmen gemeinsam die Wahrscheinlichkeit des erneuten Konsums. SORKC: S = Situation, Stimulus; O = Organismus; R = Reaktion; K = Kontingent, unmittelbar folgend; C = Konsequenz.

So lässt sich die Suchtentwicklung ohne Weiteres auch bei psychosozial unauffälligen Menschen nachvollziehen. Zunächst wird das Suchtmittel als physischer Stimulus konsumiert (= Verhalten, Aktion, Reaktion auf Situation). Wenn dann als unmittelbare Konsequenz ein *positiver Effekt* auftritt, was den individuellen *Zustand* (Entspannung) wie auch die *Situation* betrifft (Zuprosten in der Gesellschaft fröhlicher Menschen), wird die Konditionierung vorangetrieben. Der positive Zustand beruht auf den dargestellten biochemischen Effekten der jeweiligen Droge. Negative unmittelbare Konsequenzen bremsen die Suchtentwicklung.

Hinzu kommt der Mechanismus des »klassischen Konditionierens« (Signallernen), wenn beispielsweise der physische unkonditionierte Reiz (*unconditioned stimulus* [US]) »Bier« mit dem Verzehr eines Schweinebratens assoziiert wird – der Schweinebraten alleine kann allmählich als *cue* bzw. als Signal und damit als konditionierter Reiz (CS) das Verlangen nach einem Bier auslösen. Das ist bei der therapeutischen Rückfallprophylaxe wichtig.

▶ **Therapie:** Es ist relevant, diese Konditionierungen zu bearbeiten (Lindenmeyer 2001; Vollmer u. Krauth 2001).

2.4.2 Kräftespiel der Sucht zwischen Über-Ich und Es (psychoanalytische Perspektive)

Differenziert man das psychische System in die Bereiche *Vernunft* (Kognition) und *Antrieb* (Emotion, Motivation), dann lässt sich das süchtige Verhalten als Ausdruck des Ergebnisses des Wechselspiels zwischen *Vernunft* und (süchtigem) *Verlangen* (Craving) verstehen. Das süchtige Verlangen hat den Charakter eines gelernten und schließlich in der Hardware etablierten *Antriebs* mit Zwangscharakter, dem vonseiten der *Vernunft* schwer etwas entgegenzuhalten ist. Im Bild der Analyse von psychischen Prozessen und Instanzen kann man sagen, dass sich die Sucht mit dem triebhaften »Es« gegen das vernünftige »Über-Ich« verbündet hat. Diese beiden Instanzen muss das Ich der Person als operative Einheit im Gleichgewicht halten und mit den Gegebenheiten

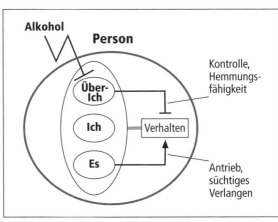

Abb. 2-24 Das Verhalten im Wechselspiel von antreibenden (→) und hemmenden Kräften (⊣). Bei süchtigem Verhalten ist der Antrieb stärker als das hemmende Kontrollvermögen. Durch Drogen (z. B. Alkohol) wird das hemmende Über-Ich deaktiviert, wodurch die für den Rausch typische Enthemmung entsteht.

der Realität in Einklang bringen, was im Falle der Sucht nicht leicht gelingt (Abb. 2-24). In diesem Bild des psychischen Kräftehaushaltes dämpft Alkohol als Hilfs-Ich das Über-Ich, sodass die Spannung für das Ich reduziert wird (Rost 1987).

Durch diese Sichtweise wird deutlich, dass Menschen mit anhaltenden starken Spannungen zwischen diesen Instanzen des Seelischen durch den Konsum von Drogen eine Entspannung empfinden. Psychoanalytiker sagen, dass das Über-Ich durch den Alkohol aufgelöst wird und dann das Es das Ich unter die Kontrolle der Triebe bringt. Dieser Lustzustand ist der Antrieb für weiteren Drogenkonsum oder, wie es der Suchtforscher Zutt einmal formulierte:»Der Rausch ist der Motor der Sucht ...«

Die Psychoanalyse hat auch auf die unbewussten Mechanismen der Abwehr negativer Affekte hingewiesen: Rationalisierung, Bagatellisierung, Verleugnung, Verdrängung usw. sind typisch für Suchtkranke, die zwischen den angenehmen Gefühlen in der Intoxikation und den Schuld- und Schamgefühlen danach schwanken, verstärkt durch Grundgefühle wie Angst, Ärger und Trauer. Diese *Affektdynamik* kann erst *Ursache,* aber

später auch *Folge* des süchtigen Verhaltens sein, die allerdings zu erneutem Suchtmittelkonsum antreibt (zirkuläre Kausalität).

▶ **Therapie:** Es ist relevant, die Hintergründe dieses Spannungsverhältnisses zu bearbeiten.

> Das Über-Ich ist die Bremse des Verhaltens. Das Es ist das Gas des Verhaltens. Der Alkohol löst die Bremse und gibt Gas!

2.4.3 Stress-Konzept der Sucht

Negatives Befinden kann durch Umweltsituationen, die als Stressoren wirken, erzeugt werden. Neben objektiven Stressoren wie Partnerverlust und anderen Traumatisierungen ist ein großer Teil dessen, was als Stress erlebt wird, subjektiver Natur: Die *erlebte Bedrohung* eines Reizes oder einer Situation und die *erwartete Kompetenz,* mit dem Stressor umzugehen, bestimmen im Ergebnis den erlebten Stresszustand (Anspannung, Angst, Ärger, auch depressive Zustän-

41

de). Stress ist daher überwiegend ein Effekt von affektiv-kognitiven *Bewertungsprozessen* (Erwartungen, Pläne, gedankliche Einordnung des Erlebten usw.). Stresszustände entstehen durch das Erleben der Belastung durch die Umwelt oder bei Unterschätzung von Barrieren des Handelns und letztlich bei geringen Selbstwirksamkeitserwartungen. Suchtkranke verwenden daher die Droge häufig zur Dämpfung der negativen Affekte, die den Stresszustand ausmachen.

Stress lässt sich im Regelkreismodell darstellen und vereinfacht als Resultat des Vergleichs von Sollwert und Istwert begreifen: Bei Diskrepanzen – Erwartungs-Enttäuschungen und/oder geringe Selbstwirksamkeitseinschätzung bei zu hoch gesetzten Plänen – entstehen Unlust, Anspannung, negative Affekte (Abb. 2-25).

Das biologische Korrelat der (vermutlich bereits prämorbid) erhöhten Stressvulnera-

bilität findet sich in einem erhöhten Cortisol-Spiegel, der auch in Stresssituationen stärker ansteigt und langsamer abfällt als bei gesunden Personen. Dies könnte auf hyperreaktiven Rezeptoren für das Corticotropin freisetzende Hormon (CRH-R1) beruhen, die die Feedforward-Signale vom Hypothalamus zur Hypophyse übertragen, was dazu führt, dass zu viel ACTH in die Blutbahn sezerniert wird und damit die Nebenniere zu viel Cortisol ausschüttet. Daher wird in der Forschung aktuell versucht, über CRH-R1-Antagonisten bzw. partielle Agonisten das System medikamentös zu bremsen.

▶ **Therapie:** Es ist relevant, diese Mechanismen aufzudecken und daran zu arbeiten, etwa indem gelernt werden muss, dass die *passiven überhöhten Erwartungen* an die Umwelt, die Person zu unterstützen, abge-

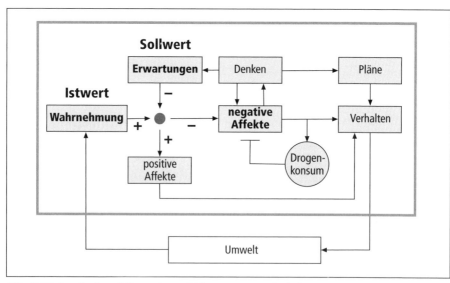

Abb. 2-25 Regelkreismodell zum Stress. Diskrepanzen von überhöhten Erwartungen als *Sollwert* und Wahrnehmungen als *Istwert* erzeugen negative Gefühle (Sollwert > Istwert ⇒ negativer Zustand). Normalerweise löst diese Konstellation Denkprozesse aus, wie das Verhalten anders geplant und gestaltet werden kann, damit das Ist eher dem Soll entspricht (Sollwert < Istwert ⇒ positiver Zustand).

baut werden. Als Alternative wird die Fähigkeit aufgebaut, sich selbst zu helfen, die Ziele nicht zu hoch zu stecken und sich im Falle der Insuffizienz aktiv Hilfe zu holen. Auch die realistischere Strukturierung von Plänen verhilft zum Abbau von stressvoller Anspannung.

> Bei Suchtkranken hat sich der Reflex ausgebildet, das negative Befinden durch Drogenkonsum »wegzuregeln«.

Labiles Selbstbild – Training der Selbstwirksamkeit

Das Selbstbild des Suchtkranken ist negativ und labil (Abb. 2-26). Durch den Substanzkonsum entsteht subjektiv eine Beseitigung des negativen Erlebens, die Ängste und die negative Befindlichkeit mindern sich, es kann sogar Größenerleben auftreten. Diese negativen Affekte veranlassen den Betroffenen, das Suchtmittel mit der Erwartung positiver Effekte immer wieder zu konsumieren, sodass Toleranzentwicklung und schließlich körperliche Abhängigkeit auftreten. Jede Nüchternphase wird dann zunehmend negativer erlebt. Diese Prozesse sind affektiv-kognitiver Natur und bestehen in verbal-gedanklichen Selbstbeschreibungen und Affekten als Auslöser und Effekte dieser kognitiven Prozesse.

▶ **Therapie:** Neben dem süchtigen Konsum sind auch die psychischen Hintergründe in Form der einzelnen psychischen Bereiche zu betrachten, welche die Quellen grundlegender Befindensstörungen darstellen und auf diese Weise als *Treiberprogramme* des psychischen Verhaltens wirken. Der Psychotherapieforscher Klaus Grawe (2000) identifizierte sie allgemein mit folgenden Bedürfnissen:
- Lustgewinn
- Orientierung und Kontrolle
- Bindungen als Einbettung in die soziale Umwelt
- Selbstwerterhöhung

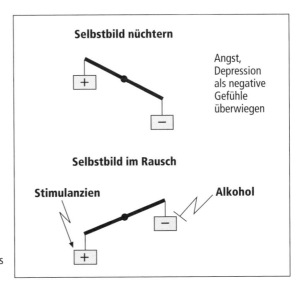

Abb. 2-26 Das unausgeglichene Selbstbild als unbewusster Antrieb für die Sucht. Unter Substanzeinfluss ist das Selbstbild positiv.

Zusammenfassend ist festzuhalten, dass es sich bei der Psychologie der Suchtentwicklung um einen Mehrstufen- und Mehrebenenprozess handelt, der traumatisch und/oder genetisch bedingt zu emotionalen Schieflagen führt, die in der Adoleszenz durch probatorischen Drogenkonsum subjektiv verbessert werden. Diese Besserung des subjektiven Befindens treibt die Person über den Mechanismus des Lernens am Erfolg in die Sucht.

2.5 »Ökologie der süchtigen Person« (systemische Perspektive)

Die Umwelt der Person im Sinne ihres Umfeldes ist nicht nur für das Verständnis der Ursachen der Suchtmittelprobleme, sondern auch für eine umfassende Diagnostik zweckmäßig (Tretter 1998). Darüber hinaus spielt die Berücksichtigung der soziokulturellen Umweltfaktoren auf Mikroebene (unmittelbares Umfeld) wie auch auf Makroebene (Gesellschaft) eine wichtige Rolle sowohl bei der Therapie als auch bei der Prävention.

Hier werden jeweils zwei Aspekte beschrieben: der für die klinische Praxis relevante *aktuelle Zusammenhang* und die für das Ursachenverständnis zweckmäßigen *Hintergrundfaktoren*.

2.5.1 System Familie

Aktueller Zusammenhang und die Co-Abhängigkeit

Das nächstliegende Umfeld des Menschen ist die Familie. Die Effekte des Drogenkonsums auf die Familie bzw. den Partner stehen im Vordergrund. Diese Reaktionen können im Rückzug des Partners oder in der Kritik durch ihn bestehen. Daraufhin erhöht der Betroffene häufig wieder den Konsum, was in der Folge wiederum den Partner zu unliebsamem Verhalten bewegen kann usw. Dieser Teufelskreis wird als *Co-Abhängigkeit* bezeichnet (Kolitzus 2001). Funktionell betrachtet verhält sich der Co-Abhängige – vor allem als Angehöriger aus dem familiären Bereich – wie ein *Verstärkungs-* und *Stabilisierungsfaktor* der Sucht.

Es werden die *Unterstützungsphase*, die *Kontrollphase*, die *Anklagephase* und schließlich die *Resignationsphase* unterschieden (→ Kap. 3). In all diesen Phasen reagiert der Drogenkonsument (A) auf Aktionen des Angehörigen bzw. der Bezugsperson (B) mit verstärktem Konsum – es entsteht ein »Teufelskreis«: Je mehr A trinkt, desto mehr interveniert B, je mehr B interveniert, desto mehr trinkt A.

Hintergründe

Es gibt Befunde, dass Suchtkrankheiten familiär gehäuft auftreten, was für *ererbte*, *biologische Faktoren* der *Vulnerabilität* gegenüber Suchtmitteleffekten spricht. Darüber hinaus ist die Familienatmosphäre bei Suchtkranken häufig primär problembelastet. Der Erziehungsstil ist ebenfalls eine Einflussgröße. Zusätzlich gelten strukturelle Defizite von Familien als Risikofaktoren: Etwa 50 % der Drogenabhängigen kommen aus Broken-Home-Familien, d. h. aus Familien mit getrennt lebenden Eltern oder aus geschiedenen Ehen, die in der Bevölkerung zu etwa 30 % vorkommen. Weiterhin ist familieninterner Suchtmittelkonsum ein Risikofaktor. Aber auch in völlig unauffälligen Familien kann bei den Kindern exzessiver Suchtmittelkonsum auftreten. Eine primäre Verursachungszuweisung des Suchtproblems an die Familienstruktur ist daher fachlich nicht tragbar und nur im Einzelfall eruierbar (Klein 2001).

▶ **Therapie:** *Familientherapie* kann dabei helfen, (sekundär) dysfunktionale systemhafte Verhaltensmuster zu verändern (Schwertl et al. 1998; Thomasius u. Küstner 2005). Beispielsweise reagieren Jugendliche auf intrafamiliäre Konflikte mit Drogenkonsum, was als »gemeinsames Problem« die Eltern wieder zusammenbringt, aber den Grundkonflikt rasch wieder verschärft usw.

2.5.2 Wohnbereich

Die Wohnverhältnisse leiden häufig erheblich bei bestehender Suchtproblematik. Sie sind ein wichtiger Gesichtspunkt bei der Einschätzung der Beeinträchtigung des täglichen Funktionierens durch die Sucht.

▶ **Therapie:** Der Dienst des betreuten Wohnens kann in Erwägung gezogen werden.

2.5.3 Arbeitsbereich

Die Folgen des Suchtmittelkonsums am Arbeitsplatz sind meist bereits deutlich erkennbar, wenn der Betroffene sich dem medizinischen Hilfesystem zuwendet.

▶ **Therapie:** Die Einbindung der betrieblichen Suchtkrankenhilfe in die Therapie ist relevant. Viele Betriebe haben bereits Betriebsvereinbarungen zur Suchtkrankenhilfe mit einem Stufenplan der Intervention, der allerdings auch bis zur Kündigung führen kann. Darüber hinaus sind Arbeitsprojekte für therapierte Suchtkranke, vor allem wegen der Sinnfunktion und der Tagesstruktur, die Arbeit bietet, von größter Wichtigkeit.

2.5.4 Freizeitbereich

Das Freizeitverhalten ist häufig vom Suchtmittelkonsum bestimmt. Beim Sport, beim Basteln oder beim Musikmachen wird kräftig Alkohol konsumiert. Speziell die Popmusik wird mit Drogen assoziiert (Thomasius 1999). Damit finden sich in diesem Bereich auch Ursachen der Sucht.

▶ **Therapie:** Die Umgestaltung des Freizeitverhaltens und das Auffinden bzw. Organisieren suchtmittelfreier Freizeit-Settings ist deshalb eine wichtige Aufgabe. Bei Arbeitslosen ist eine klare Tagesstruktur mit Aktivitäten besonders wichtig.

2.5.5 Soziokulturelle Umwelt

Im Hinblick auf kulturelle Faktoren ist (vor allem was die legalen Drogen betrifft) daran zu denken, dass der in der betreffenden Kultur erlaubte oder gar wohlwollend betrachtete Drogenkonsum Schwierigkeiten bereitet, sich diesem zu entziehen.
Auch bei Drogenabhängigen wirkt der kulturelle Rahmen in Form von internationalen Jugendmoden oder Musik- und Lebensstilen, die mit Drogenkonsum assoziiert sind, fördernd.

Grundlagen

45

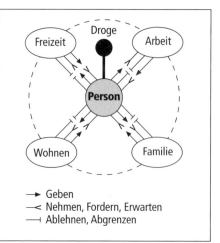

→ Geben
—< Nehmen, Fordern, Erwarten
—⏐ Ablehnen, Abgrenzen

Abb. 2-27 Die »Ökologie der Person« – die Person mit ihrem Beziehungshaushalt zu den Lebensbereichen Familie, Wohnen, Freizeit und Arbeit und den jeweiligen Geben-Nehmen-Verhältnissen und den gegenseitigen Abgrenzungen. Der Beziehungshaushalt der abhängigen Person wird durch die Droge als Lebensmittelpunkt gesteuert. Die Aufgabe der therapierten Person besteht in der harmonischen Balancierung des Beziehungshaushaltes für das weitere Leben.

▶ **Therapie:** Ein entsprechendes Ablehntraining ist zu entwickeln, in dem der Patient die für ihn in der jeweiligen Situation passende Strategie findet. Es ist daher, vor allem bei Drogenabhängigen, auf die Veränderung des Lebensstils und einen Rückzug aus dem Drogenmilieu hinzuwirken, was eine langwierige Aufgabe ist.

Und schließlich ist es sinnvoll, sich im Sinne des eingangs erwähnten 3-Faktoren-Modells den *Gesamtzusammenhang* süchtigen Verhaltens in seiner systemhaften Einbettung vor Augen zu halten, denn der Suchtkranke erlebt sich oft in einem komplexen Netzwerk von Verstrickungen, aus dem er nicht herauskommt. Es sind die Bereiche

Familie, Wohnen, Arbeit und Freizeit in ihren teilweise widersprüchlichen Wechselbeziehungen zu betrachten – im Sinne eines Konzeptes vom *Haushalt der Beziehungen der Person zu ihrer Umwelt.* Das ergibt letztlich das Bild einer »Ökologie der Person« (Abb. 2-27). Die gesamtgesellschaftliche Einbettung der Person in eine »Leistungs-«, »Steigerungs-« und »Virtualisierungskultur« stellt letztlich einen kaum beeinflussbaren pathogenen Rahmen dar.

▶ **Therapie:** Strategie ist hier, jeden Bereich für sich zu bearbeiten und Hinweise auf Selbsthilfe zu geben, je nach Kompetenz des Patienten. Dabei sind die Widersprüchlichkeit und das Ungleichgewicht zwischen Lebensbereichen wie Arbeit, Familie und Freizeit zu beachten. Bei *Arbeitslosen* ist eine Tagesstruktur zu finden, bei *Wohnungslosigkeit* ist eine geschützte Unterbringung Voraussetzung für eine faktisch erfolgreiche Therapie – was allerdings zunehmend schwerer wird.

2.6 Individuelle Problemlagen

2.6.1 Jugend und Sucht

Der Bereich Jugend und Sucht betrifft hauptsächlich die Abhängigkeit von illegalen Drogen (v. a. Cannabis), aber auch die neuerdings ansteigende Lust auf Alkoholexzesse (Thomasius et al. 2009). Aktuell ist der Gebrauch von »Research Chemicals« bzw. »Legal Highs«, wie neuere synthetische Drogen bezeichnet werden, die aus Cannabis und Amphetaminen hergestellt werden (→ Kap. 10). Häufig sind Kinder aus Suchtfamilien betroffen (Klein 2001, 2008). Was die Ursachen anbelangt, sind grundlegend seit den späten 1960er Jahren zunehmend veränderte Bedingungen für Jugendliche mit größerer Selbstständigkeit und größeren finanziellen Möglichkeiten gegeben. Damit hat die Selbstbestimmung zugenommen – mit positiven, aber auch negativen Seiten wie dem Drogenkonsum. Das betrifft in den letzten Jahren auch die Angleichung der Geschlechterquoten. Anzumerken ist allerdings, dass in armen Regionen (z. B. in Entwicklungs- und Schwellenländern) das Drogenproblem bei Kindern und Jugendlichen stark verbreitet ist und mit hoher Kriminalität einhergeht. In Deutschland nimmt der Konsum legaler Drogen deutlich ab. Verhaltenssüchte nehmen zu. Die medienbezogenen Süchte stellen einen neuen Problemtyp der Adoleszentenkrise dar (Petry 2009).

▶ **Therapie:** Die therapeutische Betrachtung des Drogenproblems bei Jugendlichen erfordert daher die besondere Berücksichtigung der Entwicklungspsychologie und der Jugendsoziologie (Baacke 2004; Hurrelmann u. Albert 2006; Klein 2008; Thomasius u. Küstner 2005). Für Verhaltenssüchte finden sich vor allem in Institutsambulanzen in der Kinder- und Jugendpsychiatrie Angebote. Ziel der Therapie ist dabei ein kontrollierter Umgang mit PC und Online-Aktivitäten.

2.6.2 Alter und Sucht

Der Problemkreis Alter und Sucht ist ein von der Suchtforschung stark vernachlässigter Bereich (→ aber Havemann-Reinecke et al. 1998; Wolter 2009). Es sind dabei zwei Grundformen zu unterscheiden, die allerdings Überlappungen zeigen:

- Süchtige im Alter
- alte Menschen, die süchtig werden

Was die spezifisch hoffnungsarme Lebenslage einiger älterer Menschen betrifft, muss hier auf das bereits angesprochene Konzept der »Ökologie der Person« als Referenzkonzept verwiesen werden, bei dem die therapeutische Intervention auf die Person und nicht nur auf das Symptom fokussiert wird: So werden Entscheidungen subjektbezogen unter Berücksichtigung der individuellen Lebenslage der Person getroffen. Im Besonderen sind Suchtentwicklungen mit Alkohol und psychoaktiven Medikamenten in der Berentungsphase wegen der Veränderung der Lebenslage, wegen Sinnkrisen, wegen des Verlusts des Partners, wegen schwerer eigener Erkrankung und ähnlicher Lebensereignisse zu beachten und in den therapeutischen Fokus zu stellen.

▶ **Therapie:** Es werden spezielle Therapieangebote für Senioren von Fachambulanzen vorgehalten. Dies ist für erst im Alter auftretende Süchte eine gute Spezialbehandlung. Auch ältere Heroinabhängige bedürfen besonderer Settings und vor allem einer lebenslangen Substitutionsbehandlung (Vogt 2011).

2.6.3 Frau und Sucht

Auch die Konstellation Frau und Sucht ist ein Gebiet, welches das Suchtproblem in einem besonderen Licht erscheinen lässt. An dieser Stelle kann lediglich auf einschlägige Publikationen hingewiesen werden sowie auf das Kapitel 6.3 (Medikamente), da Frauen im Vergleich zu Männern in diesem Bereich etwa 7 : 3 überrepräsentiert sind (Vogt 2004). Hervorzuheben ist der hohe Prozentsatz (30–80 %) an sexuellen Miss-

Grundlagen

47

Grundlagen

brauchserfahrungen der Frauen, was therapeutisch gesondert und mit hoher Intensität beachtet werden muss. Frauentherapiegruppen bzw. geschlechtsspezifische Therapiegruppen sind daher indiziert.

2.6.4 Psychiatrische Komorbidität

Die besonders schwerwiegende Problematik, dass ein Mensch ein Suchtleiden hat und zusätzlich an einer Psychose oder einer sonstigen schweren psychischen Störung erkrankt ist (Komorbidität), hat in den letzten Jahren zunehmende Aufmerksamkeit erfahren (vgl. Gouzoulis-Mayfrank 2007). Auch bei diesem Problemkreis ist nicht selten unklar, ob die psychische Störung die Sucht ausgelöst hat oder umgekehrt. Besonders häufig sind Borderline-Persönlichkeitsstörungen und impulsiver exzessiver Substanzkonsum, oft verbunden mit Selbstverletzungen. Auch Jugendliche mit Schizophrenie konsumieren häufig Cannabis. Akute Drogenpsychosen unter LSD, Ecstasy, Amphetaminen und auch Cannabis machen Schwierigkeiten bei der differenzialdiagnostischen Abklärung. Die Aufmerksamkeitsdefizit-/Hyperaktivitätsstörung (ADHS) ist oft Anlass für Drogenkonsum, der rasch in Amphetamin- bzw. Cocain-Gebrauch mündet.

▶ **Therapie:** Die Behandlung dieser Patienten stellt ein Sonderproblem dar. In der Regel ist eine enge Kooperation zwischen psychiatrischen und suchttherapeutischen Einrichtungen angezeigt. Häufig ist zunächst die psychiatrische Problematik medikamentös effektiv zu behandeln (z.B. ADHS mit Atomoxetin oder u.U. retardiertes Methylphenidat), damit das Suchtproblem zusätzlich therapiert werden kann.

Literatur

Baacke D. Jugend und Jugendkulturen. Darstellung und Deutung. Weinheim: Juventa 2004.

Benkert O, Hippius H. Psychiatrische Pharmakotherapie. 6. Aufl. Berlin, Heidelberg, New York: Springer 1996.

Gouzoulis-Mayfrank E. Komorbidität Psychose und Sucht. Grundlagen und Praxis. Mit Manualen für die Psychoedukation und Verhaltenstherapie. 2. Aufl. Darmstadt: Steinkopff 2007.

Grawe K. Psychologische Therapie. 2. Aufl. Göttingen: Hogrefe 2000.

Havemann-Reinecke U, Weyerer S, Fleischmann H (Hrsg). Alkohol und Medikamente, Missbrauch und Abhängigkeit im Alter. Freiburg: Lambertus 1998.

Heinz A, Batra A. Neurobiologie der Alkohol- und Nicotinabhängigkeit. Stuttgart: Kohlhammer 2003.

Hurrelmann K, Albert M. Jugend 2006. 15. Shell Jugendstudie. Eine pragmatische Generation unter Druck. Frankfurt a. M.: Fischer 2006.

Klein M. Das personelle Umfeld von Suchtkranken. In: Tretter F, Müller A (Hrsg). Psychologische Therapie der Sucht. Göttingen: Hogrefe 2001; 201–32.

Klein M. Kinder und Suchtgefahren. Risiken – Prävention – Hilfen. Stuttgart: Schattauer 2008.

Kolitzus H. Ich befreie mich von deiner Sucht. Hilfen für Angehörige von Suchtkranken. 6. Aufl. München: Kösel 2001.

Koob GF, Le Moal M. Neurobiology of Addiction. New York: Academic Press 2005.

Lindenmeyer J. Therapie Alkoholabhängiger. In: Tretter F, Müller A (Hrsg). Psychologische Therapie der Sucht. Göttingen: Hogrefe 2001; 363–94.

Maldonado R, Stinus L, Koob GF. Neurobiological Mechanisms of Opiate Withdrawal.

Berlin, Heidelberg, New York: Springer 1996.

Nestler E. Is there a common molecular pathway for addiction? Nat Neurosci 2005; 8: 1445–9.

O'Brien JE. Psychologische Faktoren der Sucht. Vortrag auf dem europäischen Kongress »Theorie der Sucht«, Zürich 1998.

Petry J. Dysfunktionaler und pathologischer PC- und Internet-Gebrauch. Göttingen: Hogrefe 2009.

Rost WD. Psychoanalyse des Alkoholismus. 6. Aufl. Stuttgart: Klett-Cotta 2001.

Schwertl W, Emlein G, Staubach ML, Zwingmann E. Sucht in systemischer Perspektive. Theorie, Forschung, Praxis. Göttingen: Vandenhoeck & Ruprecht 1998.

Soyka M, Küfner H (begründet von Feuerlein W). Alkoholismus – Missbrauch und Abhängigkeit. Entstehung – Folgen – Therapie. 6. Aufl. Stuttgart, New York: Thieme 2008.

Spanagel R, Zieglgänsberger W. Alkohol und neuronale Plastizität: Interaktion von Alkohol mit opioidergen und glutamatergen Systemen. In: Mann K, Buchkremer G (Hrsg). Sucht. Grundlagen, Diagnostik, Therapie. Stuttgart: Fischer 1996; 53–66.

Thomasius R. Ecstasy – Wirkungen, Risiken, Interventionen. Stuttgart, New York: Thieme 1999.

Thomasius R. Psychotherapie der Suchterkrankungen. Stuttgart, New York: Thieme 2000.

Thomasius R, Küstner U. Familie und Sucht. Stuttgart: Schattauer 2005.

Thomasius R, Schulte-Markwort M, Küstner UJ, Riedesser P (Hrsg). Suchtstörungen im Kindes- und Jugendalter. Stuttgart: Schattauer 2009.

Tretter F. Ökologie der Sucht. Göttingen: Hogrefe 1998.

Tretter F. Suchtmedizin. Stuttgart: Schattauer 2000.

Tretter F, Albus M. Einführung in die Psychopharmakotherapie. Stuttgart, New York: Thieme 2004.

Tretter F, Müller A (Hrsg). Psychologische Therapie der Sucht. Grundlagen, Diagnostik, Therapie. Göttingen: Hogrefe 2001.

Tretter F, Werner P. Cannabis: Unterschätzte Risiken für das Gehirn. Neurotransmitter 2009; 9: 59–64.

Vogt I. Beratung von süchtigen Frauen und Männern. Grundlagen und Praxis. Weinheim: Beltz 2004.

Vogt I. Auch Süchtige altern: Probleme und Versorgung älterer Drogenabhängiger. Frankfurt: Verlag für angewandte Wissenschaft 2011.

Vollmer HC, Krauth J. Therapie bei Drogenabhängigkeit. In: Tretter F, Müller A (Hrsg). Psychologische Therapie der Sucht. Grundlagen, Diagnostik, Therapie. Göttingen: Hogrefe 2001; 395–438.

Wolffgramm J, Heyne A. Biologische Grundlagen der Suchtentwicklung. In: Klein M (Hrsg). Kinder und Suchtgefahren. Stuttgart: Schattauer 2007.

Wolter DK. Sucht im Alter – Altern und Sucht. Stuttgart: Kohlhammer 2011.

Zieglgänsberger W, Spanagel R. Molekularbiologie der Sucht. In: Ganten D, Rückpaul K (Hrsg). Handbuch der molekularen Medizin. Berlin, Heidelberg, New York: Springer 1999; 237–72.

Grundlagen

II
Klinik allgemein

3 Diagnostik

Johanna Constantinescu-Fomino, Michael Rath, Petra Werner und Arpad Grec

Grundlegend gehen wir in der Suchtmedizin von dem *biopsychosozialen Ursachenmodell* aus, wie es in Kapitel 2 bereits beschrieben wurde und welches die Diagnostik gewissermaßen in einem »dreidimensionalen Merkmalsraum« leitet. Allerdings stehen in der Praxis nur die *biopsychischen Merkmale* im Vordergrund, die *soziale Dimension* wird zu wenig beachtet und den Sozialpädagogen der Klinik zugewiesen.

Die im Folgenden vorgenommene zusammenfassende Darstellung der Diagnostik begründet sich teilweise darin, dass es zunehmend mehrfach stoffabhängige (polytoxikomane) Patienten gibt. Das betrifft vor allem die Kombination von Alkohol mit illegalen Drogen und Medikamenten.
Die Diagnostik als Prozedur gliedert sich in Anamnese, klinische und apparative Untersuchungen und Labordiagnostik (Tab. 3-1).

Tab. 3-1 Übersicht zur klinischen Untersuchung

Anamnese
Erster Konsum psychoaktiver Stoffe, erste Intoxikation, weiterer Verlauf des Konsummusters, subjektiv »positive« Effekte, bisher erfahrene negative Effekte (Justiz, Intensivstation, Delir, zerebrale Krampfanfälle), zielgerichteter Konsum (z. B. Stressreduktion), Kontextfaktoren (z. B. Familie, soziales Umfeld, Bewährungsauflage)
Exploration
Erheben eines psychopathologischen Befundes bzw. einer psychiatrischen Erkrankung, Abklärung der Veränderungsmotivation (externe vs. interne Motivation), Therapiemotivation
Körperliche Untersuchung
Vor allem internistischer und neurologischer Status
Laborchemie
ALT bzw. ALAT (= GPT), AST bzw. ASAT (= GOT), γ-GT, LDH, BB, CRP, Hkt, Hepatitis-/Lues-Serologie, HIV-Test, ggf. Immunstatus usw.
Apparative Untersuchungen
EKG, Röntgen des Thorax, Leber-Sonographie, EEG, ggf. CCT usw.
Drogenanalytik
Alkohol-Atemluftkontrolle, Urin-Screening, ggf. Blutprobe

ALT bzw. ALAT = Alanin-Aminotransferase, früher GPT = Glutamat-Pyruvat-Transaminase; AST bzw. ASAT = Aspartat-Aminotransferase, früher GOT = Glutamat-Oxalacetat-Transaminase; BB = Blutbild; CCT = kraniale Computertomographie; CRP = C-reaktives Protein; EKG = Elektrokardiogramm; γ-GT = Gamma-Glutamyltransferase; Hkt = Hämatokrit; LDH = Lactatdehydrogenase

Klinik allgemein

3.1 Gesprächsführung

Bei allen diagnostischen Prozeduren ist immer das Gespräch mit den Patienten wichtig. Im Hinblick auf die ausgeprägte Affektdynamik der Patienten in der Interaktion sind dabei vor allem die Aspekte »Krankheitseinsicht« und »Änderungsmotivation« relevant (Tab. 3-2).

Bereits während des Erstgespräches ist es sinnvoll, keine konfrontierende oder allzu verständnisvolle Haltung zu zeigen, sondern eine höflich-freundliche Distanz zu wahren, da sonst beim Patienten zu viele Widerstände aufkommen. Es muss allerdings im Gespräch eine gerade Linie verfolgt werden, die der Patient häufig durch emotionale Abwehr versucht zu umgehen (Miller u. Rollnick 2009).

Die Grundstruktur des Gesprächs sollte einer *Angebots-Nachfrage-Beziehung* entsprechen, d.h., dass aus ärztlicher Sicht Therapieangebote im Zusammenhang mit den Ergebnissen der Diagnostik gemacht werden. Eine Komponente des Gesprächs sollte die Hebung der Motivation (»motivationale Intervention«) sein. Ziel ist es, das Ausmaß der Problembelastung neutral darzustellen. Dabei wird die Entscheidungsfreiheit für den Patienten möglichst offen gehalten, da der Patient bei »Verordnungen« im Falle des Scheiterns der Therapiemaßnahmen sagen kann: »Ich wollte ja nicht, aber der Doktor hat gesagt, ich soll das machen.«

Der Patient drückt in vielfältiger Weise seinen Widerwillen aus, Probleme zu erkennen, zu kooperieren, Verantwortung zu übernehmen oder Rat anzunehmen. Folgende Widerstände sind häufig zu beobachten:

- Anklagen der Umstände
- Widersprechen den ärztlichen Einschätzungen gegenüber
- Entschuldigen des eigenen Verhaltens
- Bagatellisieren, Herunterspielen der Problematik
- Pessimismus, verbunden mit dem Hinweis, dass schon alles versucht wurde
- Widerwillen gegenüber Veränderung, etwa indem nur die Abstinenzabsicht eingeräumt wird, ohne dass die Umstände in geeigneter Weise geändert werden (z. B. keinen Alkohol zu Hause lagern)

In jedem Gesprächsverlauf gibt es »Fallen«, die die Gesprächssituation blockieren können. Dazu zwei Beispiele, die häufig auftreten:

- **Konfrontations-Verleugnungs-Falle:** Der Versuch, den Patienten von seiner Problematik zu überzeugen, kann leicht in ein Streitgespräch führen. Daher: Angebots-Haltung beibehalten!
- **Expertenfalle:** Der Patient widerspricht und bringt andere »Fakten« ein. Der Patient stellt damit die Genauigkeit, Fachkenntnis oder Integrität des Therapeuten infrage. Hier hilft zu betonen, dass man den Patienten nicht überreden, sondern nur die Expertensicht darstellen will.

3.2 Anamnese und Exploration

Grundlegend ist eine allgemeinmedizinische Anamnese mit besonderer Berücksichtigung der typischen Erkrankungen bei den speziellen Süchten (→ Kap. 6). Ebenso sind die neurologische und psychiatrische Untersuchung in diesem Zusammenhang von besonderer Bedeutung.

▶ **Suchtanamnese:** In der Suchtanamnese sollten der Beginn des Konsums von Tabak, Alkohol, illegalen Drogen, das anhaltende Konsummuster, Exzesse (Räusche) und

Tab. 3-2 Beispiel für ein ausführliches klinisches Erstinterview bei geplanter Psychotherapie, wobei der gesamte Vorstellungskomplex des Patienten zum Suchtproblem exploriert wird (Tretter 2000)[1]

Problemdefinition

1. Wollen Sie sich kurz mit mir bekannt machen/vorstellen? Erzählen Sie mir bitte etwas über sich.

2. Welches Problem (bzw. Probleme, z. B. Suchtproblem) führt Sie zu uns?

3. Wie schwer schätzen Sie das Suchtproblem ein?

4. Warum kommen Sie gerade jetzt zu uns?

5. Wer ist am meisten durch Ihr Suchtproblem betroffen?

6. Wie zeigt sich das Suchtproblem im Alltag? Können Sie mir bitte ein Beispiel geben?

7. Hindert Sie das Suchtproblem, etwas zu tun, was Sie gern tun möchten?

Bedingungsfaktoren und Begleitreaktionen

8. Wann trat dieses Verhalten zuerst auf und was geschah gerade zu diesem Zeitpunkt? Wie fühlten Sie sich? Was dachten Sie?

9. Hatten Sie schon einmal ähnliche Gefühle und Gedanken in anderen Situationen?

10. Durch welche Faktoren verschlechtert bzw. verbessert sich Ihr Suchtproblem? Was geschieht unter Stress oder Langeweile?

11. Wie haben Sie versucht, Ihr Suchtproblem zu bewältigen? Wie lange tun sie dies schon?

Veränderungsperspektive

12. Wie möchten Sie sich ändern?

13. Was für neue Perspektiven hätten Sie, wenn das Suchtproblem weg wäre? Was würde sich ändern?

14. Was erwarten Sie als Minimalergebnis von der Therapie? Wovon hängt der Therapieerfolg ab? Was könnte den Therapieerfolg beeinträchtigen?

15. Wo sehen Sie erste Ansatzpunkte, um Ihr Suchtproblem zu verringern? – Was braucht es für eine Veränderung?

16. Was hält Sie nach Ihrer Ansicht davon ab, so zu handeln, wie Sie möchten?

17. Kennen Sie jemanden, der in einer ähnlichen Situation ist oder war? Wie ging dies für diese Person aus?

18. Welchen Rat würden Sie jemandem geben, der Ihr Suchtproblem hat?

19. Was sollte nach Ihrem Wunsch nun geschehen? Was soll meine (d. h. des Therapeuten) Aufgabe sein?

[1] Diese Fragensammlung beruht auf mehreren Seminaren zur Psychotherapie und zur Verhaltenstherapie und orientiert sich an verhaltenstherapeutischen Konzepten. Die Fragen können weiter aufgegliedert oder noch stärker komprimiert werden.

Klinik allgemein

Komplikationen erfragt werden (Tab. 3-3 u. 3-4). Folgende Aspekte sind unter anderem wichtig:

- Konsumverhalten in den letzten Wochen (Art und Menge der Suchstoffe)
- Konsumbeginn und -art (ab wann, welche Suchstoffe, Applikationsform)
- Veränderungsversuche
- bisherige Entgiftungs- und Entwöhnungstherapien (ambulant, stationär, ggf. Art der Einweisung und Entlassung)
- Komplikationen bei Entzug (z. B. Krampfanfälle)
- durch Konsum erfahrene positive u. negative Effekte

- andere Süchte (z. B. Essverhalten, Spielsucht)

▶ **Somatische Anamnese:** Bei der physischen Beurteilung geht es um das Erkennen von typischen Begleiterkrankungen. Dazu zählen unter anderem:

- dermatologische und venerologische Erkrankungen
- infektiöse Erkrankungen von Leber, Lunge, Herz und anderen Organen
- häufige Verletzungen und Frakturen
- Unfälle
- Krampfanfälle
- Schlafstörungen

Tab. 3-3 Alkoholanamnese

- Trinken Sie Alkohol, also Bier, Wein oder Schnaps?
- An wie vielen Tagen in der Woche trinken Sie Alkohol?
- Trinken Sie schon morgens oder nachts Alkohol wegen Entzugserscheinungen?
- Wie viel Alkohol trinken Sie an einem ganz typischen Tag?
- Was war die größte Alkoholmenge, die Sie bei einem Anlass während des letzten Monats getrunken haben?
- Wie lange trinken Sie schon diese Alkoholmenge?
- Wie oft pro Woche trinken Sie schon diese Alkoholmenge?
- Wie oft pro Woche konsumieren Sie zwei oder mehr Gläser Bier oder ähnliche Getränke?
- Was war die größte Menge, die Sie zu einem gegebenen Anlass im letzten Jahr getrunken haben?
- Haben Sie oder ein Mitglied Ihrer engeren Familie jemals ein Alkoholproblem gehabt?
- Haben Sie wegen Ihres Alkoholproblems Probleme im Familienleben oder mit Ihren Leistungen bei der Arbeit bzw. in der Schule?
- Haben Sie häufiger Unfälle oder Verletzungen durchgemacht?
- Wie sieht aktuell Ihr Konsummuster rückblickend auf die letzten 4 Wochen aus?
- Mit wie vielen Jahren haben Sie zum ersten Mal Rauschmittel konsumiert? Um welches Suchtmittel handelte es sich? Was war der Anlass für den Konsum?
- Welche Veränderungen haben Sie durch den Konsum erlebt?
- Wie sah Ihr Konsummuster in der Adoleszenz aus? Traten Intoxikationen am Wochenende auf?
- Wann hatten Sie Ihren ersten Rausch? Was war der Anlass für den Konsum?
- Hat sich Ihr Konsummuster (Tageszeit, Wochenprofil, Konsumziele) verändert?
- Hatten Sie soziale Komplikationen (z. B. Konflikte in der Familie, Auffälligkeiten bei der Arbeit, in der Schule oder im Verkehr, Schulden, Straffälligkeit)?
- Traten körperliche Komplikationen (z. B. »Filmriss«, Aggressionen, Depressionen, paranoid-halluzinatorische Reaktionen, Suizidalität) auf?
- Gab es Zeitabschnitte, in denen Sie keinen Alkohol konsumiert haben? Wenn ja, unter welchen Bedingungen?
- Hatten Sie Rückfälle? Wenn ja, was waren die Auslöser und die Vorzeichen? Wie waren die Verläufe?

Tab. 3-4 Drogenanamnese

- Mit wie vielen Jahren haben Sie mit dem Konsum begonnen? Welche Substanzen hatten Sie damals eingenommen?
- Gab es abstinente Phasen?
- Haben Sie nur THC oder gleichzeitig noch andere Drogen (wenn ja, welche?) eingenommen?
- Was war der Anlass für einen Rückfall?
- Hatten Sie eine Substitutionstherapie durchgeführt? Wenn ja, mit welchem Substitutionsmittel?
- Traten Überdosierungen auf?
- Wie sieht Ihr aktueller Konsum aus (möglichst genaue Mengenangaben, letzte Dosis)?
- Traten Entzugssymptome nach dem Absetzen von Benzodiazepinen auf?
- Hatten Sie psychotische Erlebnisse unter Substanzkonsum bzw. danach?
- Rauchen Sie Zigaretten? Oder nehmen Sie in einer anderen Form Nicotin zu sich?

THC = Tetrahydrocannabinole

▶ **Psychiatrische Anamnese:** Die psychiatrische Exploration wird unter anderem anhand folgender Merkmale erhoben:
- Depressionen
- paranoide Psychosen
- Persönlichkeitsstörungen (z. B. emotional-instabil vom Borderline-Typ)
- aktuelle Suizidalität
- Suizidversuche in der Vorgeschichte
- lebensgefährliche Intoxikationen
- Krankenhausaufenthalte

▶ **Soziale Situation:** Im Hinblick auf den sozialen Bereich interessieren folgende allgemeine Fragen, jeweils auch im Zusammenhang mit dem Rauschmittelkonsum:
- familiäre Situation (Partnerschaft, Ehe, sexuelle Ausrichtung, Kinder und deren Versorgung, Beziehung zur Herkunftsfamilie, soziale Situation der Eltern)
- Arbeitssituation
- Wohnsituation
- finanzielle Situation (Schulden, Sozialhilfe, Berentung, vormundschaftsgerichtliche Betreuung)
- soziales Umfeld (Erwartungen an den Patienten)
- Straffälligkeit (Stehlen, Hehlerei, Dealen, Prostitution, Vorstrafen, Gefängnisaufenthalte, offene Strafen usw., § 35 StGB [Therapie als Auflage])
- subkulturelle Einbettung, Religionsgemeinschaft, Szenekontakte, Peergroup-Szene

▶ **Allgemeine Biografie:** Zur allgemeinen Biografie gehören unter anderem die folgenden Themen:
- Besonderheiten bei der Geburt
- (frühkindliche) Entwicklung
- schulischer Werdegang
- Lebensgewohnheiten, Werte, Persönlichkeitszüge
- Sexualität (Promiskuität, Prostitution, Potenzstörungen, Menstruationszyklus, Schwangerschaften/Schwangerschaftsabbrüche, Gewalterfahrungen, sexueller Missbrauch)

▶ **Familienanamnese:** Die Familienanamnese konzentriert sich auf somatische, psychiatrische und suchtspezifische Erkrankungen in der Familie.

▶ **Zukunftspläne:** Im Zusammenhang mit Zukunftsplänen sollte die aktuelle Motivation des Patienten erfragt werden, das Leben und Abhängigkeitsprobleme anzupacken.

3.3 Symptomprofile der Entzugssyndrome

Grundsätzlich hat jede Droge ein typisches Entzugssyndrom, zumindest im Hinblick auf die Einteilung nach sedierenden (Alkohol, Benzodiazepine), stimulierenden

Klinik allgemein

Tab. 3-5 Symptomprofile bei Entzugssyndromen (nach Tretter 2000)

Alkoholentzugssyndrom
Unruhe, Tremor, Tachykardie, Hypertonie, Hyperhidrosis, Suggestibilität, leichte (optische) Wahrnehmungsstörungen bis hin zu Halluzinationen, Krampfanfälle → am stärksten etwa am dritten Tag nach starker Dosisreduktion
Benzodiazepinentzugssyndrom
Unruhe, Ängstlichkeit, Wahrnehmungsstörungen bis zu Halluzinationen und Delirium, Krampfanfälle, Schlafstörungen, Kopfschmerzen (Barbituratentzugssyndrom praktisch gleich, ist aber schwerer) → am stärksten etwa zwischen dem vierten und siebten Tag nach starker Dosisreduktion
Opiatentzugssyndrom
Mydriasis, Kälte-/Wärmeschauer, Durchfall, Darmkoliken, Erbrechen, Gänsehaut, Gliederschmerzen, Muskelschmerzen usw. → am stärksten etwa zwischen dem zweiten und vierten Tag nach starker Dosisreduktion
Stimulanzienentzugssyndrom
Apathie, Schwäche, Antriebslosigkeit, Depressivität, Bradykardie, Hypotonie → am stärksten etwa 3–5 Tage nach Absetzen

Cave: *Cannabis* und *LSD* verursachen kaum Entzugssymptome. *Ecstasy* zeigt am ehesten Stimulanzienentzugseffekte, wird aber in der Psychiatrie bisher kaum klinisch beobachtet, da häufig nur episodischer exzessiver Gebrauch mit eher internistischen Problemen gegeben ist. Dabei tritt häufig eine Art »Postintoxikations-Erschöpfungssyndrom« auf.

Klinik allgemein

(Amphetamine, Cocain) und psychotogen wirksamen Substanzen (LSD) (Tab. 3-5).

3.4 Erhebung und Dokumentation des Befundes

Für die Befunderhebung ist eine geeignete Dokumentation zu wählen. Aus der Vielzahl verfügbarer Erhebungsbögen wird in Tabelle 3-6 ein derartiger Befundbogen (der allerdings stark auf Alkoholprobleme ausgerichtet ist) dargestellt.

Die Erhebung des **psychopathologischen Befundes** kann parallel zur Anamnese erfolgen, indem Hinweise auf das psychische Funktionsniveau, also Verlangsamung bzw.

Minderung oder abnorme Steigerung oder qualitative Änderungen, beachtet werden: Wachheit, Konzentration und Aufmerksamkeit, Gedächtnis, formales und inhaltliches Denken, Wahrnehmung (Halluzinationen), Affekt- und Antriebslage (Suizidalität), Psychomotorik, vegetative Störungen. Wachheit und Intoxikationszeichen sind besonders aufmerksam zu registrieren. Dazu wird in Tabelle 3-7 (S. 61) eine Checkliste angeführt.

Nach **Suizidalität** muss ausdrücklich und ggf. genauer gefragt werden (Tab. 3-8, S. 62). Im Folgenden einige Hilfestellungen bei Verdacht auf Suizidalität:

* Kontakt herstellen, akzeptieren
* Zuhören, den Patienten sich aussprechen lassen
* Reflexionshilfe geben
* Umfeldkontakte gemeinsam sondieren

Tab. 3-6 Befundbogen (sehr stark auf Alkoholprobleme ausgerichtet; nach Wetterling u. Veltrup 1997)

Störungen/zusätzlicher Missbrauch	Nicht vorhanden	Vorhanden	Beeinträchtigt durch	Erheblich beeinträchtigt durch
Psychische Störungen				
Verlangen nach Alkohol				
Kontrollverlust				
Alkoholtoleranz				
Verhalten auf Alkoholtrinken eingeengt				
Depressive Verstimmung				
Angst				
Nervosität, Reizbarkeit				
Anspannung, Aggressivität				
Merkfähigkeitsstörung				
Konzentrationsstörung				
Verlangsamung				
Konfabulationen				
Schlafstörungen				
Körperliche Störungen				
Vegetative Entzugssymptome: • Tremor • Schwitzen • Hypertonie				
Organschädigungen: • Leber • Pankreas • gastrointestinale Schäden • kardiovaskuläre Schäden • Polyneuropathie				
Gangstörung, Ataxie				
Krampfanfälle				
Zusätzlicher Missbrauch				
Nicotin				
Medikamente				
Illegale Drogen				
Übergewicht				

Klinik allgemein

Tab. 3-6 Befundbogen (sehr stark auf Alkoholprobleme ausgerichtet; nach Wetterling u. Veltrup 1997) *(Fortsetzung)*

Störungen/zusätzlicher Missbrauch	Nicht vorhanden	Vorhanden	Beeinträchtigt durch	Erheblich beeinträchtigt durch
Störungen im familiären Bereich				
Vater Alkoholiker				
Mutter Alkoholikerin				
Alkoholtrinkende Partner				
Trennung vom Partner				
Lebt in Scheidung				
Scheidung				
Keine feste Beziehung				
Alleinstehend				
Finanzielle Sorgen: • Überschuldung • Pfändung				
Wohnverhältnisse: • sehr beengt • Alkohol-Milieu • wohnungslos/Räumung				
Störungen im beruflichen Bereich usw.				
Arbeitslosigkeit				
Abmahnung				
Führerscheinverlust				
Lange körperliche Erkrankung				

• gemeinsam akzeptable Strategie finden (ggf. auch Medikamente)
• als letzte Lösung ggf. Unterbringung in geschlossener Abteilung

3.5 Körperliche Untersuchung

Insbesondere wegen häufig auftretender entzündlicher Hautveränderungen durch infizierte Einstichstellen empfiehlt es sich, den Patienten vollständig entkleidet zu untersuchen (inkl. aller Pflaster und leichter Verbände).

Klinik allgemein

Tab. 3-7 Psychische Grundfunktionen und einige ihrer Störungen (aus Tretter u. Albus 2004)

Bewusstsein
Quantitativ bzw. intensiv (Wachheit; *Störung* bei hirnorganischen Prozessen) und qualitativ (Orientierung zum Ort, zur Zeit, zur Situation, zur Person; *Störung* bei Demenzen)
Aufmerksamkeit
Umfang, Dauer, Lenkung (*Störung* bei Schizophrenie)
Wahrnehmung
Störungen im Hinblick auf Täuschungen und Halluzinationen (z. B. Schizophrenie) oder Fehlinterpretationen (Wahnwahrnehmung)
Denken
Prüfung auf formalen Denkablauf (*Störung:* z. B. beschleunigtes Denken, zerfahrenes Denken, Gedankenabreißen bei Schizophrenie) und Inhalt (*Störung:* z. B. Verfolgungswahn oder Größenwahn bei Schizophrenie)
Gedächtnis
Kurzzeit-, Langzeitgedächtnis, Speicherung, Abruf (*Störung:* Korsakow-Syndrom als Folge von chronischem Alkoholismus)
Affekte (Gefühle)
Prüfung auf Intensität und Modulation vor allem von Angst, Trauer und Aggression; Affekt- und Impulskontrolle (wird jedoch auch den Ich-Funktionen zugeordnet); *Störung* als »Affektinadäquatheit« bei Schizophrenie (Lachen bei traurigen Inhalten) oder »flacher« Affekt bei hebephrener Form der Schizophrenie
Antriebe
Allgemeines Motivationsniveau, physische Bedürfnisse, Interessen (Hobbys); *Störung* in Form von »Ambivalenz« bzw. Ambitendenz als zwiespältiger Handlungsantrieb bei Schizophrenie
Erwartungen
Exploration von Befürchtungen und Hoffnungen (*Störung* vor allem bei Suchtkranken und insbesondere bei Wahnsyndromen (»Es wird gleich etwas Schlimmes passieren«)
Verhaltensplanung
Struktur der Vorhaben, Realitätsbezug der Pläne, Handlungsregulation; *Störungen* bei Depression (reduziert) und Schizophrenie (unrealistisch)
Motorisches Verhalten
Wird vor allem im Hinblick auf die bei der Kommunikation auftretende Begleitmotorik (»Psychomotorik«) beurteilt (reduziert bei Depression, erhöht bei Manie)
Ich-Funktionen
Entscheidungsfähigkeit (*Störung:* Ambivalenz bei Schizophrenie), Meinhaftigkeit der Denkprozesse und des Handelns (*Störung:* Gefühl des Fremdgemachten oder Gedankenlesens bei Schizophrenie)
Selbst-Konzept
Realistik und Ausgewogenheit des Selbstbildes (*Störung:* z. B. starke Polarisierung bei Suchtkranken, Neurosen und Persönlichkeitsstörungen)

Klinik allgemein

Tab. 3-8 Fragenkatalog zur Abschätzung der Suizidalität (Möller et al. 2009)[1]

1.	Haben Sie in letzter Zeit daran denken müssen, sich das Leben zu nehmen?	ja
2.	Häufig?	ja
3.	Haben Sie auch daran denken müssen, ohne es zu wollen? Haben sich Selbstmordgedanken aufgedrängt?	ja
4.	Haben Sie konkrete Ideen, wie Sie es machen würden?	ja
5.	Haben Sie Vorbereitungen getroffen?	ja
6.	Haben Sie schon zu jemandem über Ihre Selbstmordabsichten gesprochen?	ja
7.	Haben Sie einmal einen Selbstmordversuch unternommen?	ja
8.	Hat sich in Ihrer Familie oder Ihrem Freundes- und Bekanntenkreis schon jemand das Leben genommen?	ja
9.	Halten Sie Ihre Situation für aussichts- und hoffnungslos?	ja
10.	Fällt es Ihnen schwer, an etwas anderes als an Ihre Probleme zu denken?	ja
11.	Haben Sie in letzter Zeit weniger Kontakte zu Ihren Verwandten, Bekannten und Freunden?	ja
12.	Haben Sie noch Interesse daran, was in Ihrem Beruf und in Ihrer Umgebung vorgeht? Interessieren Sie sich noch für Ihre Hobbys?	nein
13.	Haben Sie jemanden, mit dem Sie offen und vertraulich über Ihre Probleme sprechen können?	nein
14.	Wohnen Sie in Ihrer Wohnung, in einer Wohngemeinschaft mit Familienmitgliedern oder Bekannten?	nein
15.	Fühlen Sie sich unter starken familiären oder beruflichen Verpflichtungen stehend?	nein
16.	Fühlen Sie sich in einer religiösen bzw. weltanschaulichen Gemeinschaft verwurzelt?	nein

[1] Je mehr Fragen im Sinne der angegebenen Antwort beantwortet werden, desto höher muss das Suizidrisiko eingeschätzt werden.

Die Untersuchung sollte folgende Punkte beinhalten (Abb. 3-1):
- Gewicht, Größe
- Allgemeinzustand (AZ), Ernährungszustand (EZ)
- Blutdruck, Puls, Temperatur
- Lymphknotenstatus
- Gebiss (Karies)
- Rachen (Soor, Herpes)
- Hauterscheinungen (Einstichstellen, Entzündungen, Abszesse, Narben, Schwellungen, Ödeme)
- Herz, Lunge, Abdomen
- neurologische Ausfälle
- sonstige pathologische Befunde

Gegebenenfalls sind Konsilien anzustreben:
- Internist: z. B. EKG, Ultraschall von Abdomen u. Nieren, Röntgenuntersuchung der Lunge, Behandlung einer Hepatitis-C-Infektion
- Gynäkologe: z. B. Amenorrhö, Gravidität, Infektionen
- Chirurg: z. B. Abszessspaltung

Klinik allgemein

Somatisch		
Promille	☐ 0,0	☐ _____ ‰
EZ	☐ opB	☐ _____
Haut	☐ opB	☐ _____
		☐ Hämatome
		☐ Abszesse
Ödeme	☐ opB	☐ _____
Kalotte	☐ opB	☐ _____
Zahnstatus	☐ opB	☐ _____
Mundhöhle	☐ opB	☐ _____
Schilddrüse	☐ opB	☐ _____
Lunge	☐ opB	☐ _____
		☐ Thorax
		☐ Atemfrequenz
		☐ Atemgeräusch
		☐ Klopfschall
Herz	☐ opB	☐ _____
		☐ Frequenz
		☐ Geräusche
Abdomen	☐ opB	☐ _____
		☐ Leber
		☐ Aszites
		☐ Darmgeräusche
Nierenlager	☐ opB	☐ _____
Extremitäten	☐ opB	☐ _____
Gefäßstatus	☐ opB	☐ Verletzungen

Neurologisch		
Pupillomotorik	☐ opB	☐ _____
Lichtreaktion	☐ opB	☐ _____
Visus	☐ opB	☐ _____
Hirnnerven	☐ opB	☐ _____
Meningismus	☐ opB	☐ _____
Motilität	☐ opB	☐ _____
		☐ Kraft/Paresen
		☐ Tonusanomalien
		☐ Atrophien
Muskeleigen-reflexe	☐ opB	☐ _____
		☐ MER ob. Extremität
		☐ MER u. Extremität
Pathologische Reflexe	☐ keine	☐ _____
Sensibilität	☐ opB	☐ _____
		☐ Berührung
		☐ Schmerz
Koordination	☐ opB	☐ _____
		☐ FNV
		☐ Gang
Sprache	☐ opB	☐ _____
Fingerspreiz-tremor	☐ kein	☐ _____
Hyperhidrosis	☐ keine	☐ _____
Sonstiges		☐ _____
		☐ _____
		☐ _____

Abb. 3-1 Untersuchungsbogen Sucht

Klinik allgemein

- Zahnarzt/Kieferchirurg: z. B. Karies, Kieferabszesse, Zahnprothesen
- Psychiater/Arzt für Psychotherapeutische Medizin/Psychotherapeut: z. B. Psychose, Depression, Persönlichkeitsstörungen, Essstörungen, Angsterkrankungen, psychosomatische Erkrankungen
- Neurologe: z. B. Abklärung von epileptischen Anfällen, Polyneuropathie

3.6 Diagnosekategorien

Die nachfolgend aufgeführten Diagnosekategorien stehen in der AWMF-Leitlinie »Sucht« bzw. der ICD-10-Systematik zur Verfügung. Gegenwärtig befindet sich die ICD-10- und die DSM-IV-Systematik in Überarbeitung. Vermutlich werden dabei die folgenden Kategorien als »pathologischer Gebrauch« und die einzelnen Merkmale in einem Summenscore zusammengefasst, der je nach Ausprägung dann eine Abstufung erlaubt. Zum Zeitpunkt der Drucklegung des Buches stand allerdings noch nicht fest, wann die neuen Systematiken die alten ablösen werden.

Kategorie »Riskanter Konsum«

Die Kategorie »Riskanter Konsum« ist hilfreich in der Kommunikation mit Patienten, wenn sie im Rahmen eines Rausches medizinischer Hilfe bedurften. Riskanter Konsum erhöht – so die Definition einer von der World Health Organization (WHO) eingesetzten Arbeitsgruppe (Edwards et al. 1981) – die Wahrscheinlichkeit, aufgrund eines fortgesetzten exzessiven Konsums künftig Schaden zu nehmen. Neben der WHO hat unter anderem die British Medical Association (BMA) eine operationale

Definition riskanten Alkoholkonsums vorgeschlagen (zusammenfassend in Bühringer et al. 2002). Die Ergebnisse zahlreicher epidemiologischer Untersuchungen belegen, dass ein durchschnittlicher Tageskonsum über den von der WHO bzw. der BMA genannten Werten das Risiko alkoholbedingter Organschäden oder Folgeerkrankungen deutlich erhöht (AWMF 2004; Edwards 1997; Edwards et al. 1994).

Formen der Störungen durch psychoaktive Substanzen

- F1x.0 Akute Intoxikation
- F1x.1 Schädlicher Gebrauch
- F1x.2 Abhängigkeitssyndrom
- F1x.3 Entzugssyndrom
- F1x.4 Entzugssyndrom mit Delir
- F1x.5 Psychotische Störung
- F1x.6 Amnestisches Syndrom
- F1x.7 Restzustand oder verzögert auftretende psychotische Störung
- F1x.8 Sonstige psychische und Verhaltensstörungen
- F1x.9 Nicht näher bezeichnete psychische und Verhaltensstörung

▶ **Diagnose »Schädlicher Gebrauch«:** Von schädlichem Gebrauch kann man im Sinne der ICD-10 sprechen, wenn folgende Merkmale vorliegen:

- (Alkohol-)Konsum, der zu einer Gesundheitsschädigung oder einer psychischen Störung führt, mit wiederholtem (Alkohol-)Konsum und
  - mit schwerwiegenden Beeinträchtigungen bei Arbeit, Haushalt oder Schule (gehäufte Abwesenheit, verminderte Leistungsfähigkeit, Vernachlässigung wesentlicher Interessen),
  - in Situationen, die mit besonderen Gefahren bei Alkoholkonsum verbunden sind (Straßenverkehr, Bedienung von Maschinen),

– mit Problemen durch Polizei und Gesetze wegen durch Alkoholkonsum verursachter Vergehen,
– trotz wiederholter sozialer oder interpersoneller, durch den Alkohol verursachter Probleme.

> Die Diagnose sollte gestellt werden, wenn das Konsumverhalten in den letzten 12 Monaten zu einer dieser Folgen geführt hat. Und: Die Kriterien für eine Abhängigkeit sind noch nicht erfüllt.

▶ **Diagnose »Abhängigkeit«:** Die Diagnose »Abhängigkeit« wird von den meisten Patienten zunächst nicht akzeptiert. Es ist daher wichtig, die Kriterien genau zu überprüfen. Mindestens drei der acht Kriterien müssen im letzten Jahr aufgetreten sein:

* übermächtiger Konsumwunsch oder -zwang
* Kontrollverlust bezüglich Beginn, Menge und Ende des Konsums
* körperliches Entzugssyndrom
* Konsum zur Vermeidung von Entzugssymptomen
* Vernachlässigung anderer Interessen
* Toleranzentwicklung (Dosissteigerung)
* eingeengtes Verhaltensmuster
* Konsum trotz nachteiliger Folgen (psychisch, physisch, sozial)

Substanzbezogene Diagnosekategorien

* F10.xx Psychische und Verhaltensstörungen durch Alkohol
* F11.xx Psychische und Verhaltensstörungen durch Opioide
* F12.xx Psychische und Verhaltensstörungen durch Cannabinoide
* F13.xx Psychische und Verhaltensstörungen durch Sedativa oder Hypnotika
* F14.xx Psychische und Verhaltensstörungen durch Cocain
* F15.xx Psychische und Verhaltensstörungen durch andere Stimulanzien, einschließlich Coffein
* F16.xx Psychische und Verhaltensstörungen durch Halluzinogene
* F17.xx Psychische und Verhaltensstörungen durch Tabak
* F18.xx Psychische und Verhaltensstörungen durch flüchtige Lösungsmittel
* F19.xx Psychische und Verhaltensstörungen durch multiplen Substanzgebrauch und Konsum anderer psychotroper Substanzen

Typologische Einteilung

Beim Alkoholismus sind durch Jellinek (1960) typische Formen und Stadien mit charakteristischen Merkmalen abgegrenzt worden, die sich in vereinfachter Form auch

Tab. 3-9 Typologie der Konsumformen nach Jellinek (1960)

»Konfliktkonsument« (Alpha-Typ)
… mit Exzessen in Belastungssituationen
»Gelegenheitskonsument« (Beta-Typ)
… mit gelegentlichem oder häufigem Konsum in der Freizeit oder bei sozialen Anlässen, wenn die Substanz angeboten wird
»Episodischer Konsument« (Epsilon-Typ)
… mit zeitweiligen Konsumexzessen, z.T. auch mit Ausfällen
»Gewohnheitskonsument« (Delta-Typ)
… mit tägl. Konsum in hohen Mengen, häufig ohne Verhaltensauffälligkeiten
»Süchtiger Konsument« (Gamma-Typ)
… mit Verlust der Kontrolle über den Konsum

Klinik allgemein

Tab. 3-10 Stadieneinteilung der Sucht nach Jellinek (1960)

- Anfangsstadium mit Gelegenheitskonsum (Einstiegsphase)
- kritisches Stadium mit Gewohnheitskonsum
- Abhängigkeitsstadium
- Abbaustadium mit Defekten

Tab. 3-11 Typologie des problematischen Alkoholkonsums nach Lesch (Lesch u. Walter 2009)

Typ I »Allergie« (Problem liegt im Alkoholstoffwechsel)

Die Entzugssymptome dieser Untergruppe sind nach einer initial oft sehr hohen Alkoholisierung (> 2,5 ‰) von starker Intensität gekennzeichnet, mit starker Instabilität des kardiovaskulären Systems, grobschlägigem Tremor, starkem Schwitzen bis zum Delirium tremens, oftmals kombiniert mit epileptischen Anfällen (Entzugsanfälle).

Typ II »Angst« (Alkohol als Konfliktlöser)

Die Entzugssymptome zeigen sich als ängstlich dysphorische Durchgangssyndrome, wobei vegetative Symptome nur gering zur Beobachtung gelangen.

Typ III »Depression« (Alkohol als Antidepressivum)

Bei diesem Typ finden sich psychiatrische Doppeldiagnosen (echte Komorbidität) und auch suizidale Einengung.

Typ IV »Gewöhnung« (voralkoholische zerebrale Schäden)

Es finden sich ein leichter, oft zerebellärer Tremor ohne Schwitzen und ein stabiler Kreislauf. Die intellektuelle Leistungsfähigkeit und das Gedächtnis des Patienten sind deutlich beeinträchtigt.

bei anderen Abhängigkeiten zur Charakterisierung des Konsummusters nach Intensität und Frequenz bewährt haben (Tab. 3-9, S. 65).

Ein weiterer Punkt der Untersuchung betrifft das Stadium der Sucht (Tab. 3-10). Erwähnenswert ist noch die Typologie von Lesch u. Walter (2009), die Komorbiditäten und Therapiestrategien berücksichtigt (Tab. 3-11).

3.7 Hinweise auf Komorbiditäten

Die hier erwähnten Hinweise sind im Kapitel 6 substanzbezogen detailliert dargestellt. Sie müssen ggf. fachlich über Konsilien vertieft werden.

▶ **Psychiatrische Komorbidität:** Bei ca. 40–60 % der Menschen mit Suchtproblemen liegen zusätzliche diagnostisch relevante psychische Störungen vor. Sie reichen von Persönlichkeitsstörungen über Angststörungen und depressive Störungen bis zu paranoiden Psychosen, etwa in Form einer Schizophrenie.
Der psychiatrische Status erfordert deshalb die vorher erwähnte Prüfung psychischer Funktionen. Wichtig ist die Klärung folgender Syndrome bzw. Störungen:
- Suizidalität (Checkliste u. Prozedere → Tab. 3-7 u. 3-8, S. 61 u. 62)
- psychotische Störung im Sinne einer paranoid-halluzinatorischen Symptomatik (v. a. Schizophrenie)
- Depression (z.B. bipolare Depression mit Alkoholismus)
- Angststörung

▶ **Neurologische Komorbidität:** Neurologische Störungsbilder kommen vor allem bei Alkoholproblemen vor (→ Kap. 6).
▶ **Internistische Komorbidität:** Körperliche Erkrankungen sind neben alkoholtypischen Störungen vor allem bei Drogenabhängigkeit relevant (→ Kap. 7, HIV, HCV).

3.8 Labordiagnostik

Eine Urindiagnostik über Schnelltests ist bei Drogenabhängigen unumgänglich und bei Alkoholkranken initial zu empfehlen. Die Atemluftkontrolle ist vor allem bei Alkoholikern unumgänglich. Des Weiteren kann jetzt ein Kurzzeitkonsum von Alkohol mittels Ethylglucuronid als Marker im Blut und Urin nachgewiesen werden. Neben substanzspezifischer Diagnostik ist die Labordiagnostik für körperliche Folgeerkrankungen unabdingbar. Einzelheiten dazu → Kapitel 7.

3.9 Einschätzung der Therapiemotivation

Besonders praktisch bei der Einschätzung der Veränderungs- bzw. Therapiemotivation ist das Stufenmodell der Verhaltensveränderung nach Prohaska und Di Clemente (1982) (Abb. 3-2). Eine Einstufung in folgende Phasen ist nützlich:
1. Stadium der Vorbesinnung (Vorstadium)
2. Stadium der Besinnung
3. Stadium der Entscheidung und Planung der Veränderung
4. Stadium der Handlung (konkrete Handlungsgestaltung in Richtung Konsumreduktion oder Abstinenz)
5. Stadium der Stabilisierung
6. Stadium der Beendigung (dies wird hier nur der Vollständigkeit halber angeführt, da es dann häufig als Rückfall auftritt)

3.10 Einschätzung co-abhängigen Verhaltens bei Angehörigen

Im Umgang mit den Angehörigen ist eine Einordnung des Verhaltens nach dem Gesichtspunkt *kontraproduktiven Verhaltens* sinnvoll, da das *süchtige Verhalten* des Betroffenen durch das Verhalten des Angehörigen *verstärkt werden kann*. Da Angehörige in jeder Phase der Sucht und ihrer Behandlung eine wichtige Rolle spielen, wird dieser Aspekt auch hier dargestellt (Tab. 3-12, S. 68).

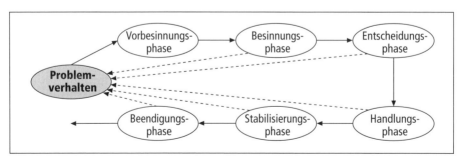

Abb. 3-2 Phasen der voranschreitenden Veränderung mit Rückschritten (nach Prohaska u. Di Clemente 1985; Tretter 2000)

Tab. 3-12 Fragenbogen für »Co-Abhängige« (nach Schneider 2010)[1]

- Sind Sie in letzter Zeit häufiger deprimiert und verzweifelt, sind Sie Co-Alkoholiker/Co-Alkoholikerin?
- Haben Sie schon häufiger zu Hause mit Ihrem Partner getrunken, damit er nicht in der Wirtschaft versackt?[2]
- Fühlen Sie sich stark, wenn der/die Abhängige sich schwach fühlt?
- Werden Sie von der Verwandtschaft/Nachbarschaft gelobt, weil Sie so tapfer sind?
- Fühlen Sie sich zum Lügen und Decken von Unregelmäßigkeiten gezwungen, weil Sie Ihren Partner nicht ausliefern wollen?
- Hängen Ihre Gefühle sehr stark von der Situation des Partners ab?
- Kümmern Sie sich um alles, weil der Partner es nicht mehr kann?
- Haben Sie Angst, Ihr Partner könnte aggressiv werden, wenn Sie mit ihm über Alkohol sprechen?
- Vermeiden Sie es, mit anderen Leuten über das Trinkproblem ihres Partners zu sprechen?
- Haben Sie Ihrem Partner schon einmal mit Scheidung gedroht, weil er so viel trinkt?
- Ärgern Sie sich, weil Ihr Partner ihre Ermahnungen nicht ernst nimmt?
- Wünschen Sie sich manchmal den Tod des Partners?
- Haben Sie häufiger das Gefühl, dass Sie gegen den alkoholabhängigen Partner machtlos sind?
- Haben Sie häufiger schon Drohungen, die Sie dem/der Betroffenen gegenüber ausgesprochen haben, nicht wahr gemacht und vergessen?
- Haben Sie das Gefühl, dass der Alkohol eine immer wichtigere Rolle in ihrer Partnerschaft spielt?
- Übernehmen Sie zunehmend Aufgaben, die eigentlich Ihr Partner noch ausführen könnte?
- Nehmen die Trennungsgedanken zu oder feste Formen an, weil sich am Trinkverhalten des Partners nichts ändert?
- Sind Sie wegen psychosomatischer Beschwerden in ärztlicher Behandlung?
- Wissen Sie manchmal nicht, woher Sie das Geld für den Haushalt nehmen sollen?
- Wechseln Ihre Gefühle für den Partner häufiger zwischen tiefem Hass und großer Liebe?
- Haben Sie das Gefühl, dass ihr Partner noch tiefer abrutscht, wenn Sie ihn verlassen?
- Wissen Sie nicht mehr, wie es weitergehen soll, weil Sie so verzweifelt sind?

[1] Jede mit »Ja« beantwortete Frage erhält einen Punkt. Wenn Sie mehr als acht Punkte erreichen, sollten Sie eine Selbsthilfe- bzw. Angehörigengruppe oder Suchtberatungsstelle aufsuchen!
[2] Diese und die folgenden Fragen können mit dem Satzteil »… mit dem Abhängigen …« ergänzt werden, die offene Frageform ist bei weniger Problembewussten gut geeignet.

▶ **Unterstützungsphase:** Der Betroffene wird von Angehörigen geschützt, unterstützt, »verstanden«, entschuldigt. Sein Drogenkonsum wird als verständliche Reaktion auf widrige Lebensumstände gesehen. Im privaten Bereich werden die Arbeitsverhältnisse als schwer erträglich gewertet, im Arbeitsbereich wieder die häuslichen Verhältnisse. Es wird dann geholfen, negative Folgen des Drogenkonsums zu kompensieren, ohne eine Regelung der Lebensumstände anzustreben. Tatsächlich können aber Arbeitsprobleme oder private Schwierigkeiten Folgen und nicht Ursachen der Sucht sein.

▶ **Kontrollphase:** Hierbei versucht der Co-Abhängige, den Drogenkonsum des Betroffenen zu kontrollieren, er spioniert Drogenverstecke aus usw. Die Reaktion des Suchtkranken ist, seinen Konsum noch besser zu verbergen.

▶ **Anklagephase:** Nun wird laute Kritik am Drogenkonsum geäußert, gravierende weitere Konflikte treten auf. Der Co-Abhängige sucht vielleicht bereits seinerseits Hilfe. So gehen beispielsweise Ehefrauen von Alkoholkranken wegen Ängsten oder latenten Depressionen in die Psychotherapie.

▶ **Resignationsphase:** Es erfolgt der Rückzug und depressive Symptome beim Co-Abhängigen werden deutlicher, Distanzierungsversuche treten auf.

▶ **Therapie:** Dieser Teufelskreis muss therapeutisch umsichtig angegangen werden, indem möglichst beide oder alle familiär Beteiligten zu einem Gespräch bzw. zu therapeutischen Sitzungen zusammengebracht werden und auf die Phasen geachtet wird (Kolitzus 2001).

Literatur

Arbeitsgemeinschaft der Wissenschaftlichen Medizinischen Fachgesellschaften (AWMF). Riskanter schädlicher und abhängiger Alkoholkonsum: Screening, Diagnostik, Kurzintervention. Sucht 2004; 50: 102–12.

Bühringer G, Augustin R, Bergmann E, Bloomfield K, Funk W, Junge B, Kraus L, Merfert-Diete C, Rumpf HJ, Simon R, Töppich J. Alcohol Consumption and Alcohol-related Problems in Germany. Seattle, WA: Hogrefe and Huber Publishers 2002.

Edwards G (Hrsg). Alkoholkonsum und Gemeinwohl. Strategien zur Reduzierung des schädlichen Gebrauchs in der Bevölkerung. Stuttgart, New York: Thieme 1997.

Edwards G, Arif A, Hodgson R. Nomenclature and classification of drug and alcohol-related problems: a WHO Memorandum. Bull World Health Organ 1981; 59: 225–42.

Edwards G, Anderson P, Babor T, Casswell S, Ferrence R, Giesbrecht N, Godfrey C, Holder H, Lemmens P, Mäkelä K, Midanik L, Norström T, Österberg E, Romelsjö A, Room R, Simpura J, Skog OJ. Alcohol Policy and the Public Good. Oxford University Press 1994.

Jellinek EM. The Disease Concept of Alcoholism. New Haven: Yale University Press 1960.

Kolitzus H. Ich befreie mich von deiner Sucht. Hilfen für Angehörige von Suchtkranken. 2. Aufl. München: Kösel 2001

Lesch OM, Walter H. Alkohol und Tabak. Medizinische und soziologische Aspekte von Gebrauch, Missbrauch und Abhängigkeit. Wien: Springer 2009.

Miller WR, Rollnick S. Motivierende Gesprächsführung. 3. Aufl. Freiburg: Lambertus 2009.

Möller HJ, Laux G, Deister A. Psychiatrie und Psychotherapie. 3. Aufl. Stuttgart, New York: Thieme 2009.

Prohaska JO, Di Clemente CC. Towards a comprehensive model of change. In: Miller WR, Heather N (eds). Treating Addictive Behaviors. New York: Plenum 1985; 3–27.

Schneider R. Die Suchtfibel. 15. Aufl. Hohengehren: Schneider 20101.

Tretter F. Suchtmedizin. Stuttgart: Schattauer 2000.

Tretter F, Albus M. Einführung in die Psychopharmakotherapie. Stuttgart, New York: Thieme 2004.

Wetterling T, Veltrup C. Diagnostik und Therapie von Alkoholproblemen. Berlin, Heidelberg, New York: Springer 1997.

Klinik allgemein

4 Therapie

Petra Werner, Michael Rath, Johanna Constantinescu-Fomino und Arpad Grec

4.1 Versorgungssystem

Die Therapie von Suchtkranken erfolgt in einem komplexen mehrstufigen Programm (Abb. 4-1). Dieses Programm beginnt mit der **Beratung** und führt über den **Entzug** bis zur **Entwöhnung**. Anschließend erfolgt die soziale **Rehabilitation** bzw. Wiedereingliederung. Bei Opiat- und Nicotinabhängigkeit besteht die Möglichkeit, als erste Phase bereits eine *Substitutionsbehandlung* mit medizinisch weniger problematischen Substanzen durchzuführen. Detailliertere Angebote sind der Tabelle 4-1 zu entnehmen. In Großstadtregionen ist oft ein sehr differenziertes Versorgungssystem gegeben, das es erlaubt, relativ individuelle Hilfeangebote zu koordinieren (Abb. 4-2, S. 72).

Stadienspezifische Inhalte der Leistungen der Suchtkrankenhilfe sind in der *Phase der Beratung* die allgemeine Diagnostik und das Aufzeigen der Therapieoptionen, in der *Substitutionsbehandlung* die Verabreichung von Tabak- bzw. Opiat-Substituten. Bei der *Entzugsbehandlung* erfolgen das Absetzen der Substanz und die Behandlung der dabei auftretenden Symptomatik. Sie sollte vorzugsweise stationär erfolgen, kann aber auch bei leichteren Erkrankungsformen und bei guter sozialer Integration teilstationär oder ambulant durchgeführt werden. Die *Entwöhnungstherapie* kann ebenfalls in Abhängigkeit von der Schwere der Erkrankung und vom Ausmaß der sozialen Integration ambulant, teilstationär oder stationär erfolgen.

Die Notfalltherapie wird von Einheiten der medizinischen Grundversorgung, und zwar insbesondere von den somatischen Kliniken, geleistet.

4.2 Versorgungsepidemiologie

Da Sucht eine chronische Krankheit ist, verbleiben viele Patienten längere Zeit in Stadien der Versorgung, die nicht dem Schweregrad ihrer Störung entsprechen. Das bedeutet, dass sie zwar von Experten über ihren

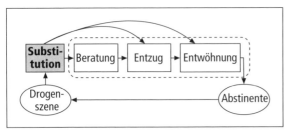

Abb. 4-1 Schema der Grundelemente des Versorgungssystems Suchtkranker mit Teil der Patientenströme. Gestrichelt gezeichneter Bereich ist der Kernbereich der Suchtkrankenbehandlung. Vor allem bei Drogenabhängigkeit kommt das Segment der Substitutionsbehandlung hinzu.

Tab. 4-1 Das Suchthilfesystem mit seinen Funktionen und Einrichtungen (nach Tretter 1994)

Therapiephase	Ambulante Einrichtungen	Stationäre Einrichtungen
Kontaktphase	• Suchtberatungsstellen • Klinikambulanzen • Fachärzte • Hausärzte • Selbsthilfegruppen • Gesundheitsämter • Fachambulanzen	
Entgiftungsphase	• Hausärzte • Fachambulanzen	• psychiatrische Kliniken • internistische Kliniken • neurologische Kliniken
Entwöhnungsphase	• Fachambulanzen • Selbsthilfegruppen	• psychiatrische Kliniken • Fachkliniken • Tageskliniken
Rehabilitationsphase	• Suchtberatungsstellen • Fachambulanzen • alkoholfreie Freizeitclubs • Werkstätten • Wohngemeinschaften • Selbsthilfegruppen • Hausärzte • Gesundheitsämter • Wohnheime	

Zustand aufgeklärt sind, aber noch nicht die entscheidenden Schritte unternehmen. Das wird vereinfacht als »*mangelnde Krankheitseinsicht*« bezeichnet, allerdings geht diese Einstufung an der komplizierten Psychologie der Abwehr des Suchtkranken vorbei.

Die nötige Änderungsbereitschaft muss allmählich aufgebaut werden. Auch dann kann es der Fall sein, dass die Patienten mehrfach eine Entwöhnungstherapie durchlaufen müssen, da sie die Therapie nach kurzer Zeit abgebrochen haben oder auch nach regulärer Beendigung der Therapie nach wenigen Tagen bis Wochen erneut rückfällig geworden sind. Bei Drogenabhängigen ist beispielsweise nicht selten das gesamte therapeutische Repertoire (z.B. stationäre Langzeittherapie, Übergangswohneinrichtung, Tagesklinik, Soziotherapie, Adaptionseinrichtung) ausgeschöpft, sodass sie schließlich in einer Langzeitsubstitutionstherapie mit Methadon oder ähnlichen Ersatzstoffen geführt werden müssen.

Bezug nehmend auf die Schwere der Abhängigkeit, ihre Folgestörungen und die Änderungsmotivation lässt sich die lokale Population der Suchtkranken folgendermaßen untergliedern: Bei Alkoholabhängigen (z.B. München: ca. 30 000) suchen etwa 75 % der Betroffenen 1-mal im Jahr den Hausarzt auf, davon unabhängig kommen etwa 25 % jährlich in eine somatische Klinik, jedoch nur etwa 11 % besuchen eine Beratungsstelle.

Klinik allgemein

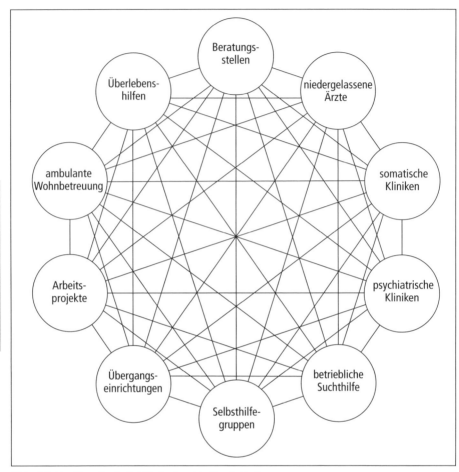

Abb. 4-2 Das Netz der Suchthilfe in einer Großstadt-Region

Dieser nach Wienberg als »Versorgungs-trichter« bezeichnete reduzierte Zustrom der Patienten (Abb. 4-3) in die spezialisierte Versorgung ist Anlass aktueller Reformbe-mühungen, etwa Beratungsstellen stärker in die medizinische Versorgung einzubinden.

4.3 Entwöhnungs-therapie

Zu Beginn der Therapie ist es sinnvoll, mit dem Patienten die Therapieerwartungen zu klären (Tab. 4-2). Für alle Substanzen wird im Prinzip dasselbe Programm angewendet (Tab. 4-3, S. 74). Die Entwöhnungstherapie erfolgt ursachenorientiert nach dem *3-Fak-toren-Modell* (→ Kap. 2). Vor allem das Be-

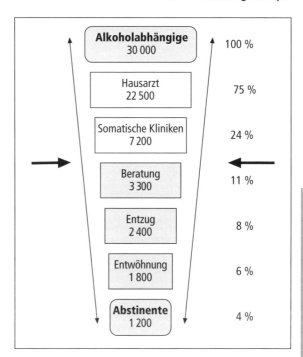

Alkoholabhängige	100 %
30 000	
Hausarzt 22 500	75 %
Somatische Kliniken 7 200	24 %
Beratung 3 300	11 %
Entzug 2 400	8 %
Entwöhnung 1 800	6 %
Abstinente 1 200	4 %

Abb. 4-3 Versorgungstrichter für Alkoholkranke (München, Schätzzahlen/Jahr) (mod. nach Wienberg u. Driessen 2001)

Klinik allgemein

Tab. 4-2 Therapieerwartungen von Alkoholtrinkern (TAT) (Wetterling u. Veltrup 1997)[1]

1. Ratschläge für ein Leben ohne Alkohol	11. Unterstützung bei Bewältigung der Alkoholproblematik
2. Abstand zu alkoholtrinkenden Freunden und Umgebung oder Familie	12. als Alkoholiker akzeptiert zu werden
3. Lernen, Probleme zu vergessen	13. lernen, besser mit Ängsten umgehen zu können
4. Stärkung des Selbstbewusstseins	
5. Ruhe und Geborgenheit	14. Bearbeitung von Rückfallsituationen
6. alkoholfreies Leben	15. lernen, Stress besser zu bewältigen
7. Besprechen des Alkoholproblems	16. lernen von anderen Betroffenen
8. Besprechen familiärer oder beruflicher Probleme	17. lernen, das Leben besser zu gestalten und zu planen
9. Hilfe bei der Wohnungs- und/oder Arbeitsplatzsuche	18. lernen, Entscheidungen selbst zu treffen
	19. neue Menschen kennenzulernen
10. Grund für die Alkoholabhängigkeit finden	20. durch Selbsterfahrung bessere Wege zu einem alkoholfreien Leben zu finden

1 Antworten z. B. nach Ja-Nein-Muster. Wenn überwiegend die Punkte 1–10 als wichtig erachtet werden, besteht eine hohe Erwartungshaltung und wenig Änderungsmotivation.

Tab. 4-3 Übersicht über das Therapieprogramm einer Entwöhnungstherapiestation

Zeit	Montag	Dienstag	Mittwoch	Donnerstag	Freitag	Samstag	Sonntag
7.00	Aufstehen	Aufstehen	Aufstehen	Aufstehen	Aufstehen		
7.30	Frühsport/ Entspan- nung	Frühsport/ Entspan- nung	Frühsport/ Entspan- nung	Frühsport/ Entspan- nung	Frühsport/ Entspan- nung	Aufstehen	Aufstehen
8.15	Frühstück	Frühstück	Frühstück	Frühstück	Frühstück	Frühstück	Frühstück
9.15	Morgen- runde	Morgen- runde	Morgen- runde	Morgen- runde	Morgen- runde		
9.45	Visite	Beschäfti- gungs- therapie	Visite	Beschäfti- gungs- therapie	Gesprächs- gruppe		
11.00	Gesprächs- gruppe	Einzel- gespräche/ Beratung	Einzel- gespräche/ Beratung	Einzel- gespräche/ Beratung	Rollenspiel		
12.30	Mittag- essen	Mittag- essen	Mittag- essen	Mittag- essen	Mittag- essen	Mittag- essen	Mittag- essen
13.30	Bewe- gungs- therapie	Freizeit- gruppe	Bewe- gungs- therapie	Gesprächs- gruppe	Sport/ge- meinsame Freizeit- aktivitäten	Kunst- therapie	
15.00	Einzel- gespräche	dito		dito	dito		
17.30	Abend- essen	Abend- essen	Abend- essen	Abend- essen	Abend- essen	Abend- essen	Abend- essen
19.00	Freizeit	Selbsthilfe- gruppe	Freizeit	Selbsthilfe- gruppe	Freizeit		
22.30	Nachruhe	Nachruhe	Nachruhe	Nachruhe	Nachruhe	Nachruhe	Nachruhe

dingungsgefüge des süchtigen Verhaltens wird analysiert (Tab. 4-4).

Grundsätzlich wird in der Gruppe gearbeitet. Dabei werden verschiedene Strategien des Umgangs mit der Abhängigkeit und des Rückfalls entwickelt (Tab. 4-5 bis 4-7, S. 76). Die Berücksichtigung der hirnbiologischen Faktoren ist für das Verständnis der Krankheit wichtig. Man weiß noch nicht, wie sehr sich ein biologisches Krankheitskonzept im Sinne einer schicksalhaften Haltung beim Patienten negativ auswirkt. Ihm muss klargemacht werden, dass die Rückbildung möglich ist, aber dass dies sehr lange dauern kann. Folgende methodische **Therapiebausteine** sind Bestandteil einer Entwöhnungstherapie (vgl. Tab. 4-3):

▶ **Gesprächsgruppen:** 2- oder 3-mal in der Woche werden themenbezogene Gruppengespräche durchgeführt, die dem Aufdecken der Mechanismen der Sucht dienen.

Klinik allgemein

Tab. 4-4 Analyse der Bedingungen und Konsequenzen des Alkoholkonsums (nach Schneider 2010)

Bedingungen	Konsequenzen
Soziale Faktoren	
• Gruppendruck • nicht Nein sagen können • akzeptiert werden • Einsamkeit • interpersonelle Konflikte und Stress	• kurzfristig: »Verbesserung« der sozialen Fertigkeiten, Erleben von Akzeptanz • langfristig: Isolation, Einsamkeit
Situative Faktoren	
• eigene Wohnung • Abendessen	• Wirtschaft • Werbung
Kognitive Faktoren	
• negative, selbstentwertende Gedanken • Schuldzuschreibungen • Alkoholeffekterwartungen	• kurzfristig: Zunahme positiver Gedanken, Wegfall negativer Gedanken • langfristig: negative Gedanken nehmen zu, kognitive Defizite
Emotionale Faktoren	
• Missstimmungen • Anspannung, Stress, Angst • Niedergeschlagenheit • Scham- und Schuldgefühle	• kurzfristig: euphorische Wirkung, Wegfallen negativer Zustände • langfristig: negative Gedanken, Schuldgefühle, Abbau
Physiologische Faktoren	
• Entzugserscheinungen • körperliches Unbehagen • Schlafprobleme	• kurzfristig: Beseitigung körperlichen Missempfindens • langfristig: körperliche Schäden

Klinik allgemein

Andere Gruppen haben das Zusammenleben in der Therapieeinrichtung zum Thema. Häufig wird morgens eine »Morgenrunde« durchgeführt, in der das aktuelle Befinden der Patienten erkundet und das Programm für den Tag aufgebaut wird. Auch eine Abendrunde kann dazu dienen, den Tagesrückblick vorzunehmen und für den Abend und die Nacht vorzubereiten. Nicht selten leiden Patienten unter Schlafstörungen oder werden von schrecklichen Träumen geplagt, sodass diese nur kurz dauernden Gespräche auch gut stabilisieren können. Zentrales Thema aller Gesprächsgruppen ist die Abstinenzsicherung. Gegen Ende der Therapie ist die Rückfallbewältigung wichtig, da die Eigenverantwortung des Patienten gestärkt werden muss. Er sollte lernen, ggf. über den Rückfall zu sprechen und nicht mit Abwehr und Resignation zu reagieren. Je nach Zustandsbild muss eine erneute stationäre Behandlung (Entgiftung, tagesklinische Behandlung, Festigungsbehandlung) durchgeführt werden.

▶ **Training sozialer Kompetenzen:** Im Rollenspiel wird 2-mal in der Woche unter Videobeobachtung z. B. geübt, seine Interessen durchzusetzen, vor allem auf Ämtern

Tab. 4-5 Gruppentherapie – Ziele und Wirkmechanismen (nach Yalom 2007)

- Aufbau von Hoffnung
- Universalität der Störung erkennen lernen (d. h. nicht nur der Betroffene selbst hat die Störung, sondern viele andere auch), damit auch Abbau von Schamgefühlen
- Altruismus entwickeln mit der Einsicht, auch von anderen gebraucht zu werden (»Es gibt noch Hilflosere!«)
- korrigierende Wiederholung der Familiensituation als Primärgruppe
- Entwicklung sozialer Kompetenz: Minderung sozialer Ängste, Gefühl, dass andere den Betroffenen ernst nehmen, Reden in der Gruppe
- Lernen am Modell: Einbringen von erfolgreichem Handeln
- interpersonelles Lernen: Umgang mit Konflikten, das Üben von Solidarität wird gestützt
- Gruppenkohäsion: Das Gefühl einer weiterführenden Gruppenidentität kann entstehen

Aber: Vorsicht bei Ich-schwachen Menschen (z. B. Psychotiker), dazu ist die Einzeltherapie oft besser geeignet oder eine »weiche«, wenig konfrontative Gruppenführung.

Tab. 4-6 Kognitive Umstrukturierung – »Ich bin einsam« (nach Schneider 2010)

→ Keiner besucht mich. Wer würde sich über meinen Besuch freuen?

→ Keiner schreibt mir. Wer freut sich über ein paar Zeilen von mir?

→ Keiner hört mir zu. Wer würde sich freuen, wenn ich ihm zuhöre?

→ Keiner fährt mit mir in den Urlaub. Wen könnte ich mit in den Urlaub nehmen?

→ Keiner will meine Hilfe. Von wem würde ich Hilfe annehmen?

→ Keiner hat eine Aufgabe für mich. Was würde mir Spaß machen?

→ Keiner fragt mich um Rat. Wen versuche ich zu verstehen?

→ Keiner vermisst mich. An wen denke ich?

→ Keiner nimmt mich in den Arm. Wem vertraue ich mich an?

→ Keiner lacht mich an. Wem schenke ich mein Lachen?

Tab. 4-7 »Gelassenheitsspruch«, ähnlich wie ihn die Anonymen Alkoholiker verstehen (nach Epiktet)

Gott gebe mir:

- *die Gelassenheit*, Dinge hinzunehmen, die ich nicht ändern kann,
- den *Mut*, die Dinge zu ändern, die ich ändern kann, und
- die *Weisheit*, das eine vom anderen zu unterscheiden.

sein Anliegen klar vorzutragen. Auch das Ablehnverhalten (Drogen) wird hier trainiert.

▶ **Entspannungstraining:** Es werden täglich vor allem Autogenes Training bzw. die Progressive Muskelrelaxation nach Jacobson geübt.

▶ **Sporttherapie:** In diesem Bereich, der 2- bis 3-mal in der Woche durchgeführt wird, geht es um die Wiederentdeckung des eigenen Körpers. Darüber hinaus wird die Selbstkontrolle entwickelt, man soll den »inneren Schweinehund« überwinden, siegen, verlieren und die Kräfte einteilen lernen.

▶ **Gestaltungstherapie:** Mit den 2- bis 3-mal wöchentlich stattfindenden Therapiesitzungen wird das kreative Tun gefördert, manchmal ist es nur produktorientiert (Beschäftigungstherapie), bisweilen auch prozessorientiert (Kunsttherapie).

▶ **Münzbelohnungstechnik:** Diese Technik wird nur bei depravierten Suchtkranken angewendet, bei denen die Selbstkontrolle im Sinne einer Selbstfürsorge gesteigert werden muss. Diese Patienten bekommen Vergünstigungen, wenn sie eine bestimmte Anzahl von Münzen bzw. Punkten für Pünktlichkeit, Zimmerordnung, Reinlich-

Klinik allgemein

keit, aktive Mitarbeit während der Therapiesitzungen usw. erreicht haben.

> **!** Therapeutische Gemeinschaft ist ein Prinzip, das praktisch alle Lebensbereiche in die Gruppentherapie mit einbezieht (z.B. Haushalt, Kochen, Freizeit, Gemeinschaftsordnung, Hausordnung), zumindest was die aktuelle stationäre Behandlungssituation betrifft.

4.4 Therapieziele

Grundlegend wird von den Akteuren der Suchthilfe folgende Hierarchie bei den Therapiezielen verfolgt (Abb. 4-4):

- Sicherung des Überlebens (v.a. Substitution)
- gesundheitliche Stabilisierung (v.a. Substitution)
- Reduktion und Einstellen von ggf. vorhandenem Beigebrauch (v.a. bei Substitution)
- Reduktion von Methadon in kleinen Schritten (Substitution)

- Substanzfreiheit (Totalabstinenz)
- zufriedene Lebensführung in Abstinenz

Am Beispiel der Drogenabhängigkeit lässt sich diese Staffelung der Therapieziele gut erläutern: Bei Heroinabhängigkeit dauert es etwa 10 Jahre, bis der erste ernsthafte Versuch einer Entwöhnungstherapie unternommen wird (Abb. 4-5, S. 78). Zunächst sind die Abhängigen »drogenfixiert« und keiner Therapie zugänglich. Erst nach einiger Zeit der negativen Erfahrungen werden sie »ambivalent« und sind zu einer Substitutionstherapie mit Methadon oder einem anderen Ersatzstoff bereit. Nach einigen weiteren Jahren entschließen sie sich zur Abstinenzorientierung.

4.5 Symptomatische Medikation

Neben zentralnervös wirksamen Medikamenten, die mit dem Ziel verabreicht werden, in die derangierte Neurochemie, die den Entzug kennzeichnet (→ Kap. 2.3.6

Klinik allgemein

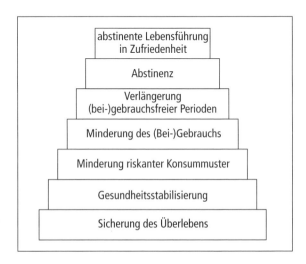

abstinente Lebensführung in Zufriedenheit

Abstinenz

Verlängerung (bei-)gebrauchsfreier Perioden

Minderung des (Bei-)Gebrauchs

Minderung riskanter Konsummuster

Gesundheitsstabilisierung

Sicherung des Überlebens

Abb. 4-4 Medizinisch-psychotherapeutische Therapiezielehierarchie bei der Substitutionsbehandlung (nach Körkel u. Kruse 2005)

77

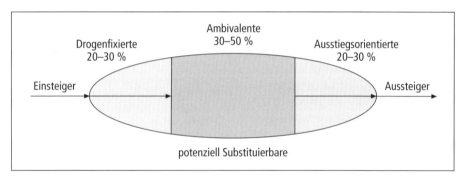

Drogenfixierte
20–30 %

Ambivalente
30–50 %

Ausstiegsorientierte
20–30 %

Einsteiger

Aussteiger

potenziell Substituierbare

Abb. 4-5 Struktur der lokalen Drogenszene und die Anteile der nur über niederschwellige Angebote erreichbaren Drogenfixierten, der Substituierten und der Ausstiegsorientierten (Tretter 2000)

Tab. 4-8 Medikamente nach Zielsymptomen (nach Rote Liste® 2012; Tretter 2000)

Erregungszustand bei Substanzintoxikation

Es sollte möglichst versucht werden, verbal eine Beruhigung des Patienten herzustellen (Dauer bis etwa 20 min seit der letzten Substanzaufnahme). Ist keine Beruhigung möglich, hilft unter Notfallaspekten Lorazepam 1–2 mg sublingual, in Ausnahmefällen unter Intensivbedingungen z. B. Midazolam (**cave:** Atemdepression!).

Psychomotorische Unruhe

In der Entzugsphase ist Clomethiazol (z. B. Distraneurin®) effektiv und wie beim Alkoholentzugssyndrom zu dosieren.

Halluzinationen und/oder Wahn

Haloperidol (Haldol®) ist das Mittel der Wahl.

Magenreizungen

Antacida wie Hydrotalcit (z. B. Talcid®) oder Magaldrat (z. B. Riopan®) sollten bei Sodbrennen verabreicht werden. Auch Pantoprazol (z. B. Pantozol®, 20–40 mg oral) oder Omeprazol 20–40 mg/d können erforderlich sein. In leichteren Fällen können Kps. mit Melissenblättertrockenextrakt (z. B. Gastrovegetalin®) 3-mal 1/d helfen.

Erbrechen

Die Gabe von Dimenhydrinat (z. B. Vomex A®, Kps. 50 mg 1- bis 3-mal tägl. oder Supp. 150 mg 1- bis 2-mal tägl.), notfalls Metoclopramid (10 mg als Kurzinfusion langsam i. v.; → Rote Liste®) sind erfolgreich (**cave:** Krampfrisiko!).

Durchfall

Er wird mit 4-mal 2 Kohle-Tabl. (z. B. Kohle-Compretten®) oder 2 Kps. Loperamid (z. B. Imodium®, dann nach jedem ungeformten Stuhl 1–6 Kps./d) behandelt. Eine Elektrolytsubstitution ist zu erwägen.

Hypotonie

Infusion zur Kreislaufstabilisierung, z. B. Natriumchlorid 1 000 ml i. v.

Bauchkoliken

Diese werden gut mit Wärmflaschen und evtl. mit Butylscopolamin (z. B. Buscopan®, Supp. oder Drg.) behandelt.

Tab. 4-8 Medikamente nach Zielsymptomen (nach Rote Liste® 2012; Tretter 2000) *(Fortsetzung)*

Muskel- und Gelenkschmerzen

Bei diesen Schmerzen wirken Salben mit Cayennepfefferdickextrakt (z. B. Dolobene® → Rote Liste®) oder Beinwellwurzel-Fluidextrakt (z. B. Kytta®) und evtl. kurzfristig bis zu 3-mal tägl. 25–50 mg Diclofenac (z. B. Voltaren®).

Hypovitaminosen

Diese können prophylaktisch mit Vitamin-B-Komplex (z. B. Neuro-AS) behandelt werden, was meist jedoch zu unspezifisch ist. Vor allem für die Prophylaxe des Korsakow-Syndroms bei Alkoholikern empfiehlt sich Thiamin (= Vitamin B_1; z. B. Betabion®, 100 mg i. m./d; wegen Anaphylaxie-Gefahr möglichst für eine Woche oral 300–1 000 mg/d verabreichen, Resorption ist nachgewiesen). Die Basis der Vitamin-B_1-Defizit-Hypothese ist nicht so gut gesichert, wie allgemein angenommen wird, da man auch ein alkoholbedingtes Korsakow-Syndrom ohne Vitamin-B_1-Mangel beobachten kann. Zuverlässige klinische Studien dazu stehen noch aus. Bei neurologischer Symptomatik (Wernicke-Enzephalopathie), d. h. bei Augenbewegungsstörungen, Gangstörungen usw., ist die parenterale Therapie dringlich indiziert, beispielsweise Thiamin 50 mg i. v. + 50 mg i. m., dann i. m. 50 mg/d (nach Maschke et al. 2007).

Pneumonie-Prophylaxe

Zur Prophylaxe sind Atemgymnastik, Abklatschen, Luftbefeuchten usw. angezeigt. Bei der manifesten Pneumonie sollte nach internistischen Empfehlungen therapiert werden. Antibiotika werden nach Erregersicherung verabreicht. Gegen die Verschleimung helfen häufige Lagerung, Absaugen, physikalische Maßnahmen, Ambroxol (z. B. Mucosolvan® Saft, 3-mal 10 ml) und auch Acetylcystein Brausetabl. Zur *Bronchodilatation* (z. B. spastische Bronchitis) Fenoterol (z. B. Berotec® N 100 mg Dosier-Aerosol, 3-mal 1–2 Hübe/d) und/oder z. B. Theophyllin (z. B. Euphylong®, 2-mal 250 mg).

Thrombose-Prophylaxe

Krankengymnastik, Strümpfe sowie Heparin 7 500 I. E. s. c. 1-0-1 sind hierfür geeignet.

Tachykardie (HF > 120/min)

β-Rezeptoren-Blocker (z. B. Metoprolol, z. B. Lopresor® mite; 50 mg 1- bis 2-mal tägl.) können verabreicht werden.

Elektrolytausgleich (Spiegel)

Hierzu sollten folgende Medikamente verabreicht werden:
- *Kalium*: z. B. Kalinor®-Brausetabl., 1- bis 3-mal 1 Tbl.; ggf. Kalium i. v. 20–40 mmol/d
- *Calcium*: Calcium-Brausetabl., 1- bis 3-mal 1 Tbl.
- *Magnesium*: fragliche Relevanz einer Hypomagnesiämie bei Entzugssyndromen, evtl. z. B. Magnesium-Diasporal®, 2-mal 1 Briefchen
- *Natrium*: Bei forcierter Substitution besteht die Gefahr der Induktion einer zentralen pontinen Myelinolyse! Daher vorzugsweise oral am besten 4-mal 2 Schweden-Tabl. geben. Gegebenenfalls 1 000–1 500 ml/d 0,9 % NaCl-Infusion für etwa 24 h.

Zerebraler Krampfanfall

In diesem Fall die Lagerung beachten, die Atmung (!) beobachten und abwarten. Eventuell Diazepam (z. B. Valium®, 10 mg) als Rektiole oder i. v. Die anschließende Gabe von Antiepileptika wie z. B. Carbamazepin 3-mal 200 mg in schrittweiser Aufsättigung oder Valproinsäure 3-mal 300 mg in schrittweiser Aufsättigung (Valproinsäure-Gabe auch i. v. möglich) ist zu erwägen.

Klinik allgemein

79

Neurochemisches Mobile), mildernd einzugreifen, gibt es auch bewährte Strategien der nur an den peripheren Symptomen orientierten Therapie (Tab. 4-8, S. 78 f.).

Literatur

Körkel J, Kruse G. Rückfall bei Alkoholabhängigkeit. Bonn: Psychiatrie Verlag 2005.

Maschke M, Jahn K, Thier P. Alkoholfolgekrankheiten. In: Brandt T, Dichgans J, Diener H-C (Hrsg). Therapie und Verlauf neurologischer Erkrankungen. 5. Aufl. Stuttgart: Kohlhammer 2007.

Rote Liste® Service GmbH (Hrsg). Rote Liste® 2012. Frankfurt/Main: Rote Liste® Service GmbH 2012.

Schneider R. Die Suchtfibel. 15. Aufl. Hohengehren: Schneider 2010.

Tretter F. Psychosoziale Aspekte der Entzugstherapie. In: Tretter F, Bussello-Spieth S, Bender W (Hrsg). Therapie von Entzugssyndromen. Berlin, Heidelberg, New York: Springer 1994.

Tretter F. Suchtmedizin. Stuttgart: Schattauer 2000.

Wetterling T, Veltrup C. Diagnostik und Therapie von Alkoholproblemen. Berlin, Heidelberg, New York: Springer 1997.

Wienberg G, Driessen M. Auf dem Weg zur vergessenen Mehrheit. Bonn: Psychiatrie Verlag 2001.

Yalom I. Theorie und Praxis der Gruppentherapie. Ein Lehrbuch. Stuttgart: Klett-Cotta 2007.

Klinik allgemein

5   Sonstige Interventionen

Johanna Constantinescu-Fomino, Michael Rath, Petra Werner und Arpad Grec

Jeder Kontakt mit dem Suchtkranken ist von einem Beziehungsproblem unterlagert: Der Therapeut möchte die diagnostisch »wahren« Verhältnisse herausfinden, der Patient möchte sie verbergen, weil ansonsten für ihn seine Welt zusammenbricht. Zu diesem Zweck wurde die Strategie der »motivationalen Intervention« entwickelt.

5.1   Motivationales Interview

Ein erster Schritt im Rahmen der Diagnosemitteilung kann eine *Vorteile-Nachteile-Erörterung* des Weiterkonsums und des Aufhörens sein. Diese komplexe Vorteile-Nachteile-Bilanzierung ist bei der Diagnose des Suchtmittelkonsums ein wichtiger Schritt der Verständigung über die Problematik. Denn der vereinfachende affektive Umgang des Patienten bei der Konfrontation mit Schäden und Risiken des Suchtmittels, insbesondere im Hinblick auf Abwehrreaktionen, bestätigt vor allem die Abhängigkeitsdiagnose: Er wird die Droge idealisieren. Hier muss vorsichtig entgegengearbeitet werden (ein Schritt der »motivationalen Intervention«).

Das Grundprinzip des »motivationalen Interviews« als Interventionsform bei Erstkontakt besteht in einem Gefüge von Bezugspunkten, die zu beachten sind und unter dem Akronym FRAMES (»Rahmen«) zusammengefasst wurden (z.B. Hester u. Miller 1997).

Die Abkürzung FRAMES bedeutet:

- **F = Feedback:** Hierbei sollten konsumierte Substanzmengen, soziale Folgeprobleme, medizinische Suchtmittelschäden usw. durch ein persönliches Gespräch rückgespiegelt werden.
- **R = Responsibility** (Verantwortlichkeit): Dieser Aspekt betrifft die Zuständigkeit des Patienten für die Probleme und den diese Probleme bearbeitenden Veränderungsprozess.
- **A = Advice** (Anweisungen): Bei diesem Bereich handelt es sich um empathische Empfehlungen zur Veränderung und um Hinweise, wie dies geschehen kann.
- **M = Menu** (Menü): Mit diesem Punkt soll beachtet werden, dass dem Patienten der Bereich der Möglichkeiten aufgezeigt werden soll, wenn noch eine große Ambivalenz vorliegt (Ja-aber-Antworten des Patienten).
- **E = Empathy** (Empathie): Empathie, im Sinne der gesprächspsychotherapeutischen Grundhaltung, ist in allen Bereichen der Intervention wichtig.
- **S = Self-Efficacy** (Selbstwirksamkeit): Der Klient wird in seiner Überzeugung, sich verändern zu können, bestärkt.

Im Gespräch mit dem Patienten, bei dem der Drogenkonsum problematisiert werden soll, ist es zweckmäßig, die Vor- und Nachteile des weiteren Drogenkonsums und der -abstinenz gegeneinander abwägen zu las-

Klinik allgemein

Tab. 5-1 Patientenbezogene Vorteile-Nachteile-Bilanzierung des Drogenkonsums und der -abstinenz

Drogen	Vorteile	Nachteile
Konsum	• Entspannung • Lockerung im sozialen Rahmen • Anregung • Kreativitätssteigerung • soziale Anerkennung	• Entgleisungen • Minderung der geistigen Funktionen • Gefahren im Straßenverkehr • Fehler im beruflichen Bereich • Konflikte, Aggressionen, Katerzustände, verlorene Zeit
Abstinenz	• keine sozialen Komplikationen • klarer Kopf • Schäden kommen zum Stillstand • Körper regeneriert sich • sozialer Aufbau ist möglich • keine Schuld- und Schamgefühle	• Veränderungsstress • kein »Feiern« mehr möglich • Erklärungsbedürftigkeit der Abstinenz

Klinik allgemein

sen (Tab. 5-1). Es ist kontraproduktiv, nur über die Nachteile des Drogenkonsums zu sprechen.

5.2 Angehörigen-Betreuung

Vor Beginn der Kontakte mit dem Hilfesystem ist der Kontakt und die Einbeziehnahme der Angehörigen Grundvoraussetzung einer qualifizierten Suchttherapie (Kolitzus 2007; Tab. 5-2).

5.3 Selbsthilfe

Die Teilnahme an Selbsthilfegruppen erhöht die Abstinenzchancen vor allem von Absolventen einer Entwöhnungstherapie noch um zusätzliche 10–15 %. Fast überall gibt es die Anonymen Alkoholiker (Tab. 5-3, S. 84). Aber auch andere Gruppen stehen zur Verfügung (→ Anhang, Kap. 11 Adressen). Der Patient muss die Gruppe selbst finden, die ihm am besten zusagt.

Tab. 5-2 Angehörigen-Informationen (nach Schneider 2010)

Punkt	Erläuterung
1.	Der Angehörige sollte umfassend über die Alkoholproblematik (z. B. körperliche und psychische Folgen des Alkoholismus einschließlich Gefahrenzeichen wie grobes Zittern, Schwitzen, Herzrasen, Bluterbrechen und Krampfanfälle) informiert werden.
2.	Es sollte vermittelt werden, dass der Angehörige mit Unterstützung des Arztes, von Beratungsstellen oder durch Teilnahme an einer Selbsthilfegruppe (z. B. Al-Anon, www.al-anon.de) dem Alkoholkranken helfen kann, abstinent zu werden und zu bleiben.
3.	Liegt eine Bedrohung durch den Alkoholkranken vor, dann sollte sich der Angehörige rechtzeitig um entsprechende Hilfe (z. B. Polizei, Gesundheitsamt) kümmern. Zunächst ist es wichtig, dem Angehörigen zu vermitteln, dass dieser für die Abhängigkeit des anderen keine Verantwortung oder Schuld trägt.
4.	Zu Phasen des überhöhten Trinkens wird der Angehörige angewiesen, darauf zu achten, dass der Alkoholkranke sich regelmäßig gesund ernährt und möglichst viele nichtalkoholische Getränke zu sich nimmt. Außerdem sollte der Angehörige zunächst beim Trinken des Betroffenen anwesend sein. Er sollte ihm immer wieder mitteilen, wie sehr er ihn schätzt, wenn er nicht trinkt.
5.	Der Angehörige wird über mit überhöhtem Trinken inkompatible Verhaltensweisen aufgeklärt, die er vermehrt vorschlagen sollte, z. B. Planen gemeinsamer Aktivitäten (Ausflug mit Kindern). In diesem Rahmen kann der Angehörige auch aufgefordert werden, seine Betroffenheit und Sorge über das Trinkverhalten seines Partners, Elternteils o. Ä. schriftlich zu formulieren. Der Angehörige sollte versuchen, seine Nähe zum Betroffenen auszudrücken und konkret zu schildern, wie der überhöhte Alkoholkonsum zu einer Zerstörung der Beziehung führt und gleichzeitig Veränderungswünsche äußern. Dabei sollten Abwertungen und Vorwürfe vermieden werden.
6.	In einer Angehörigengruppe können die Briefe geprüft werden, welche Ausführungen am hilfreichsten und bedeutsamsten erscheinen. Abschließend wird der Alkoholkranke in einem persönlichen Gespräch mit diesen Aussagen konfrontiert.
7.	Bei unverändertem Trinkverhalten sollte im nächsten Schritt der Angehörige jegliche Zuwendung und Unterstützung einstellen, wenn der Alkoholkranke überhöht Alkohol konsumiert.
8.	Falls immer noch keine Verbesserung der Trinksymptomatik stattfindet, wird der Angehörige aufgefordert, das Verhalten des Betroffenen völlig zu ignorieren und nur noch bei einer unmittelbaren Gefahr für das Leben des Angehörigen einzugreifen. Es findet keine weitere Unterstützung mehr statt.
9.	Der Angehörige eines Alkoholkranken sollte in den alkoholfreien Intervallen positive Rückmeldung geben und gemeinsame Aktivitäten planen, die mit einem überhöhten Alkoholkonsum unvereinbar sind. Der Angehörige sollte solche Aktivitäten einsetzen, um eine langfristige Änderung zu verstärken oder die Behandlungsmotivation zu fördern.
10.	Darüber hinaus sollte der Angehörige ermuntert werden, eigene Freizeitinteressen neu zu entdecken. Auch hier ist es wichtig, dem Angehörigen zu vermitteln, dass dieser sich Zeit für seine Interessen nehmen kann, ohne dadurch für die Abhängigkeit mitverantwortlich zu sein oder den Alkoholkranken zu vernachlässigen.

Klinik allgemein

Tab. 5-3 Die zwölf Schritte der Anonymen Alkoholiker (nach Anonyme Alkoholiker 1978; www.anonyme-alkoholiker.de)

Schritt	Erläuterung
1.	Wir gaben zu, dass wir dem *Alkohol gegenüber machtlos* sind und unser Leben nicht mehr meistern können.
2.	Wir kamen zu dem Glauben, dass *eine Macht, größer als wir selbst,* uns unsere geistige Gesundheit wiedergeben kann.
3.	Wir fassten den Entschluss, unseren Willen und unser Leben der Sorge Gottes – wie wir ihn verstanden – *anzuvertrauen.*
4.	Wir machten eine gründliche und furchtlose *Inventur* in unserem Inneren.
5.	Wir gaben Gott, uns selbst und einem anderen Menschen gegenüber *unverhüllt unsere Fehler* zu.
6.	Wir waren völlig bereit, all diese *Charakterfehler* von Gott *beseitigen* zu lassen.
7.	*Demütig* baten wir, unsere Mängel von uns zu nehmen.
8.	Wir machten eine *Liste aller Personen,* denen wir *Schaden zugefügt hatten* und wurden willig, ihn bei allen wieder gutzumachen.
9.	Wir *machten* bei diesen Menschen *alles wieder gut* – wo immer es möglich war, es sei denn, wir hätten dadurch sie oder andere verletzt.
10.	Wir setzten die *Inventur* bei uns fort, und wenn wir Unrecht hatten, gaben wir es sofort zu.
11.	Wir suchten durch Gebet und Besinnung die *bewusste Verbindung zu Gott* – wie wir ihn verstanden – zu vertiefen. Wir baten ihn nur, uns *seinen Willen erkennbar werden zu lassen* und uns *die Kraft zu geben, ihn auszuführen.*
12.	Nachdem wir durch diese Schritte ein geistiges Erwachen erlebt hatten, versuchten wir, diese *Botschaft an Alkoholiker weiterzugeben* und unser tägliches Leben nach diesen Grundsätzen auszurichten.

Literatur

Anonyme Alkoholiker. Das Blaue Buch. Marktoberdorf: Eigenverlag 1978.

Hester RK, Miller WR. Handbook of Alcoholism – Treatment Approaches. Boston: Allyn & Bacon 1997.

Kolitzus H. Ich befreie mich von deiner Sucht. Hilfen für Angehörige von Suchtkranken. 2. Aufl. München: Kösel 2001.

Schneider R. Die Suchtfibel. 15. Aufl. Hohengehren: Schneider 2010.

III

Klinik speziell

6 Legale Drogen

Die folgenden Substanzen werden hier jeweils nach den diagnostischen Prozeduren und den therapeutischen Strategien abgehandelt. Grundsätzlich ist so vorzugehen, wie es in den Kapiteln 3 und 4 dargelegt wurde.

6.1 Nicotin

Michael Rath, Johanna Constantinescu-Fomino und Arpad Grec

Die akute Nicotinwirkung besteht vorwiegend in einer Sympathikusaktivierung in Form der Konstriktion der Hautgefäße, Anstieg von Pulsfrequenz und Blutdruck, Kontraktion des Herzmuskels, Plättchenaktivierung, Stoffwechselbeschleunigung, Gewichtsverlust, Lipolyse und Fettsäure-Freisetzung.

6.1.1 Diagnostik

Diagnostisch ist der tägliche Konsum von 30 Zigaretten (ca. 2 Zigaretten/h) eindeutig ein (gesundheitsschädlicher) Gewohnheitskonsum. Der Patient sollte daher zunächst ein Tagesprofil des Konsums aufstellen und die Auslösesituationen angeben. Beim Gewohnheitskonsum ist dies bereits schwierig. Diagnostisch ist sonst nach den Prinzipien der ICD-Kriterien vorzugehen (→ Kap. 3.6). Weitere Klassifikationsmöglichkeiten bietet die DSM-IV (Tab. 6-1).

Tab. 6-1 Störungen durch Nicotinkonsum nach DSM-IV

- 305.10 Nicotinabhängigkeit Nicotininduzierte Störung
- 292.0 Nicotinentzug
- 292.9 NNB Störung im Zusammenhang mit Nicotin

NNB = nicht näher beschrieben

Für eine stärker quantitativ begründete Diagnostik kann ein Fragebogen hilfreich sein (Tab. 6-2 u. 6-3, S. 88 u. 89). Die Abhängigkeitsdiagnostik anhand des Fagerström-Tests (Tab. 6-2) setzt aber eine gewisse Grundmotivation des Patienten voraus. Manchmal kann man anhand der Folgeschäden des Nicotinkonsums die Diagnose absichern (Abb. 6-1, S. 90).

6.1.2 Therapie

Entzugsbehandlung

Beim Absetzen von Nicotin entsteht ein *Entzugssyndrom* mit vermehrter Reizbarkeit, Angst, Konzentrationsdefiziten, Unruhe, Appetitzunahme und auch Schlafstörungen. Dieses Entzugssyndrom ist individuell unterschiedlich schwer ausgeprägt und kann Wochen bis Monate dauern. Verlangen nach Tabak, Kopfschmerzen, Darmträgheit mit mehrwöchiger Verzögerung werden häufig beobachtet.

Klinik speziell

Tab. 6-2 Fagerström-Test für Nicotinabhängigkeit (FTND) (nach Fagerström u. Schneider 1989; Tretter 2000)

1.	Wann nach dem Aufwachen rauchen Sie Ihre erste Zigarette?		
	innerhalb von 5 min	3	Punkte
	innerhalb von 6–30 min	2	Punkte
	innerhalb von 31–60 min	1	Punkt
	nach 60 min	0	Punkte
2.	Finden Sie es schwierig, an Orten, wo das Rauchen verboten ist, darauf zu verzichten?		
	ja	1	Punkt
	nein	0	Punkte
3.	Auf welche Zigarette möchten Sie nicht verzichten wollen?		
	die erste am Morgen	1	Punkt
	andere	0	Punkte
4.	Wie viele Zigaretten rauchen Sie im Allgemeinen pro Tag?		
	bis 10	0	Punkte
	11–20	1	Punkt
	21–30	2	Punkte
	mehr als 30	3	Punkte
5.	Rauchen Sie am frühen Morgen im Allgemeinen mehr als am Rest des Tages?		
	ja	1	Punkt
	nein	0	Punkte
6.	Kommt es vor, dass Sie rauchen, wenn Sie krank sind und im Bett bleiben müssen?		
	ja	1	Punkt
	nein	0	Punkte
Summe			**Punkte**
Auswertung			
0–2 Punkte:	Dies spricht für eine geringe Abhängigkeit.		
3–5 Punkte:	Bereits das Vorliegen einer mittleren Abhängigkeit spricht für die Verwendung einer Entwöhnungshilfe.		
6–7 Punkte:	Es liegt eine ausgeprägte Abhängigkeit vor. In der Regel sind mehr Anstrengungen vom Therapeuten als vom Patienten erforderlich.		
8–10 Punkte:	Gleiches gilt für die starke Abhängigkeit. »Lassen Sie sich nie entmutigen. Beherzigen Sie die Ratschläge. Auch Sie können die Abhängigkeit von Zigaretten überwinden.«		

Klinik speziell

Eine Therapie ist bis auf symptommindernde Medikamente (→ Kap. 4, Tab. 4-8, S. 78) nicht nötig.
Bei Vorliegen schwerwiegender Komplikationen (Atemnot) und mit entsprechend tief greifendem Willensentschluss können manche Raucher auch ohne Therapiemaßnahme aufhören. Andere wünschen sich den Entzug unter Narkose, der unter Risiko-Nutzen-Überlegungen nicht zu empfehlen ist.

Tab. 6-3 Kurzfragebogen vom Institut für Rauchertherapie (IRT 2007)

1. **Wann nach dem Aufwachen morgens rauchen Sie die erste Zigarette?**

   - sofort danach ☐
   - innerhalb von 30 min ☐
   - nach 30 min ☐

2. **Wie viele Zigaretten und welche Marke rauchen Sie täglich?**

   - _____
   - _____

3. **Wie lange haben Sie es längstens, ohne eine Zigarette zu rauchen, ausgehalten?**

   _____ Tage

   _____ Wochen

   _____ Monate

   _____ Jahre

4. **Wer in Ihrer Umgebung raucht?**

   - Partner/Partnerin   ja ☐   nein ☐
   - die meisten meiner Freunde   ja ☐   nein ☐

5. **Ist Ihr Arbeitsplatz rauchfrei?**   ja ☐   nein ☐

Unerwünschte Nebenwirkung der Nicotinabstinenz ist die Gewichtszunahme, was vor allem bei Frauen Schwierigkeiten mit sich bringen kann und nicht selten in den Bereich des Medikamentenmissbrauchs führt.

Entwöhnungstherapie

Zur Entwöhnungstherapie stehen unter anderem folgende Möglichkeiten zur Verfügung:
- Ersatzstoffbehandlung – Nicotinpflaster/-kaugummi (Nicotinpräparate) zur Stabilisierung
- Psychotherapie, Verhaltenstherapie
- Akupunktur
- Varia, z.B. Bupropion (→ Anhang, Kap. 9 Medikamentenliste)

Ein neuer medikamentöser Behandlungsansatz ist seit dem Frühjahr 2007 durch die rezeptpflichtige Substanz Vareniclin (Champix®) gegeben. Erste Ergebnisse sind durchaus interessant, unabhängige Langzeitstudien liegen aber noch nicht vor.

Ersatzstoffbehandlung

Am weitesten verbreitet ist die Anwendung von Nicotinpräparaten in Form von Pflaster, Kaugummi und Spray (Tab. 6-4). Auf diese Weise kann zumindest der schädliche

Tab. 6-4 Nicotinpräparate (nach Rote Liste® 2012)

- Nicotinell® 24-Stunden-Pflaster
  - 17,5 mg = 10 cm² Absorptionsfläche; durchschnittliche Wirkstofffreigabe 7 mg/24 h
  - 35 mg = 20 cm² Absorptionsfläche; durchschnittliche Wirkstofffreigabe 14 mg/24 h
  - 52,5 mg = 30 cm² Absorptionsfläche; durchschnittliche Wirkstofffreigabe 21 mg/24 h
- Nicorette® Inhaler 10 mg
  - entspricht einer Wirkstoffaufnahme von max. 2 mg Nicotin pro Anwendung
- Nicorette® Kaugummi 2 mg, 4 mg, verschiedene Geschmacksrichtungen
- nikofrenon® 10/-20/-30 transdermale Pflaster
  - 1 transdermales Pflaster enthält 17,5 mg/ 35 mg/52,5 mg Nicotin
  - durchschnittliche Wirkstofffreigabe auf die Haut: 7 mg/24 h, 14 mg/24 h, 21 mg/24 h
- Nicorette® TX Pflaster 10 mg/-15 mg/-25 mg
  - 1 transdermales Pflaster enthält 10 mg/15 mg/25 mg Nicotin
  - je 1,75 mg/cm²; durchschnittliche Wirkstofffreigabe auf die Haut: 10 mg/15 mg/25 mg auf 16 h

Klinik speziell

89

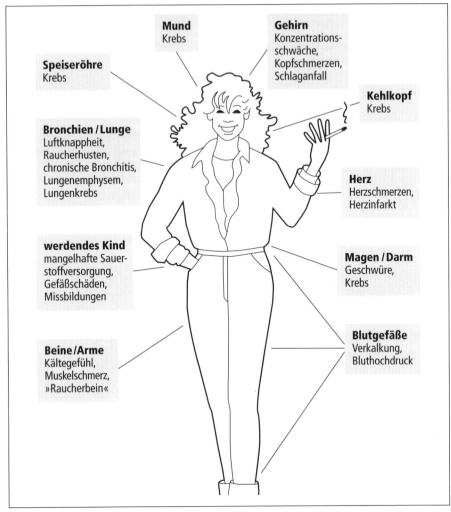

Mund
Krebs

Gehirn
Konzentrations-
schwäche,
Kopfschmerzen,
Schlaganfall

Speiseröhre
Krebs

Kehlkopf
Krebs

Bronchien / Lunge
Luftknappheit,
Raucherhusten,
chronische Bronchitis,
Lungenemphysem,
Lungenkrebs

Herz
Herzschmerzen,
Herzinfarkt

werdendes Kind
mangelhafte Sauer-
stoffversorgung,
Gefäßschäden,
Missbildungen

Magen / Darm
Geschwüre,
Krebs

Blutgefäße
Verkalkung,
Bluthochdruck

Beine / Arme
Kältegefühl,
Muskelschmerz,
»Raucherbein«

Abb. 6-1 Folgesyndrome bei chronischem Tabakrauchen (Bundeszentrale für Gesundheitliche Aufklärung; nach Tretter 2000)

Rauch vermieden werden. Ziel der Therapie ist, ähnlich wie in der Substitutionstherapie bei Heroinabhängigen, eine Schadensbegrenzung, der aber die Entwöhnung folgen sollte.

▶ **Gegenanzeigen:** frischer Myokardinfarkt, schwere Arrhythmien, vor kurzem aufgetretener Schlaganfall, instabile Angina pectoris, chronische generalisierte Hauterkrankung wie Psoriasis, chronische Dermatitis und Urticaria (speziell für Membran-

Klinik speziell

pflaster), Nichtraucher, Gelegenheitsraucher und Kinder

▶ **Anwendungsbeschränkungen:** bei stabiler Angina pectoris, hochgradiger Hypertonie, zerebrovaskulären Erkrankungen, Vasospasmen, schwerer Herzinsuffizienz, Hyperthyreoidismus, Insulin-abhängigem Diabetes mellitus, akuten Magen- und Darmgeschwüren, schweren, anhaltenden Hautirritationen

▶ **Nebenwirkungen:**

- *häufig:* Kopfschmerz, Schwindel, Übelkeit, zunehmende Herzfrequenz, vorübergehende leichte Hypertonie, Hauterscheinungen an den Applikationsstelle (für Nicotinpflaster), Pruritus, Ödeme
- *gelegentlich:* Ängstlichkeit, Depressionen, Schlafstörungen, Verstopfung, Diarrhö und Blähungen
- *selten:* Zuckungen, Migräne, Benommenheit, abdominale Schmerzen, Sodbrennen, Herzklopfen, thorakale Schmerzen, Spasmen

▶ **Relative Kontraindikationen:** Schwangerschaft und Stillzeit, akuter Schlaganfall, frischer Myokardinfarkt, instabile oder sich verschlechternde Angina pectoris sowie schwere Herzrhythmusstörungen. Die Verabreichung darf nicht an Kinder und Jugendliche unter 18 Jahre erfolgen.

Eine Nicotin-Ersatztherapie ist auf jeden Fall besser als Weiterrauchen!

E-Zigarette

Vor dem Hintergrund zunehmend strikterer Nichtraucherschutzgesetze ist die sog. E-Zigarette (»elektrische« bzw. »elektronische« Zigarette) vermehrt in das öffentliche Interesse gerückt, bei der eine verdampfte Flüssigkeit (»Liquid«) inhaliert wird. Der inhalierte Dampf ist im sensorischen Erleben und auch in seiner Erscheinung dem Tabakrauch ähnlich. Das Liquid

kann aus unterschiedlichen Inhaltsstoffen – häufig eben auch Nicotin – bestehen. Die arzneimittelrechtliche Bewertung ist uneinheitlich. Aus suchtmedizinischer Sicht ist durch den häufig zu findenden Nicotinzusatz die E-Zigarette in erster Linie eine andere Form der Nicotinzufuhr. Die toxischen Verbrennungsprodukte bei der Inhalation von Tabakrauch entfallen, allerdings können bei der Inhalation des Liquids andere potenziell schädliche Zusatzstoffe aufgenommen werden (Cobb u. Abrams 2011; FDA 2009). Der Einsatz der E-Zigarette zur

Tab. 6-5 Verhaltenstherapeutische Interventionen

Therapiebausteine	Inhalte
Motivationsförderung	gezielte Informationen über die Vorteile des Nichtrauchens
Selbstbeobachtungsphase	Protokollierung des Tageszigarettenkonsums und der Rauchsituationen, um die Funktionen des Rauchverhaltens im Alltag zu erfassen
Stimuluskontrolle	Stimuluseingrenzung, Stimulusbeseitigung, Verhaltensisolierung und Verhaltenserschwerung
Rückfallprophylaxe	Rollenspiele zur Vorbereitung auf Versuchungs- und rückfallkritische Situationen
Entspannungstraining	Autogenes Training oder Progressive Muskelrelaxation nach Jacobson
Gewichtskontrolle	Informationen und Anleitungen zur Ernährungsumstellung und körperlichen Bewegung
Selbstverstärkung	Belohnung für Abstinenz

Klinik speziell

Tab. 6-6 Weitere Therapieverfahren zur Raucherentwöhnung (nach Soyka 1998)

Suggestive Therapien (z. B. Fremdhypnose)
Sie zeigen kurzfristig gute Erfolge, eine ausreichende langfristige Abstinenz ist jedoch nicht belegt.

Entspannungsverfahren
Diese Verfahren, wie Autogenes Training oder Progressive Muskelrelaxation nach Jacobson, können für die innere Distanzierung vom Rauchen und für die kognitive Umstrukturierung genutzt werden. Als alleiniges Verfahren ist das Autogene Training in der Raucherentwöhnung nicht ausreichend.

Aversionstherapie
Hier wird durch die Kopplung eines positiven Stimulus (Rauchen) an unangenehme und aggressive Konsequenzen (z. B. Übelkeit hervorrufende Medikamente) auf eine Bestrafung des Rauchverhaltens abgehoben. Entsprechende Therapieansätze haben sich allerdings kaum durchgesetzt.

Akupunktur
Die Anwendung dieser Methode erfolgt ohne ausreichende theoretische Fundierung. Auch hier sind kurzfristig in einigen Fällen gute Erfolge zu erreichen, aussagekräftige Untersuchungen über langfristige Abstinenzquoten existieren nicht. Dem Raucher werden auch keine selbstregulierten Bewältigungsstrategien für die Aufrechterhaltung der Abstinenz vermittelt.

Klinik speziell

Beendigung einer Tabakabhängigkeit wird unterschiedlich beurteilt (verl. hierzu Batra 2011; Etter et al. 2011; Kuschner et al. 2011). Problematisch ist zudem der häufig über das Internet organisierte Vertrieb, der eine Kontrolle der Inhaltsstoffe im Interesse der Konsumentensicherheit weiter erschwert (Yamin et al. 2010).

Verhaltenstherapie und weitere Therapieverfahren

Vor allem bei verhaltenstherapeutischen Interventionen bzw. in der Kombination damit sind Effekte nachgewiesen (Tab. 6-5, S. 91; → auch Ebbert et al. 2004). Auch ist es zweckmäßig, dem Patienten weitere Therapietechniken zugänglich zu machen (Tab. 6-6). Erfahrungsgemäß müssen verschiedene Verfahren erst ausprobiert werden, bis der Patient eine Methode akzeptiert. Insgesamt gehen anhaltende Erfolgsraten meist kaum über 20–30 % langfristige Abstinenz hinaus.

Für Nicotinkaugummi konnte gezeigt werden, dass stark abhängige Raucher davon mehr profitierten als weniger stark abhängige.

Liegt die Nicotinabhängigkeit als zweite Abhängigkeit vor, also beispielsweise bei einem Alkoholkranken oder einem Drogenabhängigen, dann ist sie besonders schwer zu therapieren. Vor allem bei Abhängigkeit von illegalen Drogen ist die Behandlung einer Nicotinabhängigkeit zunächst nachrangig, weil die Patienten sonst überfordert wären. In den letzten Jahren, vor allem im Kontext einer zunehmend nicotinkritischen Gesellschaft, werden auch im Zusammenhang mit einer Alkoholentwöhnungstherapie Nicotin-Kontrollmethoden in Kursen abgehalten.

6.2 Alkohol

Michael Rath, Arpad Grec,
Christoph Schwejda und Felix Tretter

6.2.1 Diagnostik

Die Diagnostik als Prozedur gliedert sich in *Anamnese, klinische und apparative Untersuchungen* und *Labordiagnostik*. Bei den diagnostischen Prozeduren ist das Gespräch mit dem Patienten sehr wichtig (→ Kap. 3.1).

Anamnese

Für eine erste Orientierung bei der spezifischen Exploration kann der Selbstbeurteilungsfragebogen AUDIT (*alcohol use disorders identification test*) (Tab. 6-7, S. 94 f.) hilfreich sein. Bei der Suchtanamnese ist die Anzahl der alkoholischen Getränke pro Tag bedeutsam. Meist genügt es, die Zahl der Gläser bzw. Flaschen oder die Menge des Getränks zu erheben (Tab. 6-8, S. 96).

Klinische und apparative Untersuchungen

Der durchschnittliche Stundenabfallwert (Beta-60-Wert) beträgt ca. 0,15‰ (0,1–0,2‰). Es werden auch temporär wesentlich raschere Abbauraten beobachtet (*soft increase in alcohol metabolism* [SIAM]). Dafür sollen Stoffe wie Noradrenalin, Adrenalin, Cortisol und andere Korrelate der Stresschemie verantwortlich sein. Dies könnte das »plötzliche Ausnüchtern« von extrem erregten Alkoholkranken erklären.

Die aktuelle Blutalkohol-Konzentration (BAK) errechnet sich über die sogenannte Widmark-Formel:

$$BAK = \frac{Alkohol\ (g)}{KG \times r}$$

Dabei bedeuten KG das Körpergewicht in kg und r einen Verteilungsfaktor im Körper (0,7 für Männer, 0,6 für Frauen).

Beispiel:

$$\frac{20\ g}{70\ kg} \times 0,7 = \frac{20\ g}{50\ kg} = \frac{20\ g}{5000\ g}$$

$$= 0,0004 = 0,4\ ‰$$

Die BAK steht nur in einem gewissen Zusammenhang mit den in Tabelle 6-9 (S. 96) aufgeführten Verhaltenseffekten.

Labordiagnostik

Die klinisch wichtigsten Parameter für anhaltenden Alkoholmissbrauch und/oder Alkoholhäufigkeit sind die γ-Glutamyltransferase (γ -GT), das mittlere Erythrozytenvolumen (MCV), die *high-density lipoproteins* (HDL) und das Desialotransferrin (*carbohydrate deficient transferrin* [CDT]) (Abb. 6-2, S. 97). Sie sind unterschiedlich sensitiv; eine besondere Sensitivität weisen Serotonin-Metaboliten (5-HTOL/HIAA) und Methanol auf. Neuerdings kann für etwa 80 Stunden Ethylglucuronid im Serum und im Urin ermittelt werden.

Die »Leberwerte« γ-Glutamyltransferase (γ-GT), Alanin-Aminotransferase (ALT bzw. ALAT) bzw. Glutamat-Pyruvat-Transaminase (GPT) und Aspartat-Aminotransferase (AST bzw. ASAT) bzw. Glutamat-Oxalacetat-Transaminase (GOT) sind bei Alkoholabhängigkeit meist erhöht, jedoch wenig spezifisch für die Diagnose. Sie sind allerdings einfach zu gewinnende Parameter und wegweisend für den Grad der Organschädigung bei Suchtkranken. Die γ-GT bedarf einiger differenzialdiagnostischer Überlegungen (Tab. 6-10 u. 6-11, S. 98).

Häufig zeigt sich eine Erhöhung des MCV als unspezifisches Zeichen einer direkten, toxischen Knochenmarkschädigung aufgrund der chronisch-toxischen Alkoholwirkung.

Klinik speziell

93

Tab. 6-7 Selbstbeurteilungsfragebogen AUDIT (mod. für den Gebrauch in deutschsprachigen Ländern; nach Wetterling u. Veltrup 1997)

Sehr geehrte Patientin, sehr geehrter Patient!

Da Alkohol vielfach zu gesundheitlichen Schäden führt, werden Sie in diesem Fragebogen nach Ihren Trinkgewohnheiten gefragt. Bitte beantworten Sie die Fragen so genau wie möglich, da sie Grundlage für ein ärztliches Gespräch sind. Beachten Sie bitte, dass auch Bier ein alkoholisches Getränk ist. Lesen Sie die einzelnen Fragen durch und kreuzen Sie die für Sie zutreffenden Antworten an bzw. notieren Sie die entsprechende Punktzahl Ihrer Antwort. Nach dem Test müssen Sie die Punkte Ihrer einzelnen Antworten zusammenaddieren und mit der Legende am Ende vergleichen.

1. Wie oft nehmen Sie ein alkoholisches Getränk zu sich?

nie	0 Punkte
1-mal im Monat oder seltener	1 Punkt
2- bis 4-mal im Monat	2 Punkte
2- bis 4-mal in der Woche	3 Punkte
4-mal oder mehr die Woche	4 Punkte

2. Wenn Sie alkoholische Getränke zu sich nehmen, wie viel trinken Sie dann typischerweise an einem Tag (ein alkoholhaltiges Getränk: z. B. 1 kleines Glas oder 1 Flasche Bier, 1 kleines Glas Wein oder Sekt, ein einfacher Schnaps oder 1 Glas Likör)?

1 oder 2	0 Punkte
3 oder 4	1 Punkt
5 oder 6	2 Punkte
7–9	3 Punkte
10 oder mehr	4 Punkte

3. Wie oft trinken Sie 6 oder mehr Gläser Alkohol bei einer Gelegenheit?

nie	0 Punkte
seltener als 1-mal im Monat	1 Punkt
1-mal im Monat	2 Punkte
1-mal in der Woche	3 Punkte
täglich oder fast täglich	4 Punkte

4. Wie oft haben Sie in den letzten 12 Monaten erlebt, dass Sie nicht mehr mit dem Trinken aufhören konnten, nachdem Sie einmal begonnen hatten?

nie	0 Punkte
weniger als 1-mal im Monat	1 Punkt
1-mal im Monat	2 Punkte
1-mal in der Woche	3 Punkte
täglich oder fast täglich	4 Punkte

5. Wie oft passierte es in den letzten 12 Monaten, dass Sie wegen des Trinkens Erwartungen, die man an Sie in der Familie, im Freundeskreis und im Berufsleben hatte, nicht mehr erfüllen konnten?

nie	0 Punkte
weniger als 1-mal im Monat	1 Punkt
1-mal im Monat	2 Punkte
1-mal in der Woche	3 Punkte
täglich oder fast täglich	4 Punkte

Tab. 6-7 Selbstbeurteilungsfragebogen AUDIT (mod. für den Gebrauch in deutschsprachigen Ländern; nach Wetterling u. Veltrup 1997) *(Fortsetzung)*

6. Wie oft brauchten Sie während der letzten 12 Monate am Morgen ein alkoholisches Getränk, um sich nach einem Abend mit viel Alkoholgenuss wieder fit zu fühlen?	
nie	0 Punkte
weniger als 1-mal im Monat	1 Punkt
1-mal im Monat	2 Punkte
1-mal in der Woche	3 Punkte
täglich oder fast täglich	4 Punkte

7. Wie oft hatten Sie während der letzten 12 Monate wegen Ihrer Trinkgewohnheiten Schuldgefühle oder Gewissensbisse?	
nie	0 Punkte
weniger als 1-mal im Monat	1 Punkt
1-mal im Monat	2 Punkte
1-mal in der Woche	3 Punkte
täglich oder fast täglich	4 Punkte

8. Wie oft haben Sie sich während der letzten 12 Monate nicht mehr an den vorangegangenen Abend erinnern können, weil Sie getrunken hatten?	
nie	0 Punkte
weniger als 1-mal im Monat	1 Punkt
1-mal im Monat	2 Punkte
1-mal in der Woche	3 Punkte
täglich oder fast täglich	4 Punkte

9. Haben Sie sich oder eine andere Person unter Alkoholeinfluss schon einmal verletzt?	
nein	0 Punkte
ja, aber nicht im letzten Jahr	2 Punkte
ja, während des letzten Jahres	4 Punkte

10. Hat ein Verwandter, Freund oder auch ein Arzt schon einmal Bedenken wegen Ihres Trinkverhaltens geäußert oder vorgeschlagen, dass Sie Ihren Alkoholkonsum einschränken?	
nein	0 Punkte
ja, aber nicht im letzten Jahr	2 Punkte
ja, während des letzten Jahres	4 Punkte

Auswertung des Tests:

Der Test besteht aus 10 Fragen. Die Punktzahlen der vom Patient gewählten Antworten werden addiert.

Die minimale Punktanzahl ist 0, die maximale Punktzahl sind 40 Punkte.

Eine Punktzahl von 8 (bzw. 5 bei Frauen) oder mehr weist auf einen gefährlichen und schädlichen Alkoholkonsum hin.

Auch eine Punktzahl von 5 oder mehr bei Männern kann unter Umständen mit einem erhöhten Risiko einhergehen.

Klinik speziell

Tab. 6-8 Alkoholgehalt in verschiedenen Getränken und in üblichen Trinkeinheiten

Getränkeart und Menge	Alkoholgehalt (g)
1 Flasche Export- oder Pilsbier zu 0,5 Liter	ca. 20
1 Flasche Export- oder Pilsbier zu 0,33 Liter	ca. 13
1 Liter Wein – leicht	ca. 55–75
1 Liter Wein – mittel	ca. 75–90
1 Liter Wein – schwer	ca. 90–110
1 Liter Korn (32 Vol.-%)	ca. 250–260
1 Liter Weinbrand (38–40 Vol.-%)	ca. 300–320
1 Liter Whisky (43 Vol.-%)	ca. 340–350
1 Drink = »1 Gläschen« (= kleines Glas) = ca. 10 g Alkohol (0,002 Liter Korn = 0,1 Liter Wein = 0,1 Liter Sekt = 0,25 Liter Bier)	

Tab. 6-9 Akute Alkoholwirkung[1]

< 0,2 ‰	enthemmende Wirkung mit Steigerung der Redseligkeit
Ab 0,3 ‰	erste Beeinträchtigungen (Sehfeldeinschränkung, Entfernungseinschätzung)
Ab 0,5 ‰	Reaktionszeit verlängert, vor allem auf rote Signale (Rotlichtschwäche)
Ab 0,8 ‰	erste Gleichgewichtsstörungen, eingeengtes Gesichtsfeld (Tunnelblick), deutliche Enthemmung
1–1,5 ‰	Sprachstörungen, mehr Risikobereitschaft und Aggressivität
2–2,5 ‰	starke Koordinations- und Gleichgewichtsstörungen, Lallen
> 2,5 ‰	Bewusstseinseintrübung, Lähmungserscheinungen, Doppelbilder, Amnesie
> ca. 3,5 ‰	Gefahr der potenziell lebensbedrohlichen Atemdepression

[1] Diese Einordnung gilt in etwa bei Personen, die keine Gewöhnung an den Alkohol zeigen. Bei Alkoholtoleranten und bei Alkoholabhängigen kann aber eine Alkoholisierung mit etwa 3–4 ‰ gegeben sein, ohne dass der klinisch-neurologische Befund auffällig ist.

Klinik speziell

Ein erhöhtes CDT findet sich auch ohne Leberveränderungen, wenn seit etwa 10–14 Tagen täglich mehr als 50–80 g Alkohol konsumiert wurden. Es normalisiert sich nach 10–30 Tagen Abstinenz. Das CDT ist der beste Marker für Alkoholabhängigkeit:

- Iso-Form des Transferrins mit vermindertem Kohlenhydratanteil
- bei mehr als 60 g Alkohol/d (> 2 Wo.) mit einer Halbwertszeit (HWZ) von 10 Tagen nachweisbar
- Normbereich: bis 20 U/l (Männer) bzw. 26 U/l (Frauen)
- gegenüber MCV und γ-GT bei gleicher Sensitivität wesentlich höhere Spezifität
- bei Leberzirrhose mit eingeschränkter Proteinsynthese sowie bei akuten Entzündungen Abnahme der CDT-Sensitivität möglich (Bestimmung der gesamten Transferrin-Konzentration erforderlich)

- CDT daher bei unklarer Erhöhung der γ-GT-Aktivität differenzialdiagnostisch zum Nachweis einer erhöhten Alkoholbelastung geeignet
- extrem hohe CDT-Werte bei angeborenen Störungen des Glykoproteinstoffwechsels

In letzter Zeit hat sich zudem die Bestimmung des Alkohol-Metaboliten Ethanolglucuronid (EtG) als Marker für eine wenige Tage zurückliegende Alkoholaufnahme etabliert. Ethylglucuronid ist ein Stoffwechselprodukt von Ethanol, das durch Konjugation von Ethanol und Glucuronsäure entsteht. Es ist unter Alkoholabstinenz

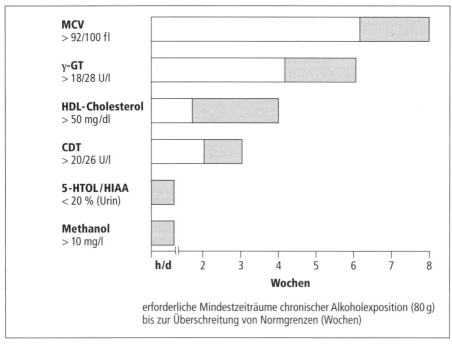

Abb. 6-2 Schema zur Sensitivität von Labormarkern für Alkoholkonsum (nach Gilg et al. 1995). CDT = *carbohydrate deficient transferrin*; d = Tage; γ-GT = Gamma-Glutamyltransferase (Einheit/Liter); h = Stunden; 5-HTOL/HIAA = Serotonin-Metaboliten; MCV = mittleres Erythrozytenvolumen (in Femtoliter).

weder im Blut noch im Urin nachweisbar. Etwa 0,5 % der aufgenommenen Ethanolmenge werden als EtG im Urin ausgeschieden. Die Nachweisbarkeit im Serum beträgt bis zu 36 Stunden (Maximum nach 2–3 h), im Urin 3,5 ± 1,5 Tage nach Alkoholaufnahme. Bereits 10 g Reinalkohol sind nachweisbar. Therapeutisch nutzbar ist dies z. B. als Abstinenzkontrolle während einer Behandlung, z. B. nach Wochenendausgang.

Diagnosekategorien

Neben der diagnostischen Einordnung nach ICD-10 ist die Typisierung des Störungsbildes nach der Systematik von Jellinek (1960) möglich, der Konflikttrinker (Alpha-Trinker), Gelegenheitstrinker (Beta-Trinker), süchtige Trinker (Gamma-Trinker), Gewohnheitstrinker (Delta-Trinker) und episodische Trinker (Epsilon-Trinker) unterschieden hat (Tab. 6-12, S. 99; → auch Kap. 3.6).

Darüber hinaus gibt es von Cloninger et al. (1981) eine Typologie, die nach wie vor im klinischen Bereich Erwähnung findet (Tab. 6-13, S. 99).

Erwähnenswert ist weiterhin die Typologie von Lesch und Walter (2009), die Komorbiditäten und Therapiestrategien berücksichtigt (→ Kap. 3.6; Tab. 3-11, S. 66).

Klinik speziell

Tab. 6-10 Differenzialdiagnose bei Erhöhung der γ-Glutamyltransferase (γ-GT) außer Alkoholabusus

- akute und chronische entzündliche Lebererkrankung (z. B. Virushepatitis A–E; bakterielle Erkrankungen mit Leberbeteiligung; Autoimmunhepatitis)
- cholestatische Lebererkrankungen
  - (aus) mechanischer Ursache (Gallenwegsverschluss)
  - (aus) nichtmechanischer Ursache (z. B. primär biliäre Zirrhose; primär sklerosierende Cholangitis)
- Leberverfettung (z. B. Adipositas, Diabetes)
- Stauungsleber (z. B. Rechtsherzinsuffizienz)
- Medikamente (z. B. Anabolika, Antikonvulsiva, Barbiturate, Thyreostatika)
- Noxen (z. B. Tetrachlorkohlenstoff, Aflatoxin)
- parenterale Ernährung
- Schwangerschaft
- Erkrankungen, die nicht primär die Leber oder Gallenwege betreffen (z. B. Pankreatitis, akutes Nierenversagen)

Tab. 6-11 Ausgewählte biologische Marker für Alkoholmissbrauch (Stamm et al.; zit. nach Soyka u. Küfner 2008)

Männer			Frauen		
Kenngröße	Entscheidungsgrenze (optimal)		Kenngröße	Entscheidungsgrenze (optimal)	
ALT bzw. ALAT (= GPT) (2–20)	U/l	9	Erythrozyten	10/ml	49
AST bzw. ASAT (= GOT) (2–20)	U/l	10	AST bzw. ASAT (2–20)	U/l	8
γ-GT (2–28)	U/l	26	γ-GT (4–18)	U/l	25
MCV (80–96)	Femtoliter (fl)	93	Kreatinin (0,5–1,1)	mg/dl	0,59
Harnstoff	mg/dl	18			
Kreatinin	mg/dl	0,76			
Alkoholmissbrauch bei mindestens 4 positiven Befunden			Alkoholmissbrauch bei mindestens 3 positiven Befunden		

ALT bzw. ALAT = Alanin-Aminotransferase, früher GPT = Glutamat-Pyruvat-Transaminase; AST bzw. ASAT = Aspartat-Aminotransferase, früher GOT = Glutamat-Oxalacetat-Transaminase; γ-GT = Gamma-Glutamyltransferase; MCV = mittleres Erythrozytenvolumen

Klinik speziell

Tab. 6-12 Typologie der Alkoholkonsumenten nach Jellinek (1960)

Alpha-Typ

- Problemerleichterungs- oder Konflikttrinker
- Abhängigkeit nur psychisch
- kein Kontrollverlust, aber undiszipliniertes Trinken mit Fähigkeit zur Abstinenz

Beta-Typ

- Gelegenheitstrinker
- weder psychische noch körperliche Abhängigkeit
- kein Kontrollverlust

Gamma-Typ

- süchtiger Trinker
- zuerst psychische, dann körperliche Abhängigkeit
- Kontrollverlust mit Phasen von Abstinenz

Delta-Typ

- rauscharmer, kontinuierlicher Alkoholkonsum
- körperliche Abhängigkeit
- keine Abstinenz, kein Kontrollverlust

Epsilon-Typ

- episodischer Trinker
- psychische Abhängigkeit
- Kontrollverlust, jedoch Fähigkeit zur Abstinenz

Entzugsdiagnostik

Die Entzugssymptomatik beim Alkoholentzug stellt zunächst ein vor allem noradrenerg-glutamaterg betontes Syndrom dar, bei dem klinisch die vegetative Symptomatik (arterielle Hypertonie, Tachykardie, Hyperhidrosis, Tremor) dominiert (→ AES-Skala, Tab. 6-15, S. 101).

Bei schwereren Entzügen erweitert sich das Symptombild. Beim Prädelir (mitunter auch als »unvollständiges Delir« bezeichnet) zeigen sich vor allem gegen Abend Halluzinationen, Schlafstörungen und Schreckhaftigkeit. Der Patient schwitzt und zittert, Grand-Mal-Krampfanfälle können vorkommen. Beim Vollbild des Delirs, dem *Delirium tremens*, treten Desorientiertheit, Übererregbarkeit und psychotische Erscheinungen wie illusionäre Verkennung sowie optische und taktile Halluzinationen hinzu, des Weiteren ist eine Entgleisung des vegetativen Nervensystems möglich; Bluthochdruck, Tachykardie und Hyperhidrose prägen dann neben dem namensgebenden Tremor das übrige klinische Bild.

Die folgenden Entzugssymptome können nach verschiedenen Organ- bzw. Funktionsebenen geordnet (Tab. 6-14, S. 100) und

Klinik speziell

Tab. 6-13 Typologie des pathologischen Alkoholkonsums nach Cloninger et al. (1981; nach Tretter 2000)

Typ I	Typ II
• eher von Umweltfaktoren abhängig	• eher von hereditären Faktoren abhängig
• später Beginn (nach dem 25. Lj.)	• früher Beginn (vor dem 25. Lj.)
• bei beiden Geschlechtern vorkommend	• auf das männliche Geschlecht begrenzt
• eher milder Verlauf des Alkoholabusus	• eher schwerer Verlauf des Alkoholabusus
• hohe *reward dependence* (Abhängigkeit von Belohnung)	• niedrige *reward dependence* (Abhängigkeit von Belohnung)
• hohe *harm avoidance* (Vorsicht)	• niedrige *harm avoidance* (Vorsicht)
• niedriges *sensation seeking* (Neugierde)	• hohes *sensation seeking* (Neugierde)

Tab. 6-14 Risikofaktoren für komplizierten Alkoholentzug

Delir-Risiko	Krampfrisiko
• in den letzten 4 Wo. > 200 g Reinalkohol tägl.	• Krampfanfälle in der Anamnese
• schlechter Allgemeinzustand	• Schädel-Hirn-Trauma, Commotio cerebri in der Anamnese
• Delir in der Anamnese	• Hyperreflexie
• hochprozentiger Alkohol	• Benzodiazepin-Anamnese
• Hypokaliämie	• starker Tremor
• Hyponatriämie	
• Tremor	
• Abbaurate > 0,25 ‰/h	
• Suggestibilität	
• Desorientiertheit	
• Sinnestäuschungen	

auch auf der Basis von Skalen eingestuft werden.

▶ **Psychische Störungen:** gesteigerte Angst, Erregbarkeit, Depressionen, Gedächtnisstörungen, Halluzinationen, qualitative und/oder intentional veränderte Bewusstseinslage, Wahnvorstellungen

▶ **Neurologische Symptome:** Tremor, Artikulationsstörungen, Ataxie, Parästhesien, epileptische Anfälle

▶ **Internistische Symptome:** Magen-Darm-Störungen (Appetitminderung, Erbrechen, Durchfälle, Magen-Darm-Krämpfe), Tachykardie, Hypertonie, Hypokaliämie, Hyperglykämie, vegetative Störungen (vermehrte Schweißneigung, Schlafstörungen)

Der Verlauf des Alkoholentzugs lässt sich auch mit der Alkoholentzugssyndrom-Skala (AES-Skala) (Tab. 6-15) beschreiben.
Bei Vorliegen eines Delirs sind differenzialdiagnostische Erwägungen anzustellen (Tab. 6-16, S. 102).

6.2.2 Therapie

Medikamentöse Entzugstherapie

Die Neurobiologie des Alkoholentzugssyndroms (AES) geht davon aus, dass das GABA-System eine besondere Bedeutung hat, vor allem weil der Alpha-4-Subtyp des $GABA_A$-Rezeptors eine besonders hohe Sensitivität gegenüber Alkohol aufweist und daher bei chronischem Alkoholkonsum herunterreguliert wird (Rogawski 2005). Aus diesem Grund müssen im Entzug die verbleibenden Rezeptoren von einem medikamentösen Alkoholersatz maximal aktiviert werden, damit eine Sedierung erreicht wird. *Benzodiazepine* haben auf alle anderen $GABA_A$-Rezeptor-Subtypen eine hohe Affinität, jedoch eine geringe für den Alpha-4-Subtyp. Clomethiazol hat allerdings eine hohe Affinität auf diesen Subtyp. Dies lässt die klinisch begründete Präferenz von Clomethiazol verstehen. Es ist auch zu berücksichtigen, dass *Antiepileptika*, die als Natriumkanalblocker wirken, bei den vom Gehirnstamm aus getriggerten Entzugskrampfanfällen weniger gut wirksam sind.

Klinik speziell

Tab. 6-15 Alkoholentzugssyndrom-Skala (AES-Skala) (nach Wetterling u. Veltrup 1997)

A. Vegetative Symptome	0	1	2	3	4
Pulsfrequenz (Zahl der Puls- wellen/min)	< 100	101–110	111–120	> 120	Herz- rhythmus- störungen
Diastolischer Blutdruck (mm Hg)	< 95	95–100	101–105	> 105	
Temperatur (°C)	< 37	< 37,5	< 38		
Atemfrequenz (Anzahl der Atemzüge/min)	< 20	21–24	> 24		
Hyperhidrosis	keine	leicht (feuchte Hände)	deutlich (Stirn und Gesicht)	massiv (profuses Schwitzen)	
Tremor	kein	leicht (Arm vorhalten und Finger spreizen)	deutlich (Finger spreizen)	schwer (spontan)	
Teilscore V =					
B. Psychische Symptome	**0**	**1**	**2**	**3**	**4**
Psychomoto- rische Unruhe	keine	nesteln	wälzen	will im Bett aufstehen	erregt
Kontakt	kurzes Gespräch	leicht ablenkbar	abschweifend	ungeordnet	
Orientierung (Zeit, Ort, Person)	voll orientiert	1 Qualität ge- stört	2 Qualitäten gestört	kein geordnetes Gespräch	
Halluzinationen	keine	suggestibel (liest vom leeren Blatt)	1 Qualität (z. B. optisch)	2 Qualitäten (optisch und taktil)	
Angst	keine	leicht	stark		
Teilscore P =					
Gesamtscore S = V + P					

Klinik speziell

Tab. 6-16 Differenzialdiagnose des Alkoholdelirs (nach Soyka 1995)

- pharmakoinduzierte Delirien
- drogeninduziertes Delir
- Intoxikationen
- Wernicke-Korsakow-Syndrom (Wernicke-Enzephalopathie)
- Demenz
- zerebrale Hypoxie
- zerebrale Insulte und andere vaskuläre Erkrankungen (Aneurysmen usw.)
- ZNS-Infektionen
- metabolische Störungen
- Exsikkose
- Hitzschlag, Verbrennungen
- Epilepsie
- kardiale Schädigung und Infarkte
- extra- und intrakraniale Tumoren oder Karzinome
- subdurale oder intrazerebrale Hämatome
- Traumata

Tab. 6-17 Komponenten des erwünschten Wirkungsprofils eines optimalen Entzugsmedikaments

- Sedierung
- antiepileptisch wirksam
- delirprophylaktisch wirksam
- vegetativ stabilisierend
- Antagonisierbarkeit
- geringe Hepatotoxizität
- geringes Suchtpotenzial
- flüssige Form
- injizierbare Form
- kurze Halbwertszeit
- geringe und seltene Nebenwirkungen

Therapeutisch ist grundsätzlich die Gabe von sedierenden Substanzen angezeigt. Es sind aber noch andere Gesichtspunkte relevant (Tab. 6-17). Als Vorzugsmedikament gilt Clomethiazol (Tab. 6-18; Abb. 6-3). Alternativ können auch Benzodiazepine gegeben werden (Tab. 6-19 bis 6-21; Abb. 6-4 u. 6-5, S. 104 f.); sie sind jedoch nicht für den

Tab. 6-18 Therapieschema für den Alkoholentzug mit Clomethiazol

4- bis 6-mal 2 Kps., tägl. Dosisreduktion von 1–2 Kps.	
1.–3. Tag:	2-2-2-2-2 Kps./d
4. Tag:	2-0-2-2-2 Kps./d
5. Tag:	2-0-0-2-2 Kps./d
6. Tag:	1-0-0-1-2 Kps./d
7. Tag:	0-0-0-0-2 Kps./d
8. Tag:	0-0-0-0-0 Kps./d

Alkoholentzug zugelassen (Off-Label-Gebrauch!). Auch Clonidin (Tab. 6-22, S. 104) und Carbamazepin (Tab. 6-23, S. 105) sowie Oxcarbazepin (Tab. 6-24, S. 105) sind in der Entzugstherapie hilfreich. Prinzipiell erfolgt die Medikamentengabe symptomorientiert. Die Verwendung einer Entzugsskala, wie z.B. die Lübecker Alkoholentzugssyndrom-Skala (AES) nach Wetterling und Veltrup (→ Tab. 6-15, S. 101), zur Steuerung der Behandlung kann hilfreich sein. Hinsichtlich der einsetzbaren Substanzen findet sich in den Leitlinien der verschiedenen Fachgesellschaften leider keine einheitliche Position.

> Nur **Clomethiazol** und **Lorazepam** weisen unter gängigen Dosierungsschemata eine Kinetik auf, die mit relativ kurzen Klinikaufenthalten verträglich ist (→ Abb. 6-3 u. 6-5, S. 103 u. 105). **Diazepam** erfordert bis zum Abschluss einer Entgiftung einen Klinikaufenthalt von mindestens zwei bis drei Wochen (→ Abb. 6-4, S. 104)!

Infusionsbehandlung

Nicht selten ist bei Suchtpatienten eine intravenöse Therapie erforderlich. Neben der spezifischen Therapie sind unter anderem Elektrolytsubstitution, Flüssigkeitsersatz,

Klinik speziell

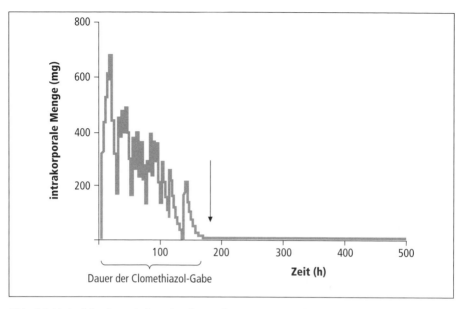

Abb. 6-3 Verlauf der theoretischen »intrakorporalen Menge« von Clomethiazol bei gegebenem Dosierungsschema bis zur 164. Stunde; nach insgesamt 192 Stunden (h), also ca. 8 Tagen, ist der Patient völlig entgiftet. Modellrechnung nach Bateman-Funktion mit globaler intrakorporaler Menge.

Tab. 6-19 Dosierung verschiedener Benzodiazepine während eines Alkoholentzugs (nach Soyka 1995)

Wirksubstanz	Dosierung (mg/d)
Alprazolam	2–8
Chlordiazepoxid	100–400
Diazepam	20–80
Dikaliumclorazepat	20–80
Oxazepam	60–240

Tab. 6-20 Therapieschema für den Alkoholentzug mit Diazepam

Anfangsdosis: 3- bis 4-mal 10 mg/d	
1.–3. Tag:	10-10-10-10 mg
4. Tag:	10-5-5-10 mg
5. Tag:	5-5-5-5 mg
6. Tag:	5-0-0-5 mg
7. Tag:	0-0-0-5 mg
8. Tag:	0-0-0-0 mg

Tab. 6-21 Therapieschema für den Alkoholentzug mit Lorazepam

Anfangsdosis: 3- bis 4-mal 2 mg/d	
1. Tag:	2-2-2-2 mg
2. Tag:	2-0-2-2 mg
3. Tag:	2-0-1-2 mg
4. Tag:	1-0-1-2 mg
5. Tag:	1-0-1-1 mg
6. Tag:	0-0-1-1 mg
7. Tag:	0-0-0-1 mg

Antibiotikatherapie und parenterale Ernährung wichtigste Ziele der Infusionsbehandlung.

Zur Flüssigkeitssubstitution beim *Delirium tremens* kann beispielsweise Ionosteril 500 ml und Lävulose 500 ml im Wechsel gegeben werden mit einer Gesamtmenge von etwa 2 500 ml/d und einer Positiv-Bilanz

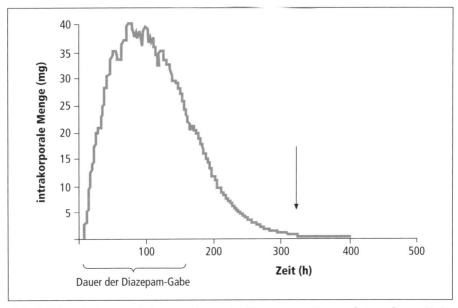

Abb. 6-4 Verlauf der theoretischen »intrakorporalen Menge« von Diazepam bei gegebenem Dosierungsschema bis zur ca. 164. Stunde; nach insgesamt 360 Stunden, also nach 15 Tagen, ist der Patient erst völlig entgiftet. Derartig lange stationäre Entzugsbehandlungen werden von den Krankenkassen nur in Sonderfällen finanziert. Vorherige Entlassungen sind jedoch suchtmedizinisch kontraindiziert, da der Entzug noch nicht abgeschlossen ist.

Tab. 6-22 Therapieschema für den Alkoholentzug mit Clonidin

Anfangsdosis: 4-mal 150 µg/d	
1.–3. Tag:	150-150-150-150 µg
4. Tag:	150-0-150-150 µg
5. Tag:	150-0-150-0 µg
6. Tag:	150-0-0-0 µg
7. Tag:	0-0-0-0 µg

Zu beachten ist die fehlende sedierende, antihalluzinatorische und anfallsprophylaktische Wirkung, sodass Clonidin meist mit anderen Substanzen zu kombinieren ist.

von etwa 500 ml. Bei Temperaturerhöhung pro 1 °C werden 500 ml mehr verabreicht, was beim Vollbild des Delirium tremens und einem dann notwendigen Flüssigkeits-

bedarf von 3–6 Litern eine um bis zu 3 500 ml positive Bilanz erforderlich machen kann (Wolff u. Weihrauch 2010). Eine genaue Bilanzierung ist erforderlich!

Hinsichtlich der einzelnen therapeutischen Empfehlungen wird hier auf die einschlägige Literatur verwiesen (z. B. Mundle et al. 2003; Wolff u. Weihrauch 2010).

Medikamentöse Abstinenztherapie

Acamprosat

Acamprosat (Acetylhomotaurin-Calcium) (Campral®) ist eine Anti-Craving-Substanz, die das süchtige Verlangen nach Alkohol dämpfen kann.

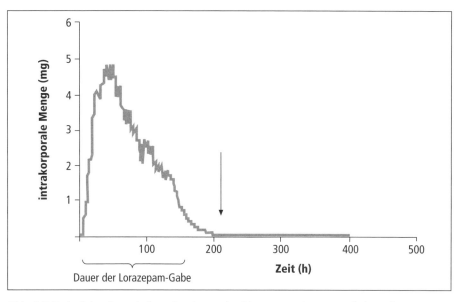

Abb. 6-5 Verlauf der theoretischen »intrakorporalen Menge« von Lorazepam bei gegebenem Dosierungsschema bis zur 164. Stunde; nach 216 Stunden, also nach 9 Tagen, ist der Patient völlig entgiftet.

Tab. 6-23 Therapieschema für den Alkoholentzug mit Carbamazepin

Anfangsdosis: 600 mg/d	
1.–3. Tag:	200-200-200 mg
4. Tag:	200-100-200 mg
5. Tag:	100-100-200 mg
6. Tag:	100-100-100 mg
7. Tag:	100-0-100 mg
8. Tag:	0-0-100 mg
9. Tag:	0-0-0 mg

▶ **Wirkung:** Die Wirkung erfolgt wahrscheinlich über die Stimulierung der inhibitorischen GABAergen Neurotransmission und über einen antagonistischen Effekt auf erregende Aminosäuren, insbesondere Glutamat.

▶ **Indikation:** Die Indikation besteht bei Alkoholkranken mit starkem Suchtdruck (Craving) als Auslöser von Trinkverhalten.

Tab. 6-24 Dosierungsschema für Oxcarbazepin während eines Alkoholentzugs

Bis zum Ende der Distraneurin-Gabe bzw. falls kein Distraneurin erforderlich:
- 1.–3. Tag: 300-300-300 mg

Anschließend:
- 300-0-300 mg
- 300-0-0 mg
- 0-0-0 mg

Hinweis: Oxcarbazepin ist für diese Indikation nicht zugelassen; es handelt sich somit um eine Verwendung außerhalb der Spezifikation (*off label use*).

▶ **Gegenanzeigen:** bekannte Wirkstoffüberempfindlichkeit, Stillzeit, Niereninsuffizienz und schwere Leberinsuffizienz

▶ **Nebenwirkungen:** zu > 1/10 Durchfall, > 1/100 Bauchschmerzen, Übelkeit, Blähungen, Erbrechen, Juckreiz, makulopapu-

Klinik speziell

105

löser Hautausschlag, erniedrigte Libido, Frigidität oder Impotenz

▶ **Dosierung:** Acamprosat wird in Form von 3-mal 2 Tbl./d (< 60 kg KG: 2-1-1 Tbl./ d) verordnet (entspricht ca. 3 Euro), wobei dies etwa 6–9 oder gar 12 Monate erfolgen sollte.

Zusätzlich ist unbedingt eine Psychotherapie durchzuführen, um eine Verhaltensänderung zu evozieren.

Disulfiram

Disulfiram ist das erste eingeführte Medikament zur Behandlung der Alkoholabhängigkeit. In Deutschland ist es derzeit (Stand: Januar 2012) nur über internationale Apotheken beziehbar: Antabus® (aus Österreich) und Esperal® (aus Frankreich). Es ist aber weiterhin verordnungsfähig.

▶ **Wirkung:** Der enzymatische Abbau von Alkohol erfolgt zweistufig über die Alkoholdehydrogenase zum Acetaldehyd, von hier über die Acetaldehyddehydrogenase zu Essigsäure (welche an Coenzym A gebunden wird und im Citratzyklus verstoffwechselt oder zur Fettsynthese verwendet wird). Disulfiram hemmt die Acetaldehyddehydrogenase, wodurch es zu einem erhöhten Spiegel von Acetaldehyd kommt, was vom Patienten als Unverträglichkeitsreaktion erlebt wird. Dies wird als *Acetaldehyd-Syndrom* bezeichnet und besteht im Wesentlichen in einer vegetativen Übererregung mit Puls- und Blutdruckerhöhung, Übelkeit, Brechreiz usw. (→ Anhang, Kap. 9 Medikamentenliste).

▶ **Indikation:** Disulfiram sollte überwiegend als kognitive Hilfe zur Abstinenz, also auf freiwilliger Basis, verabreicht werden. Dazu haben sich spezielle Programme wie die Gruppenorientierte Antabus®-gestützte Langzeittherapie (GOAL) oder die ambulante Langzeit-Intensivtherapie für Alkoholkranke (ALITA) (www.alita-olita.de) bewährt.

▶ **Relative Kontraindikationen:** nicht alkoholbedingte Depressionen, Psychosen, schwere Hypotonie, nicht kompensierte Leberzirrhose, Arzneimittelmissbrauch und -abhängigkeit, Polyneuropathie, Asthma bronchiale, Magen- und Darmulzera, Epilepsie. Bei stillenden Müttern wird von der Verwendung abgeraten.

▶ **Gegenanzeigen:** Als Gegenanzeigen gelten koronare Herzkrankheit, schwerwiegende Herzrhythmusstörungen, Kardiomyopathie, zerebrale Durchblutungsstörungen, fortgeschrittene Arteriosklerose, Ösophagusvarizen, Hyperthyreose, 1. Trimenon der Schwangerschaft und medikamentös gestützte Rückfallprophylaxe.

▶ **Nebenwirkungen:**

• *häufig*: Müdigkeit, unangenehmer Mund- oder Körpergeruch (nach Knoblauch), Schweregefühl im Kopf oder diffuse Oberbauchbeschwerden

• *selten*: Hepatotoxie, Kopfschmerzen, Verstopfung oder Durchfall, Allergien, Polyneuropathien, Optikusneuropathie, Depression, Verwirrtheitszustände, maniforme Psychosen und paranoid-halluzinatorische Psychosen, Anstieg der Transaminasen-Aktivität

• *sehr selten*: Ataxie, Dysarthrie (Überdosierung) oder Laktacidose

▶ **Dosierung:** Bei ausreichend hoher Disulfiram-Dosierung tritt die Reaktion bei Alkoholkonsum rasch, meist innerhalb von 10–30 Minuten auf, mitunter noch schneller. Leichte Reaktionen mit Flush klingen nach etwa 60 Minuten wieder ab, allgemeines Unwohlsein bleibt aber über einen mehrstündigen Zeitraum erhalten. Schwere Reaktionen mit Hyperexzitationssymptomen (Herz-Kreislauf-Krisen, Unruhe, Angst usw.) sind häufig.

Dosierungsschema: Im Allgemeinen erfolgt die Aufsättigung dadurch, dass am ersten Tag 3-mal 1 Antabus® 0,5 Dispergette® verabreicht wird, an den beiden folgenden Tagen

Klinik speziell

jeweils 2-mal 1 Antabus® 0,5 Dispergette®, anschließend 1-mal 1 Antabus® 0,5 Dispergette®. Nach dieser Phase erfolgt die Gabe von 250 mg Antabus® täglich.

▶ **Spezielle Therapie:** Bei der *Gruppenorientierten Antabus®-gestützten Langzeittherapie (GOAL),* die in unserer Klinik verwendet wird und von Dr. Wolfgang Krahl aus der klinischen Praxis heraus entwickelt wurde, handelt es sich nicht um ein Antabus®-Programm im herkömmlichen Sinn einer Aversionstherapie, obwohl die Patienten das GOAL-Programm verkürzend oft so bezeichnen. Vielmehr dient Disulfiram beim GOAL-Programm dazu, die Patienten in ihrem eigenen Abstinenzbestreben zu unterstützen, wenn es im bisherigen Verlauf der Suchterkrankung trotz klar gegebener Abstinenzmotivation immer wieder zu schweren Rückfällen kam.

Indikation: Schwere Alkoholabhängigkeit mit häufigen Rückfällen. Vor Gabe von Antabus® sollten im Allgemeinen alle anderen therapeutischen Versuche wie ambulante bzw. stationäre Therapie oder Versuche mit Anti-Craving-Substanzen (z.B. Campral®) unternommen worden sein. Eine eigene Abstinenzentscheidung des Patienten ist für eine erfolgreiche Antabus®-Behandlung ebenso erforderlich wie eine regelmäßige suchttherapeutische Behandlung. Während der Behandlung sind einige Vorsichtsmaßnahmen durchzuführen (Tab. 6-25). Bei Patienten, die auf Disulfiram keine ausreichende Aversivreaktion gezeigt haben, kann ein Versuch mit Calciumcarbimid (Colme®) unternommen werden, das über die Internationale Apotheke aus Österreich erhältlich ist; es erzeugt ebenfalls bei Alkoholkonsum eine Aversivreaktion, hat allerdings eine deutlich kürzere Halbwertzeit als Disulfiram.

Naltrexon

Der µ-Opiatrezeptor-Antagonist Naltrexon (Adepend®) kann die Rückfallgefahr nach erfolgter Entzugsbehandlung verringern. Dieser Wirkstoff wird auch zur Sicherung der Abstinenz bei Opiatabhängigen eingesetzt (als Nemexin® im Handel). Er ist bis auf gastrointestinale Beschwerden gut verträglich.

▶ **Dosierung:** 1 Tablette à 50 mg/d

Tab. 6-25 Prozedere vor und während einer Disulfiram-Behandlung

- Vorüberlegungen, EKG, Labor
- Diskussion im therapeutischen Team unter Einbeziehung eines suchtmedizinisch erfahrenen Psychiaters, Indikationen und Kontraindikationen, bisherige Compliance des Patienten
- Behandlungsvorschlag an Patienten, Patienteninformation (einschließlich Beipackzettel), Informationen durch Patienten, die Antabus® bereits einnehmen
- Entscheidungsphase des Patienten
- schriftliche Bestätigung des Patienten über den Erhalt der Medikamenteninformation, Behandlungsvereinbarung
- Antabus®-Ausweis, kontrollierte, ambulante Medikamenteneinnahme (tägl., ca. 2 Mo.), wöchentliche Ambulanztermine, regelmäßige Laborkontrollen

6.2.3 Folgekrankheiten bei chronischem Konsum

Etwa 75 % der Alkoholkranken, die in einer Entwöhnungseinrichtung zur Therapie erscheinen, weisen Alkoholfolgekrankheiten auf. Folgende Häufigkeiten einzelner Erkrankungen verschiedener Organsysteme wurden bei chronischem Alkoholkonsum in einer Population von Patienten in Entzugseinrichtungen beobachtet (Tab. 6-26, S. 108; Ashley et al. 1977, zit. nach Soyka u.

Klinik speziell

Tab. 6-26 Wichtige Folgekrankheiten des Alkoholismus (nach Soyka u. Küfner 2008)

Folgekrankheit	Männer (%)	Frauen (%)
Fettleber	47,7	27,4
Chronisch-obstruktive Lungenerkrankung	12,1	5,9
Traumata	11,4	7,4
Bluthochdruck	8,7	6,7
Mangelernährung	7,7	8,8
Anämie	4,2	13,3
Gastritis	6,1	3
Knochenbrüche	5,7	3,7
Hiatushernie	5,7	5,9
Periphere Neuritis	4,6	2,2
Leberzirrhose	4,4	3
Magen-Darm-Geschwür	4,1	3,7
Chronischer Hirnschaden	3,7	3
Fettsucht	3,1	5,9
Kardiomyopathie	3,7	4,4
Ischämische Herzkrankheiten	3,1	0
Lungenentzündung	2,6	2,2
Gastrointestinale Blutungen	2,3	2,2
Epileptische Anfälle	2,6	0,7
Diabetes	2,4	0,7
Harnwegsinfekte	1,6	3
Akutes Hirnsyndrom	1,6	0,7
Pankreatitis	0,8	0,7

Küfner 2008): Am häufigsten treten Leberschädigungen auf, dann folgen in absteigender Häufigkeit Lungenerkrankungen, Traumata, Bluthochdruck, Ernährungsstörungen und Störungen des Gastrointestinaltraktes. Bemerkenswert ist dabei die Beeinträchtigung der pulmonalen Funktion, die vor allem in der klinischen Behandlung wichtige Komplikationen mit sich bringen kann. Zurückzuführen ist dies nicht zuletzt darauf, dass viele Alkoholabhängige auch stark rauchen. Beispielsweise ist ein hyper-

sekretorisches bzw. obstruktives Syndrom der Atemwege eine relative Kontraindikation für die Behandlung mit Clomethiazol. Die einzelnen Funktionsstörungen der wichtigsten Organe werden im Folgenden nach der Ordnung der systematischen klinischen Untersuchung geordnet, d.h. sie werden in etwa nach der Reihenfolge »vom Scheitel bis zur Sohle« abgehandelt. Die Beschreibungen stützen sich auf eigene klinische Erfahrungen und die Beobachtungen bzw. Studien von Soyka und Küfner (2008), Singer und Theissen (2002), Wolff und Weihrauch (2010) sowie auf die Überarbeitungen eigener Darstellungen (Tretter 2000).

Abbildung 6-6 enthält eine Übersicht über die wichtigsten Folgesyndrome des chronischen Alkoholkonsums, die auch für Informationsgruppen mit Alkoholkranken nützliche Dienste leisten kann.

Psychiatrische Störungen

Alkoholhalluzinose

Die Alkoholhalluzinose ist eine chronisch verlaufende Psychose bei schwerem Alkoholismus. Sie beginnt akut oder allmählich, oft zwischen dem 40. und 50. Lebensjahr.

▶ **Ätiopathogenese, Pathologie:** Folgende biologische Faktoren können an der Entstehung einer Alkoholhalluzinose beteiligt sein (Soyka 1995):

- Störungen des dopaminergen Systems (steigende Dopamin-Ausschüttung und Erhöhung der Empfindlichkeit der Rezeptoren)
- Veränderung der Membranstruktur bei Zellen des ZNS
- Anstieg der Norharman-Konzentration im Blutplasma
- Schädigung der peripheren und zentralen Hörbahn
- genetische Faktoren

Klinik speziell

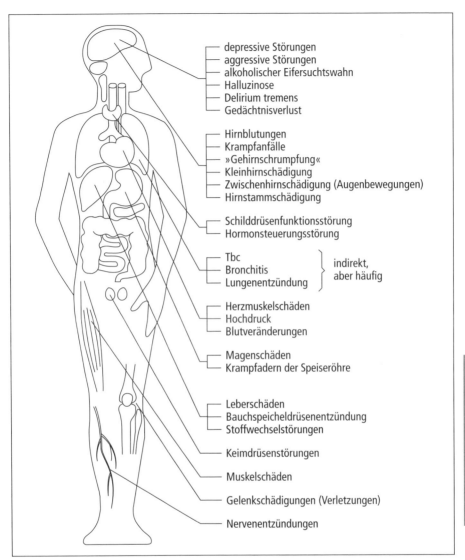

depressive Störungen
aggressive Störungen
alkoholischer Eifersuchtswahn
Halluzinose
Delirium tremens
Gedächtnisverlust

Hirnblutungen
Krampfanfälle
»Gehirnschrumpfung«
Kleinhirnschädigung
Zwischenhirnschädigung (Augenbewegungen)
Hirnstammschädigung

Schilddrüsenfunktionsstörung
Hormonsteuerungsstörung

Tbc
Bronchitis   indirekt,
Lungenentzündung   aber häufig

Herzmuskelschäden
Hochdruck
Blutveränderungen

Magenschäden
Krampfadern der Speiseröhre

Leberschäden
Bauchspeicheldrüsenentzündung
Stoffwechselstörungen

Keimdrüsenstörungen

Muskelschäden

Gelenkschädigungen (Verletzungen)

Nervenentzündungen

Abb. 6-6 Übersicht über die wichtigsten Folgesyndrome des chronischen Alkoholkonsums (nach Tretter 2000)

Klinik speziell

▶ **Klinik:** Überwiegend treten akustische (und zum Teil optische) Halluzinationen auf. Der Inhalt der Halluzinationen besteht aus Vorwürfen und Bedrohungen, auch wahnhafte Interpretationen mit Bezie-hungs- und Verfolgungsideen fallen auf. Im Affekt ist der Patient depressiv und durch Ratlosigkeit und Angst gekennzeichnet, die sich bis zur Panik steigern kann. Bewusst-seinslage und Orientierung sind nicht ge-

Tab. 6-27 Differenzialdiagnostische Kriterien zur Abgrenzung der Alkoholhalluzinose von paranoiden Schizophrenien (nach Soyka 1995)

Kriterium	Alkoholhalluzinose	Paranoide Schizophrenie
Beginn	akut	oft schleichend
Alter bei Erstmanifestation	ca. 40–50 J.	meist vor dem 30. Lj., selten nach dem 40. Lj.
Prognose	meist gut (80–90 %)	öfter chronische Verläufe
Alkoholanamnese	langjährig positiv	kann positiv sein
Familiäre Belastung mit Schizophrenien	nicht erhöht	deutlich erhöht
Familiäre Belastung mit Alkoholismus	deutlich erhöht	nicht erhöht
Psychopathologie		
Stimmenhören	obligat	häufig
Optische Halluzinationen	manchmal	selten
Denkstörungen	sehr selten	Denkzerfahrenheit
Affektstörungen	ängstlich depressiv, keine Parathymie	Parathymie
Ich-Störungen	sehr selten	sehr häufig
Neurologische Störungen	möglich z. B. Tremor, Polyneuropathie	sehr selten

stört. Es treten jedoch selten Ich-Störungen auf, was die Abgrenzung zur Schizophrenie erleichtert (Tab. 6-27).

▶ **Therapie:** als Neuroleptikum in der Regel Haloperidol, 5–10 mg reichen oft, p. o. oder i. v. Gabe 2- bis 4-stündlich, ab 1–2 mg/Gabe, schweregradabhängig; zulässige Tagesdosis (100 mg p. o. bzw. 60 mg i. v.) sollte weit unterschritten werden (Benkert u. Hippius 2011).

Eifersuchtswahn

Als Form einer chronisch wahnhaften Alkoholfolgestörung wird Eifersuchtswahn zunehmend seltener beobachtet.

▶ **Klinik und Pathogenese:** Die Eifersuchtsideen der Trinker haben weder einheitliche Entstehungsgrundlagen noch zeigen sie konsistente Krankheitseinheit. Häufig finden sich hierbei absurde Konstruktionen über die vermeintliche Untreue des Partners. Es wird angenommen, dass hierbei psychodynamische Prozesse der Verarbeitung der eigenen alkoholbedingten Impotenz wirksam werden.

▶ **Therapie:** Alkoholkarenz, Neuroleptika (z. B. Haloperidol 3-mal 2–5 mg/d)

Alkoholparanoia

Alkoholparanoia umfasst andere Wahnthemen, wie Verfolgungs- und Beziehungswahn.

Klinik speziell

▶ **Therapie:** Neuroleptika, z.B. Haloperidol, 3-mal 3–5 mg/d

Alkoholdemenz

Nach der ICD-10 unterscheidet sich die Alkoholdemenz in ihren Kriterien nicht spezifisch von anderen Demenzformen. Bei einem demenziellen Syndrom handelt es sich um folgende meist chronische oder fortschreitende Schädigungen:

* Beeinträchtigung der höheren kortikalen Funktionen einschließlich des Gedächtnisses, des Denkens und der Orientierung
* Beeinträchtigung der Auffassungs- und der Lernfähigkeit
* Beeinträchtigung der Rechenfähigkeit
* Beeinträchtigung der Sprache
* Beeinträchtigung der Kritik- und Urteilsfähigkeit

Qualitative Bewusstseinsstörungen liegen nicht vor. Die kognitiven Beeinträchtigungen werden häufig begleitet von Affekt- und Antriebsstörungen sowie von Störungen des Sozialverhaltens.

Laut ICD-10 »… ist die wesentliche Voraussetzung für die Diagnose der Nachweis einer Abnahme des Gedächtnisses und des Denkvermögens mit beträchtlicher Beeinträchtigung der Aktivitäten des täglichen Lebens. Die Störung des Gedächtnisses beeinträchtigt typischerweise Aufnahme, Speichern und Wiedergabe neuer Information. Früher gelerntes und vertrautes Material kann besonders in den späteren Stadien ebenfalls verloren gehen. Demenz ist mehr als eine Gedächtnisstörung: Es besteht auch eine Beeinträchtigung des Denkvermögens, der Fähigkeit zu vernünftigem Urteilen und eine Verminderung des Ideenflusses. Die Informationsverarbeitung ist beeinträchtigt …«

▶ **Diagnostik:** Zum Ausschluss anderer Ursachen der Demenz sollten unbedingt eine kraniale *Computertomographie (CCT)* und eventuell ein *Elektroenzephalogramm (EEG)* veranlasst werden. Zur Einschätzung des Schweregrades und zur Verlaufsbeobachtung empfiehlt sich eine möglichst umfangreiche *psychologische Testung*.

▶ **Therapie:** Mehrmonatige Alkoholkarenz, am besten bei geschlossener Unterbringung mit psychiatrischer Betreuung, allgemeine medikamentöse Optimierung von zerebralen Funktionen (z.B. Vitamine aus der B-Gruppe) und kognitives Training sind sinnvoll.

Hepatische Enzephalopathie

▶ **Ätiopathogenese, Pathologie:** Durch Störung der Entgiftungsfunktion der Leber kommt es unter anderem zu einem Anstieg der Ammoniak-Konzentration im Blut. Die deutlich erhöhte Konzentration dieses Zellgiftes führt zu Störungen im Gehirn durch Störung der Membranfunktionen und des Energiestoffwechsels (Wolff u. Weihrauch 2010).

▶ **Klinik:** Bei der hepatischen Enzephalopathie steht eine ausgeprägte Bewusstseinsstörung im Vordergrund (Schläfrigkeit, Antriebslosigkeit). Psychomotorische Auffälligkeiten sind häufig zu beobachten. »Flapping-Tremor« der ausgestreckten Hände ist kennzeichnend. Neurologische Auffälligkeiten kommen vor.

▶ **Therapie:** Allgemeine therapeutische Maßnahmen sind beispielsweise die Überwachung der Herz-Kreislauf-Funktion und die Korrektur von Elektrolytverlusten. Folgende spezielle Maßnahmen kommen infrage:

* Überprüfung der Proteinzufuhr, Ernährung möglichst oral, evtl. per Magensonde
* Entleerung des Darms mithilfe von hohen Einläufen oder Laxanzien
* Verringerung der bakteriellen Darmflora, z.B. durch Gabe von Lactulose (3-mal

Klinik speziell

10–50 ml/d), Paromomycin (Humantin®; initial 3 g/d, dann 1–3 g/d)

- Alkalisierung durch parenterale Gabe von Aminosäurengemischen mit hohem Anteil an verzweigtkettigen aliphatischen Aminosäuren und geringen oder fehlenden Anteilen an aromatischen Aminosäuren (Tagesdosis etwa 40 g Aminosäuren)
- Ornithin als Ammoniaksenker (z. B. i. v. 290 g/d)
- ggf. H_2-Rezeptor-Antagonisten bzw. Protonenpumpenhemmer

Neurologische Störungen

Im *EEG* findet sich bei 50 % der Alkoholkranken kein normgerechter Befund, meist sind es allerdings nur uncharakteristische Veränderungen. Beta- und Delta-Wellen sind häufig, ausgeprägte Alpha-Rhythmen treten selten auf. Die visuell evozierten Potenziale (VEP) zeigen bei etwa 20 % der untersuchten Alkoholkranken pathologische Veränderungen. Bei den akustisch evozierten Potenzialen (AEP) finden sich deutliche Erhöhungen der Mittel- und der Zentralwerte der Interpeak-Latenz. *Morphologisch* wurden atrophische Veränderungen des Gehirns, nämlich des Frontal- und Parietalhirns, Erweiterungen der inneren Liquorräume sowie des periventrikulären Graus beobachtet. Die Befunde werden durch bildgebende Verfahren bestätigt. Nur relativ wenige Alkoholkranke haben überhaupt ein normales *kraniales Computertomogramm* (16 %). Diese Veränderungen bilden sich teilweise nach mehrmonatiger Alkoholkarenz zurück. Die *Hirndurchblutungsmessungen* ergaben (besonders bei Alkoholkranken jenseits des 50. Lj.) eine deutliche Verminderung der Hirndurchblutung, vor allem in den frontalen Regionen, und zwar in Abhängigkeit von der Höhe des Alkoholmissbrauchs. Es

bestehen aber keine Unterschiede zwischen beiden Hirnhemisphären. Es ist daher verständlich, dass zahlreiche alkoholbedingte neurologische Störungen bestehen (Singer u. Theissen 2002).

Wernicke-Korsakow-Syndrom

Die von Wernicke als Polioencephalopathia haemorrhagica superior bezeichnete neurologische Störung und das amnestische Syndrom von Korsakow sind aus klinischer Erfahrung eher getrennte Krankheiten und nicht nur verschiedene Stadien derselben Krankheit, wie es von Adams und Viktor angenommen wurde. Es werden in der Klinik viele Korsakow-Patienten ohne neurologische Manifestationen beobachtet, wie auch entsprechende neurologische Störungen ohne gravierende mnestische Störungen vorkommen.

Etwa 3–5 % aller Alkoholkranken sollen von diesem Störungsbild befallen werden, meist im fünften bis sechsten Lebensjahrzehnt. Bei 20 % der Autopsiefälle fanden sich neuropathologische Zeichen des Wernicke-Korsakow-Syndroms. Allerdings bestanden bei nur 14 % von ihnen klinische Manifestationen.

▶ **Ätiopathogenese, Pathologie:** Es finden sich Läsionen der paraventrikulären Anteile des mediodorsalen und anteromedialen Kerns des Thalamus und des Pulvinars, der Mamillarkörper, der Gegend des Aquädukts und des Bodens des IV. Ventrikels (insbesondere der motorischen Vaguskerne und der Vestibulariskerne), des Vorderlappens des Kleinhirns, ferner im basalen Vorderhirn. Physiologisch findet man eine Vakuolisierung des Gewebes und eine Zerstörung der parenchymatösen Elemente. Außerdem finden sich reaktive Veränderungen der gliösen und vaskulären Anteile des Gewebes. Die pathologischen Veränderungen sind in den akuten Stadien der Wernicke-Krank-

Klinik speziell

heit von ähnlicher Form und vergleichbarem Ausmaß wie im chronischen Stadium der Korsakow-Psychose. Eine entscheidende Rolle spielt nach gegenwärtigem Wissen der Mangel an Vitaminen der B-Gruppe, insbesondere des Thiamins.

▶ **Klinik:**
- **Wernicke-Enzephalopathie:** Es treten häufig zunächst Augenmuskellähmungen auf, mit konjugierten Blicklähmungen, Pupillenstörungen, Nystagmus sowie Gang- und Standunsicherheit. In 90 % der Fälle sind auch polyneuritische Zeichen festzustellen. Als Vorboten sind relativ häufig Magen-Darm-Störungen und Fieber beobachtet worden. In 50 % der Fälle weist der Liquor eine Erhöhung der Gesamtproteine auf. Psychische Störungen mit leichten deliranten Symptomen und mit Teilnahmslosigkeit sind am Anfang sehr häufig.
- **Korsakow-Psychose** (nach ICD-10: Amnestisches Syndrom): Diese Psychose ist durch folgende Störungen gekennzeichnet: Die deutlichen Defizite des Altgedächtnisses werden von der Unfähigkeit überlagert, sich neue Gedächtnisinhalte einzuprägen oder zu lernen. Die verminderte Reproduktion von Gedächtnisinhalten geht mit einer Verschlechterung des Perzeptionsvermögens und der Auffassungsfähigkeit einher. Die Minderung der Spontaneität und der Initiative fällt auf. Konfabulationen sind nicht essenzieller Bestandteil der Störung, sie fehlen manchmal ganz; wenn sie auftreten, kann auch gerade ein Delirium tremens beginnen. Störungen der Konzentrationsfähigkeit und der räumlichen Organisation sind häufig.

▶ **Diagnostik:** Zur Diagnosestellung sollten die ICD-10-Leitlinien herangezogen werden:
- Störungen des Kurzzeitgedächtnisses, Störungen des Zeitgefühls (Zeitgitterstö-

rungen, Zusammenziehen verschiedener Ereignisse zu einem usw.)
- fehlende Störung des Immediatgedächtnisses, des Wachbewusstseins und fehlende allgemeine Beeinträchtigung kognitiver Funktionen
- anamnestische oder objektive Beweise für einen chronischen und besonders hoch dosierten Missbrauch von Alkohol oder psychotropen Substanzen

▶ **Therapie:** Vitamin B_1 soll hoch dosiert injiziert werden. Computerunterstütztes kognitives Training kann hilfreich sein (Tretter et al. 1993). Etwa 20 % der Patienten restituieren, 20 % bleiben ungebessert.

Alkoholische Kleinhirnatrophie

Eine alkoholische Kleinhirnatrophie tritt am häufigsten zwischen dem 35. und 65. Lebensjahr auf.

▶ **Ätiopathogenese, Pathologie:** Es handelt sich um eine Degeneration und Atrophie des Vorderwurms und der paramedianen Anteile des Vorderlappens sowie der Kleinhirnrinde. Mikroskopisch finden sich Degenerationen der Purkinje-Zellen.

▶ **Klinik:** Ähnlich der Nonne-Marie-Form der Heredoataxie sind eine lokomotorische Ataxie mit Gangstörungen, Rumpfataxie und geringer Beteiligung der Arme zu beobachten. Reflexsteigerung und Tremor lassen sich feststellen. Der Tremor befällt vorwiegend die Hände, die Arme und auch den Kopf. Verstärkt wird der Tremor bei intendierten Bewegungen. Es besteht ein Blickrichtungsnystagmus, die Sprache ist im späteren Stadium dysarthrisch verwaschen, lallend, die Muskelkraft ist herabgesetzt.

▶ **Diagnostik:** Das *EEG* ist normal. Im *CCT* finden sich Vergrößerungen der Cysterna magna mit Erweiterung des III. Ventrikels sowie vertiefte Sulci und Fissuren.

Klinik speziell

▶ **Therapie:** Alkoholkarenz, Krankengymnastik, Vitamine der B-Gruppe (ohne sichere therapeutische Relevanz)

Alkoholische Polyneuropathie

Die alkoholische Polyneuropathie ist eine langsam, aber progredient verlaufende motorische und sensible Störung. Sie kommt bei etwa 30 % aller Alkoholkranken vor.

▶ **Ätiopathogenese, Pathologie:** Die sensiblen Fasern der langen Bahnen sind metabolisch anspruchsvoller als die motorischen und aus diesem Grund nutritiv-toxischen Einflüssen gegenüber empfindlicher, was das klinische Bild, in dem die motorischen Defizite den sensitiven Störungen folgen, erklärt.

▶ **Klinik:** Zunächst bestehen meist schmerzhafte Missempfindungen, Kribbeln, Parästhesien und Taubheitsgefühl vor allem in den unteren Extremitäten, distal betont. Es treten auch Schmerzen auf, die ziehend, brennend oder stechend sein können. Das Vibrationsempfinden ist eingeschränkt (Stimmgabeltest). Muskelkrämpfe und Muskelschwäche treten in fast der Hälfte der Fälle auf. Hinzu kommt noch Gangunsicherheit. Als häufiges, direkt typisches Symptom besteht die Druckempfindlichkeit der langen Nervenstämme, wie beispielsweise des Nervus peroneus oder des Nervus tibialis. Das häufigste Symptom ist die Störung der Tiefensensibilität, die in 80–90 % der Fälle beobachtet wird. In abnehmender Häufigkeit treten Störungen der Lageempfindung, der Oberflächenempfindung (Zahlenschreiben, Spitz/Stumpf-Unterscheidung) und schließlich der Schmerz- und Temperaturempfindung auf. Diese Störungen sind in den unteren Extremitäten ausgeprägter als in den oberen. Die Muskulatur ist häufig paretisch, gelegentlich etwas atrophisch. Die Paresen sind ebenfalls meist distal betont und betreffen

vor allem die unteren Extremitäten. Die Zehen- und Fußextensoren können von diesem Prozess befallen sein. Nicht selten sind die kleinen Handmuskeln betroffen. Eine Abschwächung der Eigenreflexe findet sich vor allem für die unteren Extremitäten. Der Achillessehnenreflex ist in etwa 90 % der Fälle nicht auslösbar. Bei etwa 50 % fehlen die Patellarsehnenreflexe. Selten fallen jedoch die Armeigenreflexe aus. Es bestehen starke Veränderungen des Geh- und Stehvermögens in Form einer Ataxie.

▶ **Diagnostik:** Im *Elektromyogramm* (*EMG*) bestehen pathologische Befunde als Störungen des zweiten Neurons mit pathologischer Spontanaktivität, gelichtetem Aktivitätsmuster bei maximaler Willkürinnervation und verlängerten oder vermehrten polyphasischen Aktionspotenzialen. Die Nervenleitgeschwindigkeit ist häufig verzögert. Es tritt eine axonale Degeneration auf. Dünne Nervenfasern sind häufiger betroffen als dicke. Es liegt daher eine Demyelinisierung vor, die auf nutritiv toxischen Einflüssen beruht. Das *Labor* ist häufig unauffällig bis auf Zeichen des chronischen Alkoholkonsums (Erhöhung der γ-GT, des MCV usw.

▶ **Therapie:** Bei Schmerzen Acetylsalicylsäure, etwa 1 g/d. Die Substitution mit Vitamin-B-Komplex wird empfohlen. Krankengymnastik ist essenziell. Nach 2–6 Monaten kann häufig bei konsequenter Therapie ein ausreichendes motorisches Funktionsniveau mit nur geringen Zeichen eines Residuums erreicht werden.

▶ **Prognose:** Bei Alkoholkarenz ist die Prognose günstig.

Alkoholbedingter Tremor

Der alkoholbedingte Tremor ist Folge der chronischen Schädigung bestimmter Gehirnstrukturen. Er beginnt zunächst an Fingern und Händen (zumeist der führenden Hand) und kann später auf Zunge (beson-

Klinik speziell

ders deutlich, wenn man sie herausstrecken muss), Augenlider (bei leichtem Schließen), Lippen, Kopf sowie Arme und Beine übergreifen.

Morgens ist der alkoholbedingte Tremor meist ausgeprägter als abends (v. a. im Rahmen morgendlicher Entzugssymptome). Dann kann er zu einem grobschlägigen Schütteln werden (bei dem der Betroffene die Kaffeetasse krampfhaft mit zwei Händen zum Mund führen muss, was sich anfangs noch nach einem ersten Glas Alkohol mildert, später kaum mehr). Der alkoholische Tremor imponiert überwiegend in Ruhe, weniger bei gezielten Bewegungen. Er ist therapeutisch schlecht beeinflussbar und geht – falls überhaupt – nur im Rahmen einer konsequenten Alkoholabstinenz zurück.

▶ **Ätiopathogenese, Pathologie:** Schädigungen im Putamen und im Kleinhirn lassen sich feststellen.

▶ **Klinik:** Ein alkoholischer Tremor beginnt feinschlägig, später wird er grobschlägig (8–9 Schläge/s). Der alkoholische Tremor ist schneller als der Parkinson-Tremor. Er setzt an den Händen ein und breitet sich auch auf Zunge, Lippen, Augenlider, Kopf und Füße aus. In Ruhe ist der Tremor weniger deutlich als bei einer Tätigkeit.

▶ **Diagnostik:** klinische Untersuchung, dabei Abgrenzung zu anderen Tremorformen

▶ **Therapie:** β-Rezeptoren-Blocker und Calciumkanalblocker können den Tremor dämpfen.

Marchiafava-Bignami-Syndrom

Das Marchiafava-Bignami-Syndrom ist eine seltene Krankheit. Es tritt am ehesten bei Rotweintrinkern auf und kann als eine Form alkoholischer Demenz aufgefasst werden.

▶ **Ätiopathogenese, Pathologie:** Das organische Korrelat dieser Störung sind Degenerationsherde im Corpus callosum. Auch das Kleinhirn und die Großhirnhemisphären können von Degenerationsherden gekennzeichnet sein. Eine Myelindegeneration mit geringen mesenchymal-vaskulären und gliösen Reaktionen liegt vor.

▶ **Klinik:** Charakteristische pseudopsychopathische Erscheinungen mit Affektlabilität, Reizbarkeit, sexueller Enthemmung, auch Zeichen der Demenz und flüchtigen Verwirrtheit treten auf. Zerebrale Anfälle und apoplektische Attacken mit flüchtigen Halbseitenlähmungen werden beobachtet.

▶ **Diagnostik:** Im *EEG* finden sich asymmetrische unregelmäßige Beta- und Delta-Potenziale. Im *CCT* findet sich eine verminderte Dichte im Corpus callosum.

▶ **Therapie:** Alkoholkarenz. Eine effektive Therapie ist bis heute nicht bekannt. Je nach neurologischem Störungsbild können eine spezifische bzw. symptomatische Therapie, Vitamine aus der B-Gruppe usw. versucht werden.

Zentrale pontine Myelinolyse

Eine zentrale pontine Myelinolyse tritt selten auf, nimmt aber dann häufig einen malignen Verlauf, zum Teil mit tödlichem Ausgang. Eine initiale Hyponatriämie wird häufig beobachtet, wobei eine zu rasche Verabreichung von Kochsalz, vor allem von hochkonzentrierten Infusionen, diese Störung auszulösen scheint.

▶ **Ätiopathogenese, Pathologie:** Schmetterlingsförmige symmetrische Herde am Brückenfuß, selektive Entmarkung, Fettabbau, Schädigung der Oligodendroglia und diffuse Proliferation der Astroglia im gesamten Brückengrau kennzeichnen das pathoanatomische Bild.

▶ **Klinik:** Schlechter Allgemeinzustand mit bulbären und ataktischen Störungen, Pyramidenzeichen und motorische Störungen der Arme und Beine sind kennzeichnend sowie Störungen der Okulomotorik, z. B. als

Klinik speziell

horizontale Blicklähmung. Psychische Störungen treten in Form von Verwirrtheit, Desorientiertheit und Koma auf. Spastische Tetraparesen können auftreten, in Extremfällen sogar ein Locked-in-Syndrom mit der Möglichkeit des letalen Ausgangs.

▶ **Diagnostik:** Im *CCT* ist ein hypodenser Herd in der Brücke nachweisbar. Im *Liquor* lassen sich manchmal Zellvermehrung und Xanthochromie finden.

▶ **Therapie:** Bei Hyponatriämie je nach klinischem Status langsame Substitution (Anstieg der tägl. Natriumzufuhr in den ersten 24 h um 10 bzw. 20 mmol/l in den ersten 48 h), nach Möglichkeit in oraler Form (ca. 10 g NaCl, 3 Liter Flüssigkeit/d). Bei starker Entgleisung noch langsamere Substitution (vgl. Wolff u. Weihrauch 2010).

Zerebrale Krampfanfälle

Es gibt folgende Konstellationen des Bedingungsgefüges von zerebralen Anfallsleiden bei Alkoholkranken:

* Bereits vor Beginn des Alkoholabusus können erste zerebrale Anfälle, beispielsweise in der Kindheit, aufgetreten sein.
* Eine latente Krampfbereitschaft, die sich bisher höchstens in Form von Prodromi zeigte, wird durch Alkoholabusus manifestiert.
* Eine zufällige Co-Existenz von Alkoholmissbrauch und epileptischen Anfällen existiert.
* Anfälle treten als Zeichen eines Entzugssyndroms auf.
* Epileptische Anfälle treten bei chronischen Alkoholkranken auf, die vorher keine Krampfbereitschaft hatten.

▶ **Ätiopathogenese, Pathologie:** Zur Entstehung der entzugsbedingten Krampfanfälle bei Alkoholabhängigkeit gibt es die (sehr wahrscheinliche) These, dass es im Entzug zu einem sehr extremen Ungleichgewicht zwischen erhöhten glutamatergen

Tab. 6-28 Diagnostische Maßnahmen bei Zustand nach zerebralem Krampfanfall

* Röntgenaufnahme Schädel (Ausschluss Fraktur)
* Ausschluss epileptischer Fokus bzw. paroxysmale Störungen
* differenzialdiagnostische Abklärung der Anfälle
* evtl. CCT (Ausschluss subdurales Hämatom, Hygrome, Tumor, Missbildung usw.)
* Blutzucker (Hypoglykämie)
* Elektrolyte
* γ-GT, übrige Leberenzyme, Blutbild
* evtl. Blutalkohol
* evtl. Urin (Toxikologie – Ausschluss Medikamenten- bzw. Drogenmissbrauch)

CCT = kraniale Computertomographie; γ-GT = Gamma-Glutamyltransferase

(= erregenden) und verringerten GABAergen (= dämpfenden) Impulsen kommen kann. Folge dieses Ungleichgewichts könnten dann zerebrale Krampfanfälle sein.

▶ **Klinik:** Typischerweise treten primär generalisierte Grand-Mal-Anfälle in den ersten 24–48 Stunden des Entzugs bzw. nach dem letzten Alkoholkonsum auf, selten später. Mitunter sind sie rezidivierend auftretend, es gibt keine tageszeitliche Bindung. Ein Grand-Mal-Status ist selten. Sie treten erstmalig meist im mittleren Erwachsenenalter (30–40 J.) auf. Jeder andere Anfallstyp (z. B. psychomotorische Anfälle) ist verdächtig auf eine andere Genese.

▶ **Diagnostik:** Einige diagnostische Maßnahmen nach einem zerebralen Krampfanfall sind in Tabelle 6-28 aufgelistet.

▶ **Therapie:** Es sollte darauf geachtet werden, dass sich der Patient nicht verletzt. Die Atmung muss beobachtet werden. Rezidivprophylaktisch empfiehlt sich eine Rektiole Diazepam (10 mg). Gegebenenfalls Legen eines intravenösen Zugangs, 0,9%ige NaCl-Lösung, Pulsoxymetrie, RR-Überwachung.

Klinik speziell

Gabe von Thiamin 100 mg i. v., Glucose 25 %, 2 ml/kg KG nur bei Verdacht auf (insulininduzierte) Hypoglykämie oder im Stix nachgewiesener Hypoglykämie, O_2-Insufflation bei Zyanose, symptomatische Temperatursenkung bei Hyperthermie über 39 °C rektal. Gegebenenfalls, vor allem nach einem zweiten Anfall, intravenöse Krampftherapie (nach DGN 2008): Lorazepam 0,1 mg/kg KG i. v. (2 mg/min, ggf. wiederholen, max. 10 mg) oder (falls fehlende individuelle Erfahrung des Erstbehandelnden mit Lorazepam) Diazepam 0,25 mg/kg KG i. v. (5 mg/min, ggf. wiederholen, max. 30 mg) oder Clonazepam 1–2 mg i. v. (0,5 mg/min, ggf. wiederholen, max. ca. 6 mg).

Bei initialer Gabe von Diazepam und Clonazepam, nicht obligatorisch bei Lorazepam, möglichst schon innerhalb von 10 Minuten nach Erstgabe Phenytoin-Aufdosierung über getrennten intravenösen Zugang. Lorazepam muss bis zur Verwendung gekühlt aufbewahrt und zur Injektion verdünnt werden (→ Produktinformation). Parallel, wegen Ausflockungsgefahr, über den separaten intravenösen Zugang (unter EKG-Monitoring) Phenytoin Infusionskonzentrat 15–20 mg/kg KG i. v. (50 mg/min über ca. 5 min, Rest über 20–30 min, max. 30 mg/kg KG).

Anstelle von Phenytoin kann in den darauffolgenden 3–4 Tagen evtl. Gabe von Carbamazepin, z. B. 3-mal 10 ml/d, erfolgen, dann Ausschleichen der Gabe um 5 ml/d. Carbamazepin zur Prophylaxe weiterer epileptischer Anfälle während der Entgiftungsphase.

Nach Stürzen im Rahmen eines Anfalls ist die Durchführung einer gründlichen körperlichen Untersuchung, Röntgen z. B. des Schädels und ggf. ein CCT zum Ausschluss gravierender Verletzungen erforderlich.

Schlaganfall

Bei einem Konsum von mehr als 60 g Reinalkohol/Woche ist das Risiko, einen zerebralen Insult zu erleiden, vierfach höher als bei Abstinenten.

▶ **Klinik:** Klinisch unterscheiden sich diese Schlaganfälle nicht von Schlaganfällen anderer Genese (→ hierzu entsprechende Fachliteratur der Neurologie).

▶ **Therapie:** typische neurologische Therapie je nach spezifischer Fallkonstellation

Weitere seltene Komplikationen

Als weitere neurologische Komplikationen, die allerdings selten auftreten, kommen folgende Erkrankungen infrage:
- Nicotinsäuremangel-Enzephalopathie
- alkoholische Myelopathie
- Retrobulbärneuritis

Störungen des Muskelsystems

Der Umfang der alkoholbedingten Störungen des muskulären Systems wird erst in letzter Zeit deutlich. Klinisch bedeutsam sind vor allem die *akute Myopathie*, die *subakute chronische Myopathie* und die *Rhabdomyolyse*.

Akute Myopathie

Das Krankheitsbild einer akuten Myopathie kann nach Alkoholexzessen innerhalb weniger Stunden auftreten und ist gekennzeichnet durch eine proximal betonte schmerzhafte Muskelschwäche mit Druckempfindlichkeit und lokalen Schwellungen, Schluckstörungen sowie Elektrolytveränderungen (v. a. Hyperkaliämie). Kongestives Herzversagen sowie Nierenversagen können Teil der Symptomatik sein.

▶ **Ätiopathogenese, Pathologie:** Es besteht eine Schwellung und Fragmentation der Muskelfasern, verbunden mit myeliner und

Klinik speziell

117

granulärer Degeneration. Die Typ-II-Fasern scheinen am stärksten betroffen zu sein.

▶ **Klinik:** Eine akute Myopathie ist durch das Auftreten von Schmerzen in verschiedenen Muskeln und größeren Muskelbezirken mit Schwellungen der Muskulatur und des subkutanen Gewebes gekennzeichnet. Die Muskeln sind stark druckempfindlich.

▶ **Diagnostik:** Das *EMG* ist immer pathologisch mit niedrigen, kurz dauernden Potenzialen und einer Zunahme der niedrigen, kurzen polyphasischen Aktivitäten. Dabei bleiben Interferenzmuster erhalten. Im *Labor* findet sich eine Myoglobinurie (brauner Urin), die zu einem akuten Nierenversagen führen kann. Ein leichter Anstieg des Kreatin-Spiegels im Plasma sowie der Muskelfermente lässt sich im Plasma verzeichnen (insbesondere Kreatin-Phosphokinase [CPK], Lactatdehydrogenase [LHD], Aldolase, Aspartat-Aminotransferase [AST bzw. ASAT] bzw. Glutamat-Oxalacetat-Transaminase [GOT]).

▶ **Therapie:** Alkoholkarenz, die Symptome bilden sich dann zurück.

Subakute und chronische Myopathie

▶ **Klinik:** Eine langsame Entwicklung von Muskelschwäche und -schwund kennzeichnet die Myopathie. Vor allem die proximalen Muskeln der unteren Extremitäten sind betroffen. Muskelkrämpfe treten häufig auf, Schmerzen sind relativ selten.

▶ **Diagnostik:** *EMG*-Befunde mit inselförmigen, typisch myopathischen Mustern mit und ohne geringe Lichtungen von Aktivitätsmustern und niedergespannten Potenzialen sind charakteristisch. Im EMG findet sich nicht selten ein Hinweis auf gleichzeitiges Bestehen einer Neuropathie. Im *Labor* findet sich eine Erhöhung von CPK und AST bzw. ASAT (= GOT) mit einem Persistieren der CPK.

▶ **Therapie:** Alkoholkarenz, Mobilisierung und krankengymnastische Übungen, keine spezifische Therapie erforderlich

Rhabdomyolyse

Bei einer Rhabdomyolyse kommt es zu einer Auflösung quer gestreifter Muskulatur (Skelett- und Herzmuskulatur, Zwerchfell).

▶ **Ätiopathogenese, Pathologie:** Die Pathogenese ist multifaktoriell.

▶ **Klinik:** Bei einer Rhabdomyolyse gibt es maligne Verläufe bis zu schwerstem Nierenversagen, zur Ateminsuffizienz und zum irreversiblem Schock. Muskelschmerzen, Muskelschwellungen und Färbung des Urins treten sehr selten auf. Die klinisch-chemischen Befunde zeigen massive Anstiege der Kreatinkinase-Aktivität sowie der Myoglobin-Konzentration im Serum und im Urin, ferner Hyperkaliämie, Hypophosphatämie und Hyperkalzämie.

▶ **Therapie:** Elektrolytsubstitution, je nach Nierenschädigung forcierte Diurese, Hämodialyse

Störungen des Endokriniums

Schilddrüse

▶ **Klinik:** Bei Leberzirrhose-Patienten ist die Antwort des thyreoidstimulierenden Hormons (TSH) auf Stimulation des Thyreotropin-Releasing-Hormons (TRH) verringert, was eine Veränderung der Funktionsweise der Hypothalamus-Hypophysen-Schilddrüsen-Achse vermuten lässt. Es ist unklar, ob bei Alkoholkranken vermehrt Hyperthyreoidismus vorkommt.

▶ **Therapie:** je nach Befund, TSH-Werten und TRH-Test adäquate endokrinologische Therapie

Adrenaler Regelkreis

▶ **Klinik:** Die Nebennierenrinde wird durch anhaltenden Alkoholkonsum im Bereich der Zona fasciculata vermindert und in der Zona glomerulosa verbreitert. Damit geht auch eine verminderte Cortisol-Produktion einher. Bei Leberzirrhose gibt es einen Anstieg an freiem Cortisol, was auf einen auf der Leberfunktionsstörung beruhenden Mangel an Bindungsprotein zurückgeführt wird. Bei Alkoholkranken fehlt oft der Anstieg von Cortisol unter ACTH-Einwirkung. Bei Alkoholentzug steigt Cortisol aber an. Diese Reaktion wird durch erneute Alkoholgabe verhindert. Klinisch kann sich ein Cushing-Syndrom entwickeln.

▶ **Therapie:** spezifische endokrinologische Diagnostik und Therapie

Gonadaler Regelkreis

▶ **Klinik:** Die Wirkung des Alkohols auf den gonadalen Regelkreis führt zu einer Suppression der Testosteron-Ausschüttung und zu einem verminderten Testosteron-Spiegel. In klinischer Hinsicht kommt es zu Hyperöstrogenismus, Gynäkomastie, wie weiblichem Behaarungstyp, Palmarerythem und zur Minderung des Sexualantriebes. Diese Symptome finden sich bei etwa 50 % der männlichen Alkoholkranken.

▶ **Therapie:** Alkoholkarenz

Störungen des oberen Verdauungstraktes

Parotitis

Bei einer Parotitis handelt es sich um eine entzündliche Schwellung der Ohrspeicheldrüse, die immer wieder bei chronischer Alkoholabhängigkeit auffällt.

▶ **Klinik:** Bei Alkoholkranken wird oft eine unspezifische Entzündung der Ohrspeicheldrüse mit hochgradig seröser Durchtränkung der Drüsenacini und weitgehendem Verlust der Enzymgranulierung beobachtet.

▶ **Therapie:** Antibiotika, Mundspülungen, Antiphlogistika, ggf. chirurgische Drainage

Cheilosis

Bei der Cheilosis bilden sich Schrunden auf der Lippenschleimhaut.

▶ **Klinik:** Bei diesen Veränderungen (»Lacklippen«) ist aufgrund der Schleimhautatrophie eine kräftig gerötete Zungenoberfläche mit Veränderung der Schleimhäute der Zunge, des Hypopharynx und des Larynx sichtbar.

▶ **Therapie:** Vitamin-B-Komplex (v. a. Vitamin B_2), zusätzlich Magnesium

Veränderungen des Pharynx und Ösophagus

Entzündliche Veränderungen und Ulzerationen treten auf und führen zu zirkulären Stenosen.

▶ **Ätiopathogenese, Pathologie:** Ursache können Schleimhautschädigungen durch Säurereflux, beispielsweise bei exzessiven Wein- und Schnapstrinkern, sein. Karzinome, auch das Barrett-Syndrom, treten bei Alkoholkranken vermehrt auf. Ösophagusvarizen sind gefährliche Komplikationen bei Leberzirrhose.

▶ **Therapie:** Alkoholkarenz; Drucksenkung durch β-Rezeptoren-Blocker

Störungen des kardiovaskulären Systems

Kardiomyopathie

Bei einer Kardiomyopathie handelt es sich um eine chronische Insuffizienz eines global dilatierten Herzens. Die Kardiomyopathie findet sich zu ca. 1 % unter den Alko-

Klinik speziell

holkranken, die Häufigkeit unter Herzkranken beträgt 30–80 % (Strasser et al. 2000).

▶ **Ätiopathogenese, Pathologie:** Es liegt eine Dilatation des Herzens ohne wesentliche Hypertrophie mit einem schlaffen, manchmal deutlich fibrösen Myokard vor, wobei häufig wandständige Thromben gefunden werden. Eine ausgeprägte interstitielle Fibrose, Hypertrophie der Muskelfasern, diffuse Lipoidablagerungen und Glykogenanhäufungen mit Verlust der kontraktilen Elemente sowie eine Schwellung der Mitochondrien und des sarkoplasmatischen Retikulums sind feststellbar. Im Verlauf kommt es häufig zu arteriellen Embolien und Lungenembolien. In bis zu 20 % der Fälle kann es unter völliger Alkoholabstinenz zu einer Remission kommen.

▶ **Klinik:** Schwindel, niedriges Minutenvolumen, Tachykardie, ausgeprägte Links- und Rechtsherzinsuffizienz mit Lungenstau, pektanginösen Beschwerden, Dyspnoe und Ödemen

▶ **Diagnostik:** Im *EKG* finden sich Zeichen der Linkshypertrophie, Q-Zacken, T-Negativierung, Rhythmusstörungen, Extrasystolen, anfallsweise auftretendes Vorhofflimmern, Verlängerung der QT-Dauer. Die *Echokardiographie* zeigt häufig eine Septumhypertrophie und systolische Anteriorbewegungen des Mitralklappenapparates (SAM-Phänomen; SAM = *systolic anterior movement*) und vorzeitigen Aortenklappenschluss. In der *Röntgenaufnahme des Thorax* ist das Herz ausgeweitet.

▶ **Therapie:** Schonung, Ausgleich und Prophylaxe von Elektrolytstörungen (besonders Hyponatriämien), β-Rezeptoren-Blocker oder Calciumkanalblocker (**cave:** kein Digitalis!), evtl. Herzchirurgie

Holiday-Heart-Syndrom

Unter dem Holiday-Heart-Syndrom versteht man Herzrhythmusstörungen (Tachykardien und AV-Blockierungen) nach akutem Alkoholkonsum. Diese Rhythmusstörungen werden häufig zum Wochenbeginn nach erhöhtem Alkoholkonsum am Wochenende beobachtet und bedürfen zum Teil einer symptomatischen Therapie sowie der Kontrolle und Substitution der evtl. entgleisten Elektrolyte.

Bemerkenswert ist, dass die Häufigkeit von Herzinfarkten bei Alkoholkranken geringer ist als bei der Normalbevölkerung. Es ist davon auszugehen, dass Alkohol in geringen Mengen (< 40 g/d) kardioprotektive Effekte hat. Dies darf jedoch nicht überinterpretiert werden, da die Mortalität an anderen Erkrankungen bei diesen Mengen bereits deutlich erhöht ist und daher die Gesamtmortalität ansteigt.

Arterielle Hypertension

▶ **Klinik:** Bei regelmäßigem Konsum von etwa 100 g Alkohol täglich werden beständige systolische Blutdrucksteigerungen (> 160 mm Hg) festgestellt. Aus diesem Grund werden in somatischen Kliniken Alkoholkranke immer wieder als Hypertoniker eingestuft und antihypertensiv behandelt, anstatt dass der Entzug und die Entwöhnung angestrebt werden.

▶ **Therapie:** Alkoholentzug, evtl. gestützt mit der bedarfsweisen Gabe von Clonidin (4- bis 5-mal 150 µg/d bei Werten > 160/95 mm Hg), Alkoholkarenz, später ggf. β-Rezeptoren-Blocker, Diuretika, Calciumkanalblocker oder ACE-Hemmer. Bei antihypertensiver Vormedikation empfiehlt sich eine genaue Beobachtung der Blutdruckwerte im Verlauf, da nach der akuten Entgiftungsphase die Fortführung dieser Medikation oft nicht erforderlich ist.

Störungen des hämatologischen Systems

▶ **Klinik:** Als alkoholbedingte Veränderungen des Knochenmarks lassen sich eine megaloplastische Erythropoese und eine Vakuolisierung roter Vorstufen nachweisen. Folgende Blutbildveränderungen treten häufig auf:
* Thrombozytendepression
* Veränderung der Granulozytenfunktion
* Verminderung der Lymphozytenzahl
* Störungen der Immunregulationsfähigkeit der Lymphozyten
* Megaloblastenanämie
* Sideroblastenanämie

▶ **Therapie:** Alkoholkarenz, spezifische Therapie (je nach Störungsbild). Bei Thrombozytopenie und Störung des Gerinnungssystems (Veränderung von Quick-Wert und PTT) sollte eine gleichzeitige Gabe von Acetylsalicylsäure oder Heparin-Derivaten möglichst vermieden werden.

Störungen des respiratorischen Systems

Wiederholt sind wegen des begleitenden Tabakabusus die Luftwege geschädigt. Dadurch entstehen zahlreiche Lungenerkrankungen, unter anderem eine Pneumonie.

Pneumonie

Die bei Alkoholismus am häufigsten auftretende Lungenerkrankung ist die Pneumonie. Überdurchschnittlich oft finden sich im Sputum gramnegative Erreger.

▶ **Ätiopathogenese, Pathologie:** Verminderung der Atemwegsreinigung infolge alkoholbedingter Störung des ziliären Transports und Dämpfung des Hustenreflexes. Es liegen eine mangelnde Surfactant-Produktion sowie eine Störung der zellulären und humoralen Immunabwehr vor. Darüber hinaus neigen Alkoholkranke zur Ausbildung von Bronchiektasen.

▶ **Therapie:** Nichtraucherprogramm, Mobilisierung so früh wie möglich, Atemgymnastik, je nach Diagnose symptomatische oder spezifische Therapie

Störungen des Gastrointestinaltraktes

Magenschädigungen

Unter den Alkoholkranken fallen häufig Patienten mit Refluxproblemen oder Magenresektionen auf.

▶ **Ätiopathogenese, Pathologie:** Alkohol ist ein starker Stimulator der Magensäuresekretion und der Gastrinliberation. Die Magenschädigung tritt als akute erosive Gastritis, mit Übersekretion von Säure und auch mit Veränderungen der Schleimhaut auf. Fleckförmige Hyperämien, Petechien und Erosionen werden beobachtet. Es können lebensbedrohliche Blutungen aus multiplen Erosionen oder auch aus arteriellen Schädigungen auftreten.

Das *Mallory-Weiss-Syndrom* tritt als Hämatemesis als Folge bedrohlicher Einrisse der Schleimhaut auf, die durch schweres Erbrechen entstehen.

Als *Boerhaave-Syndrom* wird eine komplette Ruptur der Speiseröhre verstanden, ebenfalls ausgelöst durch starkes Erbrechen oder starke intraabdominale Druckerhöhungen.

▶ **Klinik:** Die klinisch relevante Symptomatik ist uncharakteristisch und besteht vor allem in Übelkeit und Druckgefühl im Oberbauch. Bei Alkoholisierten ist sie häufig nicht eruierbar.

▶ **Therapie:** H_2-Rezeptoren-Blocker, H^+/K^+-ATPase-Inhibitoren, bei Blutung endoskopische Unterspritzung oder Laserapplikation, ggf. chirurgische Teilresektion. Beim

Klinik speziell

Mallory-Weiss-Syndrom wird die Gabe von Antacida, H_2-Rezeptoren-Blockern im Sinne einer Ulkustherapie empfohlen. Die Ruptur des Ösophagus bedarf einer möglichst sofortigen chirurgischen Intervention. Bei bestimmten Risikokonstellationen (z. B. gestörte Gerinnung) ist eine engmaschige Blutdruckkontrolle erforderlich.

Duodenalschädigungen

▶ **Klinik:** Eine alkoholbedingte Duodenitis führt zu Resorptionsstörungen, die zu Mangelsituationen, vor allem von Vitaminen, führen.

▶ **Therapie:** H_2-Rezeptoren-Blocker, H^+/K^+-ATPase-Inhibitoren, bei Blutung endoskopische Unterspritzung oder Laserapplikation, ggf. chirurgische Teilresektion

Störungen der Leberfunktion und Leberschäden

Die Leberschädigung lässt sich als gestufter Prozess begreifen. Zunächst kommt es zu einer Proliferation des endoplasmatischen Retikulums, dann zu einer mikrosomalen Enzyminduktion, wobei jeweils das mikrosomale Ethanol-oxidierende System (MEOS), die Fremdstoff abbauenden Enzyme und die Kanzerogene aktivierenden Enzyme aktiviert werden. Über die Achse des Alkohol-oxidierenden Systems wird ein gesteigerter Abbau von Alkohol zu Acetaldehyd bewirkt, mit der Folge, dass Mitochondrienschädigungen auftreten können. Bei den Fremdstoff abbauenden Enzymen kann eine gesteigerte Bildung von Toxinen mit der Folge der Leberzellschädigung auftreten oder ein gesteigerter Abbau von Arzneimitteln mit der Verringerung der Halbwertszeiten für Arzneimittel. Die Kanzerogene aktivierenden Enzyme können über eine gesteigerte Entstehung kanzerogener Substanzen schließlich zu einer Kanzerogenese führen. Folgende Störungs- und Schädigungsbilder lassen sich unterscheiden:

Alkoholfettleber

Die Alkoholfettleber ist der häufigste alkoholbedingte Leberschaden. Bereits ab 30 g/d Alkohol über längere Zeit kann eine Fettleber auftreten. Die Alkoholfettleber besteht in verfetteten Leberzellen.

▶ **Ätiopathogenese, Pathologie:** Die Leber ist makroskopisch vergrößert. Mikroskopisch findet sich vor allem zentrilobulär ein großer Prozentsatz von Leberzellen, die durch Fetttropfen ausgefüllt sind. Die Zellkerne sind randständig. Die Proliferation des endoplasmatischen Retikulums lässt sich nachweisen. Große, sogenannte »Megamitochondrien« (Riesenmitochondrien) treten kurz nach dem Alkoholkonsum auf. Ein Übergang zur Leberzirrhose über die Alkoholhepatitis ist möglich.

▶ **Klinik:** Die subjektiven Beschwerden sind gering. Es bestehen nur unerhebliche gastrointestinale Störungen. Völlegefühl und Übelkeit dominieren.

▶ **Diagnostik:** *Palpatorisch, perkutorisch* und *sonographisch* stellt sich die Leber als vergrößert dar und ist von erhöhter Konsistenz. Die *Laborbefunde* können noch normal sein, sie liegen aber häufig im Grenzbereich. Am häufigsten ist die γ-GT auffällig, auch die AST- bzw. ASAT-Aktivität (= GOT-Aktivität) ist erhöht, meist stärker als die ALT- bzw. ALAT-Aktivität (= GPT-Aktivität). Nach den Laborbefunden und nach der *körperlichen Untersuchung* lässt sich eine Verdachtsdiagnose und mit der Sonographie eine begründete Diagnose stellen. Diagnosesicherheit gibt es nur bei *Leberbiopsie.*

▶ **Therapie:** Am effektivsten ist eine mehrmonatige absolute Alkoholkarenz. Die Wirksamkeit von »Leberpräparaten« ist nicht nachgewiesen.

Alkoholhepatitis

Ein weiteres Stadium der Leberschädigung ist die Alkoholhepatitis. Diese Störung ist eine entzündlich-nekrotisierende Leberschädigung. Bei dieser Leberveränderung werden von manchen Autoren eine *chronisch persistierende* und eine *chronisch aggressive Hepatitis* unterschieden.

Chronisch persistierende Hepatitis

▶ **Ätiopathogenese, Pathologie:** Es treten neben nekrotisierten Hepatozyten häufig zusätzlich Mitochondrienschwellungen (»Riesenmitochondrien«) und Mallory-Körperchen als Zeichen der Leberzelldegeneration auf. Diese Befunde sind zunächst läppchenzentral. Es gibt auch proliferierte Sternzellen, Eisenablagerungen und polymorphkernige Infiltrate. Eine periportale Infiltration bei erhaltener Läppchenstruktur und eine Fibrose sind möglich.

▶ **Klinik:** Die subjektiven Beschwerden sind unspezifisch: Völlegefühl, Gewichtsabnahme, Ikterus, Verdauungsbeschwerden und dergleichen. Fieber und Leukozytose sind möglich.

▶ **Diagnostik:** Bei der Untersuchung ist die Leber deutlich vergrößert, *laborchemisch* fallen die AST- bzw. ASAT-Aktivität (= GOT-Aktivität) und die ALT- bzw. ALAT-Aktivität (= GPT-Aktivität) auf. Wenn in dieser Konstellation die AST- bzw. ASAT-Aktivität größer als die ALT- bzw. ALAT-Aktivität ist, dann ist die Diagnose fast sicher. Ebenso sind die Aktivitäten der alkalischen Phosphatase und die γ-GT pathologisch erhöht. Eine Hypalbuminurie und eine γ-Globulinämie mit Erhöhung der IgA-Konzentration sind häufig. Neben der *Sonographie* ist die *endoskopische retrograde Cholangiopankreatographie* (*ERCP*) diagnostisch weiterführend (→ Tab. 6-29, S. 124).

▶ **Therapie:** Im Vordergrund der Therapie stehen nutritive Maßnahmen und Corticoidtherapie (Tab. 6-29, S. 124).

Chronisch aggressive Hepatitis

▶ **Ätiopathogenese, Pathologie:** Es besteht eine chronische entzündliche Infiltration der periportalen Felder mit Übergreifen auf die angrenzenden Bezirke. Es findet sich eine »Mottenfraßnekrose« mit der Bildung von intralobulären Zellen und Zerstörung der Läppchenarchitektur. Bei der chronisch aggressiven Hepatitis, die in bis zu 20 % der Fälle von Alkoholhepatitis auftritt, ist oft ein Alkoholexzess der Auslöser.

▶ **Klinik:** Die gastrointestinalen Beschwerden sind stärker als bei der chronisch persistierenden Hepatitis. Appetitlosigkeit, Erbrechen und Durchfälle treten auf. Die Leber ist druckempfindlich und vergrößert.

▶ **Diagnostik:** Das *Labor* zeigt deutliche Erhöhungen der AST- bzw. ASAT-Aktivität (= GOT-Aktivität), der ALT- bzw. ALAT-Aktivität (= GPT-Aktivität), der Alkalischen-Phosphatase- und der γ-GT-Aktivität sowie der Bilirubin-Konzentration. Eine *Pankreopathie* kann sich anschließen.

▶ **Therapie:** Im Vordergrund stehen die folgenden therapeutischen Maßnahmen (mod. nach Wolff u. Weihrauch 2010):

* Alkoholkarenz
* Ernährung; möglichst orale Ernährung, 25–35 kcal/kg KG, bei unterernährten Patienten 35–40 kcal/kg KG (Vitaminmangelzustände beachten!)
* Glucocorticoide; bei schwerer Hepatitis mit Ikterus, Abfall des Quick-Wertes oder hepatischer Enzephalopathie können Glucocorticoide über einen Zeitraum von 4 Wochen gegeben werden (initial 40 mg Prednisolon mit anschließender schrittweiser Dosisreduktion)
* hoch dosierte Gabe von Vitamin B_1, zunächst 300 mg/d (bis 1 000 mg/d) mit einer Erhaltungstherapie von ca. 100 mg/d

▶ **Prognose:** Die chronisch aggressive Hepatitis hat eine ungünstige Prognose.

Klinik speziell

Tab. 6-29 Diagnostik und Therapie der akuten Alkoholhepatitis (mod. nach Wolff u. Weihrauch 2010)

Klinik	Diagnostik
	Laborwerte
Schädlicher Gebrauch von Alkohol (> 100 g/d)	γ-GT, IgA, MCV_{Ery} erhöht
(Sub-)febrile Temperatur	Leukozytose
Hepatomegalie (dolent)	AST bzw. ASAT (= GOT) erhöht
Naevis aranei (»Spider-Naevi«)	GLDH und LDH erhöht
Ikterus, Aszites	Quick-Wert < 50 %, Albumin < 3,2 g/dl
Enzephalopathie	Bilirubin
Übelkeit, Erbrechen	
Histologie: zentrolobulär Leberzellnekrosen, Granulozyteninfiltrate, Mallory-Hyalin	

Therapie
• Prednisolon 40 mg/d initial für 4 Wo. bei schwerem Verlauf mit Ikterus, Abfall des Quick-Wertes oder Enzephalopathie, schrittweise Reduktion
• Substitution von Mangelzuständen, insbesondere Vitaminen; z. B. Thiamin initial 500–1 000 mg, dann 100 mg/d; Folsäure 1 mg/d

AST bzw. ASAT = Aspartat-Aminotransferase, früher auch GOT = Glutamat-Oxalacetat-Transaminase; GLDH = Glutamatdehydrogenase; IgA = Immunglobuline der Klasse A; LDH = Lactatdehydrogenase; MCV_{Ery} = *mean corpuscular volume*, mittleres Erythrozytenvolumen; γ-GT = Gamma-Glutamyltransferase

Leberzirrhose

Die Leberzirrhose ist ein diffuser Vernarbungsprozess.

30–50 % aller beobachtbaren Leberzirrhosen sind auf den Alkoholmissbrauch zurückzuführen. Andererseits leiden aber nur etwa 20 % der Alkoholkranken unter Leberzirrhose. Allerdings werden, wie Autopsien zeigen, bis zu 40 % der Leberzirrhosen klinisch übersehen. Man kann klinisch zwei Formen der Leberzirrhose unterscheiden: die *kompensierte* und die *dekompensierte Leberzirrhose.*

Kompensierte (inaktive) Leberzirrhose

▶ **Ätiopathogenese, Pathologie:** Bei portaler Zirrhose gibt es Bindegewebssepten und -straßen mit Regenerationsknoten. Die primäre Zirrhose verursacht bei der postnekrotischen Zirrhose verschieden dichte Bindegewebswucherungen und Regenerationsknoten, aufgelockert durch gesunde Bezirke. Mallory-Körperchen lassen sich nachweisen.

▶ **Klinik:** Bei der kompensierten (inaktiven) Leberzirrhose liegt eine mittelgradige Leberzellinsuffizienz vor. Es bestehen Appetitlosigkeit, Antriebsarmut, Meteorismus, Müdigkeit, Depressivität. Die Leber ist groß und hart, scharfkantig, ohne Milzvergrößerung. Es kommt gelegentlich zu Hautveränderungen. Die Haut ist dünn, es finden sich Gefäßerweiterungen mit Gefäßsternchen (Naevus araneus) und weiße Flecken an der Haut. Auch die Finger- und Fußnägel weisen zahlreiche helle Flecken auf. Palmar- und Plantarerythem sowie Rötung der Zunge sind typisch, die Körper- und Schambehaarung reduzieren sich. Gynäko-

Klinik speziell

mastie tritt bei Männern auf. Potenz und Libido sind eingeschränkt. Es besteht eine Hodenatrophie.

▶ **Diagnostik:** Die *Laborbefunde* sind ähnlich wie bei der progressiven Alkoholhepatitis: Vermehrung der Gamma-Globuline, Verminderung der Albumine im Serum, die IgA- und Serumeisen-Konzentration ist erhöht. Der Aktivitätsanstieg der Transaminasen von AST bzw. ASAT (= GOT) und ALT bzw. ALAT (= GPT) ist relativ gering. Die Blutgerinnungsstörungen entsprechen dem Schweregrad der Erkrankung.

▶ **Therapie:** Alkoholkarenz; Interferon alfa noch umstritten; Lebertransplantation bei nachgewiesener Alkoholkarenz diskutabel

Dekompensierte Leberzirrhose

▶ **Klinik:** Bei einer dekompensierten Leberzirrhose tritt Pfortaderhochdruck auf, der zu Aszites (→ unten) und Ösophagusvarizen, manchmal auch zu Hämorrhoiden, Caput medusae und Splenomegalie führt. Gelegentlich werden auch akute dystrophische Schübe mit Anstieg der Transaminasen-Aktivität, Bilirubinämie und Ikterus beobachtet. In der Folge kann es auch zu toxischen Schäden, Infektionen und zu einem Gefäßverschluss kommen. Leberinsuffizienz mit Präkoma oder Koma kommt in schweren Fällen vor. Bei Ikterus mit schweren Gerinnungsstörungen, Proteinsynthesestörungen (vor allem Albumin), starkem Anstieg der Transaminasen-Aktivität sowie starker Aktivitätsabfall der Cholinesterasen begleiten schwere gastrointestinale Beschwerden, Meteorismus, Appetitlosigkeit, Erbrechen, Durchfall, Veränderungen des Hautkolorit und Hämorrhagie die Erkrankung. Die Leber ist hart und derb, die Milz vergrößert, Komplikationen können durch Blutungen, Ösophagusvarizen, schwerste Leberinsuffizienz, Mineralstoffwechselstörungen, Nierenversagen, hepatische Enzephalopathie und Endotox-

ämie auftreten. Im terminalen Stadium der Leberzirrhose gibt es einen Anstieg des Harnstoffspiegels und Nierenversagen. Das mit dem Leberfunktionsversagen einhergehende enzephalopathische Syndrom äußert sich in Form von Bewusstseinsstörung, Tremor, Hyperreflexie, leichter Euphorie, Depression oder Apathie. Die Patienten sind in der Regel verwirrt, dösig und zeigen den Flattertremor der Finger. Eine Abgrenzung zum Delirium tremens gelingt durch das Fehlen von Hyperhidrosis, Unruhe, Tachykardie, Hypertonie und Halluzinationen. Tiefe Bewusstseinstrübung bis zum Koma kann vorkommen. Der Verlauf mancher Formen der Leberzirrhose ist progredient. Allerdings sind lange Rekompensationsphasen möglich.

▶ **Diagnostik:** Im *EEG* finden sich Veränderungen mit hochgespannten Delta-Wellen.

▶ **Therapie:** Im Vordergrund der Behandlung stehen die folgenden Maßnahmen (Wolff u. Weihrauch 2010):

* Ausschaltung der lebertoxischen Substanzen, vor allem Alkoholkarenz
* Vermeidung einer körperlichen Überanstrengung
* Diät; bei Patienten mit Enzephalopathie Einschränkung der Proteinzufuhr, sonst Gewährleistung einer ausreichenden täglichen Kalorienaufnahme, vielseitige Kost, möglichst leicht verdaulich
* bei Aszites Flüssigkeitsreduktion und kochsalzarme Kost; Diuretika
* Medikamente: Substanzen wie Colchicin, Silymarin, Malotilat, Vitamin E, essenzielle Phospholipide und andere sind in ihrer Wirksamkeit bisher nicht ausreichend belegt
* Substitutionstherapie: Gabe der fettlöslichen Vitamine A, D, E und K bei Störung der Resorption ggf. auch parenteral, je nach Ausprägung des Krankheitsbildes; bei Erniedrigung des Prothrom-

Klinik speziell

125

binspiegels unter 50 % ggf. parenterale Gabe von Vitamin K
- Muskelkrämpfe bei Patienten mit Leberzirrhose können evtl. durch Chinidin (2-mal 200 mg/d) gebessert werden

Aszites

Aszites ist die Ansammlung von Flüssigkeit im Bauchraum. Häufigste Ursache ist die dekompensierte Leberzirrhose.

▶ **Ätiopathogenese, Pathologie:** Ursächlich sind dabei vor allem ein erhöhter hydrostatischer Druck in den Kapillaren des Peritoneums infolge des Pfortaderhochdrucks und ein verminderter onkotischer Druck aufgrund der verminderten Syntheseleistung der Leber (hier insbesondere für Albumin).

▶ **Klinik:** Bei der Inspektion fällt ein vorgewölbtes Abdomen auf, der Nabel ist verstrichen, manchmal sind begleitende Inguinal-, Femoral- oder Nabelhernien festzustellen. Umgehungskreisläufe wie das *Caput medusae* können sichtbar sein, ebenso Striae. Massiver Aszites führt durch Zwerchfellhochstand oder Pleuraerguss zu Dyspnoe. Bei Perkussion und Palpation fällt ein Klopfschallwechsel bei Lagewechsel, Flankendämpfung sowie Fluktuation auf.

▶ **Diagnostik:** klinische Untersuchung, Ultraschall, Punktion

▶ **Therapie:** Restriktion der Kochsalz- und Flüssigkeitsaufnahme; Diuretika-Therapie (Spironolacton, Schleifendiuretika) kann notwendig werden. Parazentese (Punktion), ggf. mit Korrektur der Hypalbuminämie durch Infusion. Bei schweren Verläufen muss eine Parazentese in Betracht gezogen werden; dabei werden große Flüssigkeitsmengen durch Punktion abgelassen. Bei Hypalbuminämie sollte Albumin durch Infusion ersetzt werden. Bei massivem und behandlungsrefraktärem Aszites muss ein peritoneovenöser Shunt oder ein transjugulärer intrahepatischer Stentshunt (TIPS) angelegt werden.

Zieve-Syndrom

Das Zieve-Syndrom besteht bei einer Alkoholhepatitis in einer Trias aus hämolytischer Anämie, Hyperlipidämie und Ikterus. Diese Störung ist bei Männern seltener als bei Frauen.

▶ **Ätiopathogenese, Pathologie:** Die Leberhistologie ergibt Zeichen der Fettleber und der Fibrose mit Zeichen der intrahepatischen Cholestase. Die Überlebenszeit der Erythrozyten ist erheblich vermindert. Im Sternalmark finden sich eine gesteigerte Erythropoese mit megaloblastärem Einschlag, vermehrte Fettspeicherzellen mit eisenpositiven Pigmenten und Zeichen einer Erythrophagozytose.

▶ **Klinik:** Es treten kolikartige Schmerzen im rechten Oberbauch mit Übelkeit und Erbrechen auf. Durchfälle, sonstige gastrointestinale Beschwerden, auch Anorexie prägen die klinische Symptomatik. Die Leber und die Milz sind hart. Es bestehen eine normochrome Anämie und ein Ikterus. Zusätzlich zu den erwähnten pathologisch entgleisten Werten sind die Retikulozyten erhöht.

▶ **Diagnostik:** Im Serum findet sich eine Erhöhung der unkonjugierten Bilirubin-Konzentration sowie der Transaminasen-Aktivität, der Gesamtprotein- und der Albumin- mit einem Anstieg der Gesamtlipid-, der Cholesterol-, der Neutralfett- und der Phospholipid-Konzentration (besonders der Lysolecithine und Lysokephaline). Die Lipidämie kann bereits an der Trübung des Serums erkannt werden.

▶ **Therapie:** strikte Alkoholabstinenz, kohlenhydratreiche und fettarme Kost

Störungen des Pankreas

Alkoholkranke sind besonders häufig in der Gruppe der Pankreatitis-Patienten vertreten. Frauen reagieren empfindlicher bzw. sind häufiger betroffen. Es gibt regionale Unterschiede der Häufigkeit, so dominiert die alkoholbedingte Pankreasschädigung z. B. in den USA, in Südafrika, in Mittel- und Südfrankreich. Sie kommt seltener in Mitteleuropa und England vor. Bei etwa 25 % der Alkoholkranken finden sich pathologisch zu wertende Pankreasveränderungen. Ernährungsfaktoren und auch genetische Dispositionen spielen eine wichtige Rolle für die Manifestation der Pankreatitis. Es werden im Allgemeinen die *akute* und die *chronische Pankreatitis* unterschieden.

Eine Pankreatitis lässt sich auch in folgende Stadien der Funktionsstörungen einteilen:
- reversible Insuffizienz
- sekretorische Insuffizienz
- digestive Insuffizienz

▶ **Ätiopathogenese, Pathologie:** Man findet typische Befunde einer Pankreatitis mit intralobulären sklerotischen Veränderungen der Läppchenstruktur, ferner Proteinniederschläge im Gangsystem, die häufig verkalken, sowie peri- und intralobuläre Bindegewebsvermehrung. Es entstehen auch intrazelluläre Ödeme mit entzündlichen Infiltrationen oder Zellnekrosen. Eine Komplikation stellt das Pankreaskarzinom dar.

▶ **Pathophysiologie:** Alkohol hemmt die Synthese des Bicarbonats und der Proteine. Im Verlauf des chronischen Alkoholismus wird die Hemmung durch vermehrte Sekretion von Protein abgelöst, die zu Proteinniederschlägen in den kleinen und mittleren Pankreasgängen führt. Diese Obstruktion gibt den Anstoß zu Veränderungen mit begleitender Entzündung und Sklerose.

▶ **Klinik:** Typisch ist die ringförmige Schmerzsymptomatik mit plötzlich einsetzenden, intermittierenden Oberbauchbeschwerden, vorwiegend nach links, aber auch nach rechts ausstrahlend und mit Fortsetzung in den Rücken nach unten. Übelkeit, Erbrechen treten auf. Bei ⅓ der Patienten ist Steatorrhö zu beobachten. Häufig sind auch internistische Leiden vergesellschaftet wie Diabetes mellitus, Adipositas und Pseudozysten der Leber.

▶ **Diagnostik:** Das *Labor* zeigt eine Leukozytose, eine Aktivitätserhöhung der Pankreasenzyme (Amylase und/oder Lipase z. B. > 500 I. E./l), eine Erhöhung der Kreatinin-, der Harnstoff- und auch der Blutzucker-Konzentration. Die Hämoglobin- und Hämatokrit-Konzentrationen sind erniedrigt. *Sonographisch* ist das Pankreas in etwa 60 % der Fälle vergrößert. Für die Diagnose ist die *endoskopische retrograde Cholangiopankreatographie* (*ERCP*) manchmal entscheidend.

▶ **Therapie:** Nahrungskarenz und ggf. die Gabe von Antibiotika stehen im Vordergrund (Tab. 6-30 u. 6-31, S. 128). Im klinischen Alltag finden sich bei Alkoholkranken häufig zum Teil deutliche Aktivitätserhöhungen der Lipase und Amylase ohne weitere klinische Symptome. In diesem Fall können unter normaler Kost und evtl. Abdomensonographie zunächst lediglich engmaschige Kontrollen der Laborwerte durchgeführt und nur bei auftretender Schmerzsymptomatik oder bei weiterem Anstieg der Werte zusätzliche Maßnahmen ergriffen werden.

Tab. 6-30 Therapie bei akuter Pankreatitis (mod. nach Wolff u. Weihrauch 2010)

- Intensivüberwachung, Nulldiät und zentraler Venenkatheter
- Schmerzbekämpfung: bei schweren Schmerzen Procain als Basis und evtl. zusätzlich bei Bedarf Buprenorphin
- Volumensubstitution: bei leichter Erkrankung ohne prognostisch ungünstige Symptome (z. B. schlechter Allgemeinzustand, Hyperglykämie, Leukozytose, Erhöhung der AST- bzw. ASAT-Aktivität [= GOT-Aktivität], niedriger Hämatokrit-Wert) mindestens 3 Liter Flüssigkeit/d (1,5 Liter 0,9%ige NaCl-Lösung und 1,5 Liter 5%ige Glucoselösung, je nach Kaliumwert Substitution des Kaliums), Ernährung parenteral mit Glucose, Elektrolyten und Aminosäuren, keine Fettinfusionen, ca. 1 500–2 000 Kalorien/d; bei schwerer Erkrankung initial 500–1 000 ml Plasmaersatzmittel plus 1 000 ml Zucker-Elektrolyt-Lösung plus 50 g Humanalbumin
- Korrektur von Kalium-, Calcium-, Natrium- oder Chloridverlusten durch entsprechende Zusätze
- falls keine Gerinnungsstörung vorliegt: Low-Dose-Heparinisierung
- Ausschaltung der Pankreasstimulation durch absolute Nahrungskarenz (bis zur Besserung des klinischen Bildes), nasogastrale Absaugung (nur bei Erbrechen und schwerer Pankreatitis), Hemmung der Magensäureproduktion
- bei auftretenden Temperaturen > 38,5 °C Gabe eines Antibiotikums empfohlen, z. B. Ciprofloxacin 3-mal 200–400 mg oder Ceftazidim 3-mal 1–2 g/d; keine Gabe von Tetracyclinen, Aminoglykosiden oder Ampicillin!
- bei anhaltenden Blutzuckerwerten über 250 mg/d Gabe von Normalinsulin je nach Blutzucker
- regelmäßige Laborkontrollen (Amylase, Blutzucker, Kreatinin, Elektrolyte, Blutbild, Sauerstoffpartialdruck), körperliche Untersuchung, Abdomensonographie und ggf. kraniale Computertomographie

AST bzw. ASAT = Aspartat-Aminotransferase, früher GOT = Glutamat-Oxalacetat-Transaminase

Tab. 6-31 Therapie bei chronischer Pankreatitis (Wolff u. Weihrauch 2010)

- absolute und lebenslange Alkoholkarenz
- Vermeidung potenziell pankreastoxischer Medikamente
- *Diät:* grundsätzlich reichlicher Kohlenhydrat- und hoher Proteingehalt, Fett, so viel ohne Steatorrhö vertragen wird; keine schwer verdaulichen Speisen; bei Maldigestion zusätzlich Gabe mittelkettiger Triglyceride, die ohne Pankreaslipase resorbiert werden
- *Fermentsubstitution:* indiziert bei Steatorrhö > 15 g/d, Gewichtsverlust; Therapieversuch bei Schmerzen, Diarrhö und dyspeptischen Beschwerden; hoch dosierte Gabe von Pankreasfermentpräparaten kurz vor oder während der Mahlzeiten, Richtlinie: als Tagesdosis etwa 200 000 FIP-Einheiten Lipase/d
- Vitamin- und Calciumsubstitution bei Maldigestion
- Schmerzbekämpfung mit Spasmoanalgetika, Paracetamol (evtl. in Kombination mit einem Neuroleptikum), eher zurückhaltend Opioid-Analgetika (Suchtpotenzial beachten!)
- Computertomographie-gesteuerte Blockade des Ganglion coeliacum (Sympathektomie ist unwirksam)
- endoskopische Sphinkterotomie mit Entfernung von Pankreasgangsteinen und vorübergehender Drain-Einlage
- thorakoskopische Splanchnikektomie
- Einstellung des Diabetes mellitus, fast immer insulinbedürftig

FIP = Fédération Internationale Pharmaceutique

Klinik speziell

Störungen verschiedener Stoffwechsel

Fettstoffwechsel

▶ **Ätiopathogenese, Pathologie:** Bei Alkoholkranken werden in der Pathologie häufig zarte sklerosefreie Arterien vorgefunden. Daher kann Alkohol in niedriger Dosierung eine vasoprotektiv gefäßprotektive Wirkung haben.

▶ **Diagnostik:** Der Cholesterol-Serumspiegel ist meist vermindert, die Hauptstörung des Fettstoffwechsels ist die Hypertriglyceridämie. Bei Alkoholkonsum steigt der Spiegel des HDL-Cholesterols an, während die Spiegel der Low-Density-Cholesterole abnehmen.

▶ **Therapie:** Alkoholkarenz, ggf. Lipidsenker

Mineralstoffwechsel

▶ **Ätiopathogenese, Pathologie:** Bei Leberzirrhose nimmt der Eisengehalt in vielen Organen zu. In Leber, Pankreas, Nebennieren, Schilddrüse, Hypophyse und im Myokard lässt sich eine erhöhte Konzentration des Speichereisens finden.

▶ **Therapie:** entsprechend den spezifischen Laborergebnissen

Porphyrinstoffwechsel

▶ **Klinik:** Alkohol stört die hepatische Porphyrin- und Hämsynthese und kann somit zu Porphyrin-Stoffwechselstörungen bei Gesunden sowie zur biochemischen und klinischen Manifestation einer akuten und chronischen hepatischen Porphyrie führen.

▶ **Therapie:** entsprechend den spezifischen Laborergebnissen

Vitaminstoffwechsel

▶ **Klinik:** Aufgrund des Alkoholkonsums besteht häufig eine Malnutrition mit Mangel an verschiedenen Vitaminen, insbesondere Vitamin B_1 und Vitamin B_{12}. Bei Vita-

min-B_{12}-Mangel ist auch an verschiedene andere Erkrankungen zu denken (Tab. 6-32 u. 6-33).

Tab. 6-32 Differenzialdiagnose Vitamin-B_{12}-bedingter Mangelzustände nach Hauptursachen (nach Wolff u. Weihrauch 2010)

Verminderte Zufuhr
- fleischfreie, streng vegetarische Diät

Verminderte Resorption
- unzureichende Produktion an *intrinsic factor* (IF) bei atrophischer Gastritis (Perniziosa = Biermer-Krankheit)
- bei angeborenem IF-Mangel, Gastrektomie, Zerstörung der Magenschleimhaut; Anti-IF-Antikörper im Magensaft
- *bei Darmerkrankungen*: Malabsorptionssyndrom, Ileitis, Sprue (Zöliakie), Dünndarmresektion
- *infolge kompetitiven Verbrauchs durch Parasiten*: Fischbandwurm, pathologische Besiedlung des Dünndarms mit Bakterien, z.B. bei Divertikeln oder in Blindsäcken (Blind-Loop-Syndrom)

Vermehrter Verbrauch
- in der Schwangerschaft

Tab. 6-33 Untersuchungen zur differenzialdiagnostischen Abklärung (nach Wolff u. Weihrauch 2010)

- *Blutbild*: Makro- oder megalozytäre Anämie?
- *Vitamin-B_{12}-Spiegel im Serum*: Verminderung unter 150 pg/ml?
- *Abklärung auf Antikörper gegen Parietalzellen und intrinsic factor*
- *Folsäurespiegel im Serum*
- *Schilling-Test*: Mangel an intrinsic factor? Malabsorption? Hinweis: Der positive Nachweis von Antikörpern gegen Parietalzellen und *intrinsic factor* macht den Schilling-Test heute i.d.R. überflüssig.
- *Magendiagnostik*: Histaminrefraktäre Anacidität? Chronisch-atrophische Corpusgastritis?

Klinik speziell

▶ **Therapie:** entsprechend den spezifischen Laborergebnissen

Störungen der Haut

▶ **Klinik:** Die Hautveränderungen sind Folgen der Lebererkrankungen und des Vitaminmangels: Gesichtsödem, Weiterstellung der Gefäße mit Hyperämie, Teleangiektasien, Acne rosacea, Rhinophym, Palmar- und Plantarerythem, Gefäßsterne (Naevus araneus) Veränderungen an den Nägeln, Weißflecken der Haut. *Porphyria cutanea tarda* wird durch Alkohol mit ausgelöst.

▶ **Therapie:** entsprechend dermatologischem Konsil

Fetales Alkoholsyndrom

In den letzten Jahren wurde zunehmend erkannt, dass mütterlicher Alkoholkonsum teratogene Schädigungen des Embryo bzw. des Fetus während der Schwangerschaft erzeugt. Das fetale Alkoholsyndrom betrifft etwa 1 % aller Lebendgeborenen. Folgende Störungen bestehen:

- pränatales Wachstumsdefizit
- postnataler Minderwuchs und Untergewicht
- Mikrozephalie
- statomotorische und geistige Retardierung
- Hyperaktivität
- Muskelhypotonie
- typische Fazies mit gerundeter Stirn, gekürztem Nasenrücken, Ptosis, verstärkten Nasolabialfalten, schmalem Lippenrot

Bei stärker ausgeprägtem fetalem Alkoholsyndrom bestehen mehrere Missbildungen gleichzeitig.

Andere Störungen

Bei den im Folgenden genannten Störungen sind ggf. chirurgische Interventionen durchzuführen.

▶ **Dupuytren-Kontraktur:** Die fibroplastischen Veränderungen der Palmaraponeurose der Hand beruhen vermutlich auf Leberfunktionsstörungen und kommen häufig gemeinsam mit Leberzirrhosen vor.

▶ **Neurogene Osteoarthropathie:** Bei der neurogenen Osteoarthropathie treten Infarzierungen des Femurkopfes auf.

▶ **Osteopenie:** Bei einer Osteopenie handelt es sich um eine Minderung der Kalzifikation der Knochen, möglicherweise durch alkoholbedingten Vitamin-D-Mangel.

▶ **Mammakarzinom:** Aus noch ungeklärter Ursache ist das Mammakarzinom bei Alkoholkranken häufiger.

6.3 Medikamente

Michael Rath

Medikamentenmissbrauch und -abhängigkeit sind eher verborgene Probleme. Die missbräuchliche Verwendung von Benzodiazepinen wird unter Fachleuten (Glaeske 2009; Keup 1993) seit langem nach dem Alkoholabusus als die zweitgrößte Missbrauchsproblematik in Deutschland angesehen (Tab. 6-34).

Eine **Medikamentenabhängigkeit** entsteht durch längerfristigen, meist missbräuchlichen Konsum bestimmter Medikamente, wobei die kritische Zeit, nach der aus einem Missbrauch auch eine Abhängigkeit wird, großen, teils substanzbedingten, teils konsumentenbedingten Varianzen unterliegt. Medikamentenabhängigkeit zeigt sich oft

Klinik speziell

Tab. 6-34 Fakten und Zahlen zu Medikamentenmissbrauch und -abhängigkeit in Deutschland (Bundesärztekammer 2007; www.forum-gesundheitspolitik.de)

Faktum	Zahl
Medikamentenabhängige	ca. 1,4–1,9 Mio.
Personen, die mittel- bis hochgradig gefährdet eingestuft werden, eine Medikamentenabhängigkeit zu entwickeln	ca. 1,7 Mio.
Meist über längere Zeit verordnete Medikamente mit Abhängigkeitspotenzial (v. a. Benzodiazepine)	ca. 4–5 %
Anteil hiervon, der nur zur Aufrechterhaltung einer Sucht rezeptiert wird	ca. 1/3
Abhängigkeit von Schlaf- und Beruhigungsmitteln	ca. 80 % der Betroffenen
Volkswirtschaftliche Folgekosten der Medikamentenabhängigkeit	ca. 14 Mrd.[1]

[1] geschätzter Wert (Extrapolierung der Bundesärztekammer)

erst dann, wenn schwerwiegende Symptome, wie nachlassende generelle Leistungsfähigkeit, erhebliche Nebenwirkungen, Chronifizierung von Krankheitsbildern, deutlich werden.

Erschwert ist die Erkennung der Medikamentenabhängigkeit, wenn der Betroffene die Mittel anfangs zur Bekämpfung von Beschwerden eingesetzt hat, die dann wiederum als *Entzugserscheinungen* auftreten können. Dies betrifft vor allem Schmerzen, Unruhe, »Nervosität«, Spannungsgefühle und Angst. Da solche Erscheinungen noch sehr lange nach dem Absetzen des Mittels weiter bestehen, verwechselt der Abhängige leicht Ursache und Wirkung. Er nimmt dann die lang dauernden Entzugserscheinungen fälschlich als Beweis dafür, dass seine Probleme eben nur durch die Medikamente behandelbar sind. Weiterhin wird die Entwicklung einer Abhängigkeit dadurch erleichtert, dass der Medikamentenabhängige sein Suchtmittel meist höchst gesellschaftskonform auf Rezept und von Arzt und Apotheker erhält.

Bei der Benzodiazepin-Abhängigkeit sind etwa 2/3 der Betroffenen Frauen (Bundesärztekammer 2007; www.forum-gesund-heitspolitik.de). Die am häufigsten verordneten Psychopharmaka sind weiterhin die Benzodiazepine, auch wenn hier seit einiger Zeit ein Rückgang zu verzeichnen ist (Glaeske 2011). Des Weiteren wird beobachtet, dass die Verordnungshäufigkeit von Medikamenten mit Abhängigkeitspotenzial bei GKV-Versicherten über Privatrezepte zunimmt (Hoffmann et al. 2006, 2009) – ein Umstand, der bisher noch eher wenig Beachtung gefunden hat.

Die Verordnungen steigen mit zunehmendem Alter, daher wird auch die Medikamentenabhängigkeit bei alternden Menschen in Zukunft ein noch größeres gesellschaftliches Problem werden. Nach einer Studie von Remien (1994) müssen hinsichtlich der Einnahme von Tranquilizern mehr als 20 % der über 60-jährigen Frauen und Männer als bereits abhängig oder stark abhängigkeitsgefährdet klassifiziert werden. Mit etwa 30 % veranschlagten von Ascheraden et al. (2006) den Anteil der Menschen über 70 Jahre, die psychotrope Substanzen einnehmen, und zwar sowohl in Pflegeeinrichtungen als auch im Rahmen der ambulanten Versorgung, wobei sie den Benzodiazepinen hier eine gefährliche und

Klinik speziell

immer noch unterschätzte Rolle zusprachen. Ähnliches konnte Weyerer (2003) ermitteln.

6.3.1 Hypnotika und Sedativa

Zu den Hypnotika und Sedativa (Schlaf- und Beruhigungsmittel) zählen vor allem die *Benzodiazepine*, die inzwischen weitgehend obsoleten *Barbiturate* und die sogenannten *Benzodiazepin-Analoga*. Ihnen gemeinsam ist die Einwirkung auf das inhibitorische GABAerge System, was auch auf den Alkohol zutrifft. Daraus resultieren Wirkungsübereinstimmungen und eine Kreuztoleranz.

Benzodiazepine (und Barbiturate)

Generell ist das Risiko der Gewöhnung und Toleranzbildung sowie schließlich der psychischen wie physischen Abhängigkeit bei Benzodiazepinen und Barbituraten schon nach wenigen Wochen sehr hoch. Die anfänglich gezielte und indizierte Einnahme geht dann in einen Dauerkonsum über, der der individuellen Befindlichkeitsmanipulation dient und nichts mehr mit dem ursprünglichen therapeutischen Zweck zu tun hat.

Die Schlaf- und Beruhigungsmittel aus dieser Gruppe sind potente Aktivatoren des GABA-Systems. Daraus ergeben sich unter anderem anxiolytische, sedierende, muskelrelaxierende, antikonvulsive Effekte. Eine besonders hohe Konzentration von Benzodiazepin-Rezeptoren findet sich im limbischen System.

Klinisch lassen sich die klassischen Schlaf- und Beruhigungsmittel unter anderem nach ihrer Wirkdauer in kurz wirksame ($t_{1/2} < 5$ h), mittellang wirksame ($t_{1/2}$ 5–24 h)

und lang wirksame Substanzen ($t_{1/2} > 24$ h) unterscheiden (Tab. 6-35).

Eine Benzodiazepin-Abhängigkeit zeigt sich zunächst typischerweise in einer leichten kognitiven Beeinträchtigung, einer fehlenden körperlichen Spannkraft und einem Mangel an spürbarer gefühlsmäßiger Beteiligung an der Umwelt. Die Zeichen

Tab. 6-35 Benzodiazepine nach Halbwertszeit (HWZ) – Beispiele (nach Laux u. Dietmaier 2006; Tretter 2000)

$t_{1/2} < 5$ h
• Midazolam (Dormicum®)

$t_{1/2} < 5$–24 h
• Alprazolam (Tafil®)
• Bromazepam (Lexotanil®)
• Flunitrazepam (Rohypnol®)
• Lorazepam (Tavor®)
• Lormetazepam (Noctamid®)
• Nitrazepam (Mogadan®)
• Oxazepam (Adumbran®)
• Temazepam (Planum®)

$t_{1/2} > 24$ h
• Chlordiazepoxid (Librium®)
• Clobazam (Frisium®)
• Diazepam (Valium®)
• Dikaliumclorazepat (Tranxilium®)

$t_{1/2}$ = Halbwertszeit

Tab. 6-36 Zeichen einer chronischen Benzodiazepin-Einnahme (Faust u. Baumhauer 2002)

- affektive Indifferenz
- dysphorische Verstimmungszustände
- Überforderung bzw. Vermeidung von neuen oder belastenden Situationen
- Kritikschwäche
- Appetitlosigkeit
- Vergesslichkeit und psychische Leistungsminderung
- muskuläre Schwäche, ggf. mit Reflexverlust

Klinik speziell

einer chronischen Benzodiazepin-Einnahme können, wie in Tabelle 6-36 dargestellt, zusammengefasst werden.

Benzodiazepin-Analoga

Betrachtet man die Verordnungsmengen der Hypnotika und Tranquilizer (Tab. 6-37a u. b), so fallen die hohen Verordnungszahlen für die als Benzodiazepin-Analoga bezeichneten Zopiclon- und Zolpidem-Präparate auf.

Diese erst vor einigen Jahren auf dem Markt eingeführten Substanzen sollten zwar eine bezüglich der Sedierung Benzodiazepinähnliche Wirkung aufweisen, nicht jedoch das Risiko der Suchtentwicklung. Diese Substanzen wirken zwar auch am Benzodiazepin-Rezeptor, jedoch an anderer Stelle. Daraus leitete man die teils ähnliche, teils deutlich andere Wirkung gegenüber den Benzodiazepinen ab. Zwischenzeitlich haben sich jedoch ebenfalls für diese Substanzen Fälle typischen Suchtverhaltens, auch

Tab. 6-37a Die 20 meistverkauften Hypnotika und Sedativa nach Packungsmengen im Jahr 2009 (nach IMS Health 2011)

Rang	Handelsname	Wirkstoff	Packungen (in Mio.)	Missbrauchs-/ Abhängigkeits- potenzial
1	Hoggar® N	Doxylamin	2,4	eher nicht
2	Zopiclon-ratiopharm® rp	Zopiclon	1,1	++ (bis +++)
3	Stilnox® rp	Zolpidem	0,9	++ (bis +++)
4	Betadorm®-D	Diphenhydramin	0,8	eher nicht
5	Noctamid® rp	Lormetazepam	0,8	+++
6	Zolpidem-ratiopharm® rp	Zolpidem	0,7	++ (bis +++)
7	Radedorm® 5 rp	Nitrazepam	0,6	+++
8	Schlafsterne ret.	Doxylamin	0,6	eher nicht
9	Zolpidem Stada® rp	Zolpidem	0,6	++ (bis +++)
10	Lendormin® rp	Brotizolam	0,6	+++
11	Ximovan® rp	Zopiclon	0,5	++ (bis +++)
12	Zopiclon-CT rp	Zopiclon	0,5	++ (bis +++)
13	Flunitrazepam ratiopharm® rp	Flunitrazepam	0,4	+++
14	Bikalm® rp	Zolpidem	0,4	++ (bis +++)
15	Remestan® rp	Temazepam	0,4	+++
16	Planum® rp	Temazepam	0,4	+++
17	Rohypnol® rp	Flunitrazepam	0,4	+++
18	Zopiclon Stada® rp	Zopiclon	0,4	++ (bis +++)
19	Dalmadorm® rp	Flurazepam	0,3	+++
20	Zop® rp	Zoplicon	0,3	++ (bis +++)

++ = gegeben; +++ = hoch; ret. = retard; rp = rezeptpflichtig
Diese »Eher-nicht-Einschätzung« bezieht sich auf den »bestimmungsgemäßen Gebrauch«. Bei missbräuchlich hoch dosiertem Dauerkonsum von Diphenhydramin und Doxylamin (z. B. > 200 mg) kann es aber zu Toleranzentwicklung und Entzugssyndromen kommen.

Klinik speziell

Tab. 6-37b Die 15 meistverkauften Tranquilizer nach Packungsmengen 2010 (Gesamtabsatz 9,9 Mio. Packungen, Gesamtindustrieumsatz 29,5 Mio. Euro; nach IMS Health 2011)

Rang	Handelsname	Wirkstoff	Absatz 2010 (in Tausend)	Missbrauchs-/ Abhängigkeits-potenzial
1	Diazepam-ratiopharm®	Diazepam	1334,8	+++
2	Tavor®	Lorazepam	1238,6	+++
3	Lorazepam-ratiopharm®	Lorazepam	722,8	+++
4	Bromazanil® Hexal	Bromazepam	714,7	+++
5	Oxazepam-ratiopharm®	Oxazepam	613,2	+++
6	Adumbran®	Oxazepam	435,5	+++
7	Lorazepam-neuraxpharm®	Lorazepam	399,4	+++
8	Oxazepam AL	Oxazepam	282,6	+++
9	Lorazepam dura	Lorazepam	269,1	+++
10	Bromazep-CT	Bromazepam	242,4	+++
11	Tranxilium®	Dikaliumclorazepat	193,9	+++
12	Lexotanil® 6 mg	Bromazepam	190,2	+++
13	Normoc®	Bromazepam	177,1	+++
14	Faustan®	Diazepam	170,6	+++
15	Diazepam Stada®	Diazepam	164,2	+++

+++ = hoch

Klinik speziell

im Sinne einer körperlichen Abhängigkeit, ergeben. Risiko einer Suchtentstehung und Grad der Abhängigkeit sind zwar erheblich geringer als bei den Benzodiazepinen selbst, aber dennoch vorhanden. Gegebenenfalls muss genauso verfahren werden wie bei einer Benzodiazepin-Abhängigkeit (qualifizierter stationärer Entzug, anschließende Entwöhnungstherapie usw.).

Während die durchschnittliche Tagesdosis bei 10–15 mg Diazepam (bzw. der entsprechenden Äquivalenzdosis) liegt, sind uns Patienten aus dem Drogenmilieu bekannt, die Tagesdosen bis zu 400 mg konsumieren. In Bezug auf die Kumulationsgefahr ist auch noch auf die zum Teil ebenfalls mit langer Halbwertszeit aktiven Metaboliten der meisten Benzodiazepine hinzuweisen.

Aufgrund seines Wirkortes, des Benzodiazepin-Rezeptors, und seiner Wirkart ist auch Clomethiazol (Distraneurin®) zu den Hypnotika und Sedativa zu rechnen. Es ist eine Barbiturat-ähnliche, dem Thiamin (Vitamin B_1) verwandte Substanz, die in der stationären Behandlung des Alkoholentzugs – und hier in besonderer Weise des Alkoholentzugsdelirs – ihren Platz hat. Im ambulanten Setting ist eine Verordnung aufgrund des hohen Suchtpotenzials und der schlechten Compliance der Patienten, vor allem in Bezug auf das strikte Alkoholverbot während der Einnahme, nur unter strengen Kautelen zu verantworten (nicht in die Hand des Patienten, gute Überwachung durch zuverlässige Angehörige usw.). Entzüge von Clomethiazol oder Alkohol plus Clomethiazol sind meist deutlich schwerer als solche von Alkohol oder Benzodiazepinen oder Alkohol plus Benzodiazepinen. Zudem landet ein nicht unerheblicher Teil des ambulant rezeptierten Clomethiazols auf dem Schwarzmarkt.

Entzugssyndrom

Entsprechend der vielfältigen Wirkung der Benzodiazepine (sedierend, zum Teil euphorisierend, antikonvulsiv, antidelirant, anxiolytisch, muskelrelaxierend) findet sich ein breites Spektrum von Entzugserscheinungen (Tab. 6-38). Diese können bei physischer Abhängigkeit im Allgemeinen ein bis vier Halbwertszeiten nach der letzten Einnahme auftreten. Besonders hervorzuheben sind der zerebrale Krampfanfall und das Entzugsdelir wegen möglicher Komplikationen.

▶ **Therapie:** Pragmatisch kann bei Hochdosis-Konsumenten *Diazepam* etwa 3- bis 4-mal 5–10 mg/d für etwa 5 Tage gegeben werden. Dann wird die Dosis jeden zweiten oder dritten Tag um 5 mg und ab 5 mg in kleineren Schritten herabgesetzt. Generell sollte eine Dosisreduktion erst ab dem sechsten oder siebten Tag forcierter erfolgen (Tab. 6-39, S. 136). Zusätzlich können ggf. auch 3-mal 300 mg *Oxcarbazepin* zum Krampfschutz verabreicht werden. Unter Anfallsschutz kann ein Entzug auch ambulant unter besonders langsamer Reduktion der Benzodiazepin-Dosierung erfolgen.

Cave: Aufgrund des besseren Nebenwirkungsprofils, der selteneren Unverträglichkeitserscheinungen und der geringeren Interaktionen über das Cytochrom-P_{450}-Systems sollte dem Oxcarbazepin trotz der Off-Label-Anwendung der Vorzug gegenüber dem Carbamazepin gegeben werden.

Bei einem deliranten Medikamentenentzugssyndrom (optische Halluzinationen, Unruhe, Schreckhaftigkeit usw.) ist häufig *Clomethiazol* das beste Mittel, das meist nach 2–3 Tagen wieder zur Normalisierung des Zustandes führt. Die detaillierten Therapieempfehlungen sind bereits beim Delirium tremens des Alkoholismus (→ Kap. 6.2) ausgeführt. Benzodiazepine müssen in dieser Situation häufig in extrem hohen Dosie-

Tab. 6-38 Benzodiazepin-Entzugssymptome (nach Holzbach 2010)

Symptome	Häufigkeit (%)
Unspezifische Symptome	
• Schlafstörungen	71
• Angst	56
• Verstimmung/Stimmungsschwankungen	49
• Muskelschmerzen/-zuckungen	49
• Zittern	38
• Kopfschmerzen	38
• Übelkeit/Brechreiz/Appetitverlust	36
• Schwitzen	22
• verschwommenes Sehen	20
Wahrnehmungsstörungen	
Überempfindlichkeit	
• gegen Geräusche	38
• gegen Licht	24
• gegen Geruch	15
• gegen Berührung	7
Unterempfindlichkeit	
• gegen Geruchsreize	15
• gegen Geschmacksreize	4
Qualitative Veränderung	
• Bewegungen	> 24
• Sehen	> 13
• Geschmack	13
• Hören	2
• Geruch	2
Sonstige	
Unwirklichkeitsgefühl	24
Komplikationen	
Psychosen	7
Epileptische Anfälle	4

Klinik speziell

Tab. 6-39 Reduktionsschemata beim Entzugssyndrom

Dosisreduktion bei Niedrigdosis-Abhängigkeit
• über 6–12 Wo. mit Präparaten, die eine lange Halbwertszeit haben (inkl. aktiven Metaboliten) Abdosierschritte: • z. B. 25 % Dosisreduktion jeden 3. oder 4. Tag oder • in der 1. Wo. jeden 2. Tag um 50, dann um 20 % reduzieren

Pragmatische Therapie bei Hochdosis-Abhängigkeit
• Oxcarbazepin 900 mg + Diazepam 3- bis 4-mal 10 mg/d • Dosisreduktion jeden 2. Tag • nach Beendigung der Diazepam-Gabe 2 Tage später mit Oxcarbazepin-Reduktion beginnen

rungen verabreicht werden und scheinen aus klinischer Erfahrung weniger wirksam zu sein.

Langfristige Strategien bei Abhängigkeit

In der Behandlung von Patienten mit Hypnotika- und Sedativa-Abhängigkeit kommt es häufig zu Rückfällen und Behandlungsabbrüchen – wie bei den meisten anderen Suchterkrankungen auch.

Es gibt die folgenden sehr unterschiedlichen Gruppen von Patienten, bei denen gehäuft mit einer Abhängigkeit von Benzodiazepinen sowie wirkungsähnlichen Substanzen (Clomethiazol, Benzodiazepin-Analoga) gerechnet werden muss:

* Patienten, die diese Präparate im Rahmen einer ärztlichen, meist nicht psychiatrisch geführten Behandlung erhalten und die auch die verordnete Dosis nicht steigern

* Patienten mit einer Angsterkrankung und/oder Panikstörung, die meist ihre Präparate durch Verordnung eines Psychiaters erhalten und ihre Dosis nur selten steigern

* Patienten mit lang anhaltenden depressiven Verstimmungen, oft vor dem Hintergrund einer als unbefriedigend empfundenen Lebenssituation, die nicht selten verschiedene Ärzte um Rezeptierung angehen, die Dosis steigern und die Medikation auch mit Alkohol kombinieren, um so die Wirkung zu verstärken

* Patienten mit chronischen Schlafstörungen, die von der sedierenden Wirkung der Substanzen dieser Gruppe nur anfangs profitieren, diesen Effekt aber durch die zunehmende Gewöhnung verlieren, jedoch bei Absetzversuchen ein verstärktes Auftreten der ursprünglichen Schlafstörungen bemerken und deshalb keinesfalls von der Einnahme Abstand nehmen wollen

Die langfristige Stabilisierung sollte sich an der primären Ursache der Hypnotika- bzw. Sedativa-Einnahme orientieren. Wichtig sind nichtmedikamentöse Strategien, die die primäre Störung günstig beeinflussen sollten. Beispielhaft seien Empfehlungen zu einer besseren Schlafhygiene, für Entspannungsverfahren oder Psychotherapie genannt. Die häufig im Entzug auftretenden Schlafstörungen können zumindest vorübergehend auch mit bestimmten Trizyklika sowie pflanzlichen Sedativa (z. B. Johanniskraut, Baldrian) beeinflusst werden.

6.3.2 Analgetika

Bei den Analgetika ist im Wesentlichen zwischen zwei sehr unterschiedlichen Substanzgruppen zu unterscheiden, nämlich

Klinik speziell

zwischen zentral und peripher wirksamen Substanzen. Zu den Ersteren sind die *Opiate* und *Opioide* zu zählen, zu Letzteren die große, in sich inhomogene Gruppe der *nichtsteroidalen Antirheumatika* und *Antiphlogistika*.

Opiat- und Opioid-Analgetika

Zur generellen Wirkungsweise der Opiate und Opioide wird auf das ausführliche Kapitel 7.1 verwiesen (insbesondere im Zusammenhang mit dem illegalen Konsum). Es seien im Folgenden einige Besonderheiten bei drei häufig eingesetzten Opioidhaltigen Analgetika *Tilidin*, *Tramadol* und *Buprenorphin* dargestellt.

▶ **Tilidin:** Tilidin kann – obwohl es ein klassisches Opioid ist – mit den beiden anderen Substanzen durchaus verglichen werden, da es nicht mehr wie früher als Valoron®, sondern nur noch als Valoron® N auf dem Markt ist. Der Zusatz *N* steht für das dem Tilidin hinzugefügte Naloxon, einen potenten Opioid-Antagonisten, der den intravenösen Missbrauch von Tilidin verhindert. Ein missbräuchlicher Konsum ist in erster Linie bei solchen Personen beobachtet worden, die bereits andere Substanzen in suchtartiger Weise eingenommen haben. Abhängigkeitsverläufe im engeren Sinn sind seit der Kombination mit Naloxon nur noch selten gesehen worden. Allerdings gibt es auch, wohl regional begrenzt – hier vor allem im Raum Berlin (Glaeske 2009) –, Einschleusungen von Naloxon-freiem Tilidin aus Polen und anderen osteuropäischen Ländern.

▶ **Tramadol:** Tramadol (Tramal®) hat im Wesentlichen eine analgetische Wirkung, weist aber im Unterschied zu Tilidin (bei Zusatz von Naloxon) und im Unterschied zu Buprenorphin keine antagonistische Wirkung auf. Es ist in Deutschland das meistverordnete Analgetikum aus der Opioid-Reihe. Ein missbräuchlicher Konsum ist auch hier in erster Linie bei solchen Personen beobachtet worden, die bereits mit anderen Substanzen Suchterfahrungen gesammelt hatten. Eine gravierende körperliche Abhängigkeit vom Opioid-Typ ist auch bei Tramadol eher selten.

▶ **Buprenorphin:** Buprenorphin, ein synthetisches Opioid, das als Analgetikum unter dem Namen Temgesic® und als Substitutionsmittel unter Subutex® im Handel ist, unterscheidet sich von den beiden zuvor genannten Substanzen dadurch, dass es nicht nur in der Schmerzbehandlung, sondern auch in der Substitution eingesetzt wird. Jedoch werden dann deutlich höhere Dosierungen als in der analgetischen Therapie benötigt. Buprenorphin zeichnet sich durch einen deutlichen Antagonismus am κ-Opioidrezeptor aus. Dies führt dazu, dass Opiat-abhängige Personen bei Einnahme von Buprenorphin zunächst beträchtliche Entzugssymptome verspüren. Dies setzt dem missbräuchlichen Konsum der Substanz gewisse Grenzen. Zudem ist durch diesen teilweisen Antagonismus die Gefahr einer lebensbedrohlichen Überdosierung erheblich geringer als bei reinen Opiat-Agonisten (wie Morphinzubereitungen, Polamidon usw.). Die analgetische Wirkung entspricht der von Morphin. Da die gastrointestinale Verabreichung durch einen hohen First-Pass-Effekt in der Leber wenig suffizient ist, kommen neben parenteralen Zubereitungen wirkstoffhaltige Pflaster und Sublingualtabletten infrage. Nach dem Absetzen kommt es nur zu einem eher milden Entzugssyndrom, obwohl die Gier nach dem »Stoff« bei einzelnen Abhängigen beträchtlich sein kann.

Seit einigen Jahren steht zur Substitution neben Buprenorphin (Subutex®) auch ein Kombinationspräparat von Buprenorphin mit Naloxon (Suboxone®) zur Verfügung,

Klinik speziell

137

das den intravenösen oder intranasalen Konsum eindämmen soll. Die bisherigen Ergebnisse zur missbräuchlichen Verwendung sind jedoch nicht so eindeutig wie dies zunächst angenommen worden war (s. hierzu z.B. Comer et al. 2010; Mammen u. Bell 2009).

Nichtsteroidale Antiphlogistika

Nichtsteroidale Antiphlogistika gehören nicht zu den Substanzen mit einem *Suchtpotenzial* im engeren Sinne, da sie keine direkten psychotropen Wirkungen haben. Sie werden aber immer wieder in missbräuchlicher Weise verwendet. Hierzu trägt sicherlich auch bei, dass ein nicht unerheblicher Teil der Substanzen dieser Gruppe frei verkäufliche OTC-Präparate (OTC = *over the counter*, über den Ladentisch) sind. Weiterhin wirkt es sich bei vielen dieser Substanzen ungünstig aus, dass sie als Mischanalgetika auf dem Markt sind. Zu dem eigentlichen Analgetikum kommen dann Coffein, Opioide (vor allem Codein) oder ein Mutterkornalkaloid als Kombinationspartner hinzu. Tabelle 6-40 listet einige umsatzstarke Mischanalgetika auf.

Insgesamt betrachtet spielen Monopräparate eine eher unbedeutende Rolle bei den Fällen mit *Analgetika-Abhängigkeit* und *-missbrauch*. Mischanalgetika-Abusus hingegen ist wohl die häufigste Form von missbräuchlicher Medikamenteneinnahme in Deutschland. Hier ist von einer hohen Dunkelziffer auszugehen, da ein Großteil der entsprechenden Präparate nicht rezeptpflichtig ist und somit auch nur schwer erfasst werden kann.

Wirkprinzip der nichtsteroidalen Analgetika ist zunächst die schmerzlindernde, entzündungshemmende Wirkung von Acetylsalicylsäure, Paracetamol, Propyphenazon und ähnlichen Substanzen. Soweit dies im konkreten Fall bei dem Patienten nur eine symptomatische Behandlungsweise ist, wird bei erneutem Auftreten der Symptomatik dann der erneute Konsum des Präparates durch den Patienten erfolgen.

Die *Pathophysiologie* einer Suchtentstehung bei Mischanalgetika ergibt sich aus der mit dem Analgetikum kombinierten Substanz. Bei den *nichtsteroidalen Analgetika* ist das gehäufte Auftreten von gastrointestinalen Blutungen von Bedeutung, ebenso die Analgetika-Nephropathie. Man nimmt an, dass 15–30 % der Dialysepflichtigkeiten in Deutschland auf die chronische Einnahme von Analgetika zurückzuführen sind.

Der *Analgetika-Kopfschmerz* (etwa 5–10 % in spezialisierten Praxen und Kliniken) resultiert aus der zu häufigen Einnahme von Schmerz- und/oder Migränemitteln. Frauen sind gegenüber Männern im Verhältnis 5 : 1 deutlich überrepräsentiert. Einzig sinnvolle Therapie ist die Durchführung einer ambulanten oder stationären Entgiftung (ca. 10–14 d) in einer spezialisierten Praxis oder Klinik. Organische Spätfolgen eines chronischen Analgetika-Missbrauchs umfassen je nach Substanz den Ergotismus (kalte Akren, Claudicatio intermittens, Bauchkrämpfe, Angina pectoris), Nierenschäden, rezidivierende Magen- und Duodenalulzera und eine erhöhte Mortalität durch Tumoren der ableitenden Harnwege.

Entzugsbehandlung

Die gestufte Abdosierung der süchtig missbrauchten Substanz über mehrere Tage, in seltenen Fällen über mehrere Wochen, ist auch hier die Entzugsmethode der Wahl. In vielen Fällen ist dies für den Patienten vor allem von psychologischer Bedeutung. Psychotherapeutische Verfahren und Entspannungstechniken sowie ggf. physikalischtherapeutische Maßnahmen sollten einen Entzug von Opioid-haltigen Analgetika begleiten. Vorübergehend können außerdem

Tab. 6-40 Zusammensetzung einiger umsatzstarker Mischanalgetika (mod. nach Poser u. Poser 1996; Rote Liste® 2012)

Handelsname	Wirkstoffe	Apotheke oder Rezept
dolomo® TN (weiß)	Acetylsalicylsäure + Paracetamol + Coffein	Rezept
dolomo® TN (blau)	Acetylsalicylsäure + Paracetamol + Codein-phosphat	Rezept
Spalt® Schmerztabletten	Acetylsalicylsäure + Paracetamol	Apotheke
Doppel Spalt® Compact	Acetylsalicylsäure + Coffein	Apotheke
Gelonida® Schmerztabletten	Paracetamol + Codeinphosphat	Rezept
Nedolon® P Tabletten	Paracetamol + Codeinphosphat	Rezept
Neuralgin® Schmerztabletten	Acetylsalicylsäure + Paracetamol + Coffein	Apotheke
Neuralgin® extra Ibu-Lysinat	Ibuprofenin	Apotheke
Optalidon® Schmerztabletten	Paracetamol + Coffein	Apotheke
Optalidon® N	Propyphenazon + Coffein	Apotheke
Optalidon® Zahnschmerz	Diclofenac	Apotheke
Optalidon® Filmtabletten	Ibuprofen	Apotheke
Thomapyrin® Medium	Paracetamol + Coffein	Apotheke
Thomapyrin® Intensiv	Acetylsalicylsäure + Paracetamol + Coffein	Apotheke
Thomapyrin® Classic Schmerz-tabletten	Acetylsalicylsäure + Paracetamol + Coffein	Apotheke
Thomapyrin® Brausetabletten	Acetylsalicylsäure + Paracetamol	Apotheke
vivimed® mit Coffein gegen Kopf-schmerzen	Paracetamol + Coffein	Apotheke
vivimed® N gegen Fieber und Kopfschmerzen	Paracetamol	Apotheke
Novo Petrin® Novum Schmerz-tabletten	Acetylsalicylsäure + Paracetamol + Coffein	Apotheke
Dolviran® N Tabletten	Acetylsalicylsäure + Codeinphosphat	Rezept

Analgetika ohne Suchtpotenzial zum Einsatz kommen.

Auch hier können pflanzliche Beruhigungsmittel und Antidepressiva wie z. B. Johanniskraut-Präparate oder Baldrian die Entzugsbehandlung begleiten und den Patienten im Anschluss daran stabilisieren.

Generell ist zu sagen, dass wie bei den Benzodiazepinen auch bei den opioiden Analgetika bei bestimmungsgemäßem Gebrauch, also bei Vorliegen der korrekten Indikation und Dosierung, mit einer Suchtentwicklung zu rechnen ist, die zunächst als eine unerwünschte Arzneimittelwirkung

Klinik speziell

angesehen werden kann. Es kommt dann wie bei jeder anderen unerwünschten Arzneimittelwirkung darauf an, diese im Gesamtzusammenhang zu sehen. Es müssen also die negativen Effekte dieser unerwünschten Arzneimittelwirkung gegen die positive Wirkung des Mittels abgewogen werden. Sodann können Arzt und Patient auf einer rationalen Basis entscheiden, ob man die unerwünschte Arzneimittelwirkung therapiert (in diesem Fall z. B. durch eine Entzugs- und anschließende Entwöhnungsbehandlung) oder ob man die unerwünschte Wirkung vor dem Hintergrund der positiven Effekte hinnehmen will. Erfolgte die Behandlung mit dem Suchtmittel aber ohne Vorliegen der korrekten Indikation, ist eine Suchtentwicklung medizinrechtlich deutlich kritischer zu bewerten.

6.3.3 Stimulanzien

Als Stimulanzien (lat. *stimulare*, anregen) bezeichnet man Substanzen, die anregend auf den Organismus wirken. Die Weltgesundheitsbehörde WHO definiert Stimulanzien als Substanzen, die die Aktivität der Nerven erhöhen, beschleunigen oder verbessern.

Typische Stimulanzien sind unter anderem *Amphetamin* und *amphetaminartige Substanzen*, *Xanthine* (z. B. Coffein, Theophyllin), *Cocain*, *Nicotin* und *Ephedrin*. Typisch für viele Stimulanzien ist eine – unterschiedlich stark ausgeprägte – psychische Abhängigkeit.

Viele Stimulanzien können bei regelmäßigem Konsum zu einer meist psychischen Abhängigkeit führen.

Aus klinischer Sicht ist **Methylphenidat** (Ritalin®, Concerta®, Medikinet®) am wichtigsten, ein amphetaminverwandtes Medikament zur Behandlung der Aufmerksamkeits-defizit-/Hyperaktivitätsstörung (ADHS) und der Narkolepsie sowie in der Augmentation von Antidepressiva bei therapieresistenten Depressionen. Methylphenidat muss mit BtM-Rezept verordnet werden.

Die *Wirkungsweise* besteht darin, dass Methylphenidat die Wiederaufnahme von Dopamin und Noradrenalin in die Präsynapse hemmt und so deren Konzentration im synaptischen Spalt erhöht.

Für die Wirkung von Methylphenidat gibt es unterschiedliche Erklärungsansätze. Eine Hypothese besagt, dass bei ADHS bestimmte Bereiche des Frontalhirns, die unter anderem Impulse kontrollieren, weniger aktiv seien und durch Stimulanzien angeregt würden, wodurch das Gehirn seine Kontrollfunktionen besser wahrnehmen könne.

Laut einer weiteren Hypothese weisen Menschen mit ADHS eine erhöhte Anzahl und Aktivität von sogenannten Dopamin-Transportern auf. Dieses Rücktransportsystem der Nervenzellen sauge das von diesen Nervenzellen in den synaptischen Spalt freigesetzte Dopamin wie eine Art »Staubsauger« wieder auf. Methylphenidat blockiere dieses Rücktransportsystem vorübergehend, d. h. in aller Regel für 3–5 Stunden. Dadurch werde ein Zustand erzielt, der annähernd dem Funktionszustand von Menschen ohne ADHS entspreche, weil die Verfügbarkeit des Dopamins verbessert werde. Ein anderer Erklärungsansatz (Plastizitäts-Hypothese) vermutet, dass in den besagten Hirnarealen zu wenige Rezeptoren für Dopamin existierten. Dieser Mangel an Rezeptoren führe dazu, dass hemmende Neuronen nicht ausreichend aktiviert würden. Durch die Gabe von Methylphenidat würden die Rezeptoren vermehrt mit Dopamin versorgt, sodass die Erregungsweiterleitung besser funktioniere. Auf Dauer könne sich jedoch das Rezeptorsystem verändern und immer unempfindlicher gegen den Botenstoff werden.

Klinik speziell

Während Methylphenidat in wesentlich höherer Dosis als Straßendroge geschnupft oder intravenös injiziert zur Sucht führen kann, wurde bisher bei fachgerechter Therapie von ADHS kein Fall von Sucht festgestellt. Auch die Gewöhnungseffekte betreffen im Normalfall nur Appetitstörungen und Nervosität.

Lang andauernder Missbrauch von Methylphenidat in hohen Dosen kann zu Psychosen oder Depressionen führen. Dann kann es auch vor allem bei nasaler oder intravenöser Applikation stark antriebssteigernd, halluzinogen und übermäßig euphorisierend wirken. Wegen der im Vergleich zu anderen Stimulanzien kurzen Wirkungsdauer und der verzögerten Anflutung ist Methylphenidat ungeeignet, einen »Kick« zu erzeugen. Es kann nur unter Verwendung extrem hoher Dosen und über die oben genannten Aufnahmewege eine Suchtentwicklung entstehen. Selten wird ein Beikonsum berichtet oder aber eine Selbstmedikation der ADHS. Eine Entwicklung hin zu einer vermehrten missbräuchlichen Verwendung kann aber auch bei der zunehmenden Verfügbarkeit der Substanz nicht gänzlich ausgeschlossen werden. Es finden sich Untersuchungen aus den USA (z.B. Bogle u. Smith 2009), aber auch aus der Schweiz (z.B. Bruggisser et al. 2010) nach denen Methylphenidat zu nicht medizinischen Zwecken, dabei in erster Linie zur Leistungssteigerung im schulischen und universitären Bereich, missbraucht wird. Für Atomoxetin fanden sich keine derartigen Beobachtungen.

6.3.4 Diuretika

Auch Diuretika werden gelegentlich missbräuchlich konsumiert, obwohl sie keine bekannte psychische Wirkung haben. Sie haben ein Missbrauchspotenzial als »Schlankmacher« sowie im Bereich des Leistungssports. Typischerweise handelt es sich hier aber nur um eine Untergruppe der Diuretika, die schnell und intensiv wirkenden Schleifendiuretika, vor allem Furosemid (Lasix®).

Durch die Diuretika kommt es zu einem erhöhten Wasserverlust des Körpers, den der missbräuchlich Konsumierende aus unterschiedlichen Gründen anstrebt. Die vermehrte Diurese ist Folge einer gesteigerten Elektrolytausscheidung, die wiederum zu Verschiebungen im Elektrolythaushalt führt. Bei häufiger Einnahme entwickelt sich ein sekundärer Hyperaldosteronismus, der zu Gewichtszunahme und Ödemen führt und damit die erneute Einnahme des Diuretikums zu erzwingen scheint (Tab. 6-41, S. 142).

Die intensive Wirkung der Schleifendiuretika führt dazu, dass bei entsprechender Flüssigkeitssubstitution eine Steigerung der Harnflussmenge auf 35–45 Liter am Tag möglich ist. Die Diurese setzt schnell ein, hält aber nur für 4–5 Stunden an.

Da Diuretika rezeptpflichtig sind, ist bei Diuretika-Missbrauch entweder die Indikation nicht gegeben oder der Patient verschafft sich das Präparat über Dritte. Vorwiegend betroffen sind folgende Personenkreise:

- medizinisches Personal, das die drastische Wirkung der Schleifendiuretika von der Berufstätigkeit her kennt und auch Zugang zu den Substanzen hat (Motiv: Gewichtsreduktion)
- Patienten mit Bulimie und Anorexia nervosa (Motiv: Gewichtsreduktion)
- Sportler zur vorübergehenden Gewichtsreduktion in gewichtsbezogenen Sportarten (Motiv: Wettkampfvorteil)
- Sportler zur Beeinflussung von Dopingkontrollen, da unter Diuretika ein stark verdünnter Urin ausgeschieden wird,

Klinik speziell

Tab. 6-41 Die wichtigsten unerwünschten Wirkungen von Schleifendiuretika (mod. nach Rote Liste 2012)

- Schwindel, Schwäche (diuresebedingt)
- Sehstörungen (diuresebedingt)
- Hörstörungen (selten)
- Elektrolytverluste, vor allem bei Langzeittherapie (Na^+, K^+, Mg^+, Ca^{2+})
- Hypovolämie, Dehydratation (vor allem anfangs bei älteren Patienten)
- Hyperurikämie, Gichtanfälle (bei Disposition)
- Verschlechterung einer (prä-)diabetischen Stoffwechsellage (selten)
- Verschlechterung einer metabolischen Alkalose
- unerwünschte Blutdrucksenkung
- Kreislaufkollaps (vor allem anfangs und bei älteren Patienten)
- Thromboseneigung (vor allem anfangs und bei älteren Patienten)
- Anämie, Leukopenie, Thrombopenie, Agranulozytose
- Verschlechterung oder Manifestation einer Harnabflussbehinderung
- Anstieg der Harnstoff- und Kreatinin-Konzentrationen (passager)
- akute interstitielle Nephritis (als Überempfindlichkeitsreaktion)
- Überempfindlichkeitsreaktionen

der unter Umständen die Konzentration verbotener Dopingstoffe wie Anabolika unter die Nachweisgrenze drückt (Motiv: Dopingverschleierung als Wettkampfvorteil)
- Bodybuilder zur besseren Darstellung des Muskelreliefs durch die Diuretikabedingte Exsikkose

> Die Anwendung von Diuretika durch Leistungssportler wird als Doping gewertet.

6.3.5 Laxanzien

Laxanzien (Abführmittel) werden in der Regel nicht als Suchtstoffe eingeordnet, weil sie keine direkten psychischen Wirkungen haben. Selbst ein extremer Missbrauch dieser Stoffe kann daher wegen der fehlenden psychoaktiven Wirkung nicht als Abusus im Sinne der international anerkannten Klassifikationssysteme (DSM-IV, ICD-10) gewertet werden. Jedoch verwenden überraschend viele Menschen Laxanzien missbräuchlich, d.h. höher dosiert und/oder länger als medizinisch sinnvoll (May 1988). Eine psychische Abhängigkeit in einem weiter gefassten Sinn kann auftreten. Aufgrund dieser psychischen Abhängigkeit und der nicht unerheblichen volkswirtschaftlichen Folgekosten werden die Laxanzien hier ebenfalls abgehandelt.

Nicht alle Laxanzien setzen allerdings einen Missbrauch in Gang, sondern nur die sogenannten *stimulierenden Laxanzien*. Diese Präparate sind rezeptfrei, ärztliche Verschreibungen sind nur mit gesonderter Begründung möglich.

In Deutschland spielen vor allem *Bisacodyl* (z.B. Dulcolax®) und *Senna-Glykoside* eine ungute Rolle im Sinne einer Missbrauchsinduktion. Durch die natürliche Herkunft der Substanzen suggeriert die Laienwerbung Unschädlichkeit und dauerhafte Wirksamkeit, obwohl diese Stoffe für die Behandlung einer chronischen Obstipation ungeeignet sind.

Bei fortgeschrittenem Missbrauch geht die eingebildete Obstipation durch Kalium- und Wassermangel in eine tatsächliche Obstipation über, der Darm funktioniert ohne Laxanzien im Sinne eines Circulus vitiosus in der Tat nicht mehr ohne diese Stimulation (Abb. 6-7).

Der ständige Laxanzien-Gebrauch hat zahlreiche unerwünschte Nebenwirkungen zur Folge, die die Konsumenten nicht immer dem Laxans zuordnen (Tab. 6-42).

Besonders disponiert für einen Abführmittelmissbrauch sind Patienten mit Anorexia nervosa und Bulimie. Sie erreichen manchmal unvorstellbar hohe Dosen von stimulierenden Laxanzien. Es gibt Berichte von Patienten, die täglich mehrere Dutzend Dragees an Abführmittel einnehmen.

Ausgangspunkt und Motor eines Laxanzien-Missbrauchs ist oft eine falsche Vorstellung über die Schwankungsbreite der natürlichen Stuhlfrequenz (3-mal tägl. bis 2-mal wö.), manchmal auch eine andere populäre pathophysiologische Irrlehre (»Entschlackung«, »Blutreinigung«, Vermeidung von »Selbstvergiftung«).

Auch die Vorstellung, durch Laxanzien schlanker werden zu können, kann einen Missbrauch in Gang setzen: Nach der Einnahme eines Laxans verliert der Betroffene zunächst 1–2 kg an Körpergewicht. Dieser »Initialerfolg« bestätigt dann scheinbar die falsche Anfangsannahme und ermutigt

Tab. 6-42 Folgeerscheinungen durch ständigen Gebrauch stimulierender Laxanzien (nach Poser u. Poser 1996)

- Verschlimmerung einer Obstipation
- Durchfälle, Bauchschmerzen und Bauchkrämpfe
- spastische Kolitis
- überflüssige darmchirurgische Eingriffe durch Fehldiagnosen
- toxisches Megakolon, evtl. mit Ileus
- Nephritis
- Melanosis coli
- massiver Verlust von Wasser und Elektrolyten über den Darm
- sekundärer Hyperaldosteronismus
- Steatorrhö und Proteinverlust-Enteropathie
- intestinale Calciumverluste mit konsekutiver Osteoporose

zum Weitermachen. Der initiale Gewichtsverlust war aber durch den Verlust von Stuhl aus dem Darm verursacht, nicht durch einen Verlust von Körperfett.

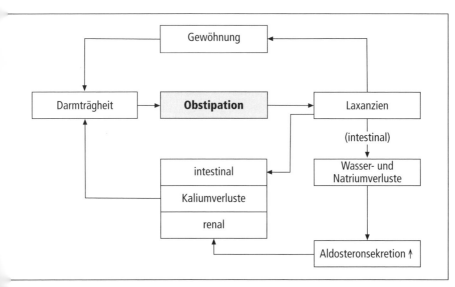

Abb. 6-7 Circulus vitiosus bei chronischem Laxanzien-Gebrauch (Aktorius et al. 2009)

6.3.6 Entwöhnungstherapie bei Abhängigkeit

Nach einer professionell durchgeführten Entzugsbehandlung ist eine sich daran anschließende Entwöhnungstherapie wesentlich, um die Voraussetzungen für eine dauerhafte Abstinenz zu schaffen. Grundlegend muss dafür in der Entwöhnungsbehandlung die primäre Ursache der Medikamentenabhängigkeit therapiert werden. Nur so kann ein rascher Rückfall vermieden werden. Hier eignet sich am ehesten ein multiprofessioneller Ansatz mit psychiatrisch-psychotherapeutischem Vorgehen. In der Entwöhnung können in der Kombination psychoedukativer und psychotherapeutischer Therapieelemente die die Sucht begründenden und unterhaltenden Konflikte und Mechanismen aufgedeckt und bearbeitet werden. Allerdings sind auch bei absolvierter Entwöhnungstherapie Rückfälle nicht selten.

Literatur

Aktorius K, Förstermann U, Hofmann F, Starke K. Allgemeine und spezielle Pharmakologie und Toxikologie. Begründet von: Forth W, Henschler D, Rummel W. 10. Aufl. München: Urban & Fischer bei Elsevier 2009.

Ascheraden C, Gellert R, Hagenbuch F. Sucht im Alter – Die stille Katastrophe. Dtsch Ärztebl 2006; 103: A3380–1.

Batra A. Treatment of tobacco dependence. Dtsch Arztebl Int 2011; 108: 555–64.

Benkert O, Hippius H. Kompendium der Psychiatrischen Pharmakotherapie. 8. Aufl. Berlin, Heidelberg, New York: Springer 2011.

Bogle KE, Smith BH. Illicit methylphenidate use: a review of prevalence, availability, pharmacology, and consequences. Curr Drug Abuse Rev 2009; 2: 157–76.

Bruggisser M, Ceschi A, Bodmer M, Wilks MF, Kupferschmidt H, Liechti ME. Retrospective analysis of stimulant abuse cases reported to the Swiss Toxicological Information Centre during 1997–2009. Swiss Med Wkly 2010; 140: w13115. doi: 10.4414/smw.2010.13115.

Bundesärztekammer (Hrsg). Medikamente – schädlicher Gebrauch und Abhängigkeit. Leitfaden für die ärztliche Praxis. Köln: Deutscher Ärzte-Verlag 2007. www.bundesaerztekammer.de/downloads/LeitfadenMedAbhaengigkeit.pdf (Zugriffsdatum: 24.02.2012)

Cloninger CR, Boman M, Sigvardsson S. Inheritance of alcoholabuse: cross-fostering analysis of adoptemen. Arch Gen Psychiatry 1981; 38: 861–8.

Cobb NK, Abrams DB. E-Cigarette or drug-delivery device? Regulating novel nicotine products. N Engl J Med 2011; 365: 193–5.

Comer SD, Sullivan MA, Vosburg SK, Manubay J, Amass L, Cooper ZD, Saccone P, Kleber HD. Abuse liability of intravenous buprenorphine/naloxone and buprenorphine alone in buprenorphine-maintained intravenous heroin abusers. Addiction 2010; 105: 709–18.

Deutsche Gesellschaft für Neurologie (DGN). Leitlinie »Epilepsie im Erwachsenenalter« DGN 2008. www.dgn.org.

Ebbert JO, Rowland LC, Montori V, Vickers KS, Erwin PC, Dale LC, Stead LF. Interventions for smokeless tobacco use cessation. Cochrane Database Syst Rev 2004; 3 CD004306.

Etter JF, Bullen C, Flouris AD, Laugesen M, Eissenberg T. Electronic nicotine delivery systems: a research agenda. Tob Control 2011; 20: 243–8.

Fagerström KO, Schneider NG. Measuring nicotine dependence: a review of the Fagerström Tolerance Questionnaire. J Behav Med 1989; 12: 159–81.

Klinik speziell

Faust V, Baumhauer H. Medikamentenabhängigkeit. In: Faust V. Psychiatrie. 2. Aufl. München: Urban & Fischer bei Elsevier 2002.

Food and Drug Administration (FDA). FDA and public health experts warn about electronic cigarettes. 22.07.2009. www.fda.gov/newsevents/newsroom/pressannouncements/ucm173222 (Zugriffsdatum: 24.02.2012).

Gilg T, Deinl I, Grundner H, Soyka M. Stellenwert der Begleitstoffanalytik (Methanol, Isopropanol) und D-Transferrin (CDT) in der Alkoholismusdiagnostik. In: Soyka M (Hrsg). Biologische Alkoholismusmarker. London: Chapman & Hall 1995; 45–92.

Glaeske G. Psychotrope und andere Arzneimittel mit Missbrauchs- und Abhängigkeitspotenzial. In: Deutsche Hauptstelle gegen die Suchtgefahren (Hrsg). Jahrbuch Sucht 2009. Geesthacht: Neuland 2009.

Glaeske G. Psychotrope und andere Arzneimittel mit Missbrauchs- und Abhängigkeitspotenzial. In: Deutsche Hauptstelle gegen die Suchtgefahren (Hrsg). Jahrbuch Sucht 2011. Geesthacht: Neuland 2011.

Hoffmann F, Glaeske G, Scharfetter W. Zunehmender Hypnotikagebrauch auf Privatrezepten in Deutschland. Sucht 2006; 52: 360–6.

Hoffmann F, Scharfetter W, Glaeske G. Verbrauch von Zolpidem und Zopiclon auf Privatrezepten zwischen 1993 und 2007. Der Nervenarzt 2009; 80: 578–83.

Holzbach R. Benzodiazepin-Langzeitgebrauch und -abhängigkeit. Fortschr Neurol Psychiat 2010; 78: 425–34.

IMS Health – Institut für medizinische Statistik (2011). Der pharmazeutische Markt 2010. Frankfurt a. M: Eigenverlag. Zitiert in: Glaeske G, Schicktanz C. BARMER GEK Arzneimittelreport 2011. St. Augustin: Asgard 2011.

IRT (Institut für Rauchertherapie München). www.irt-rauchfreiwerden.de. 2007.

Jellinek EM. The Disease Concept of Alcoholism. New Haven: Yale University Press 1960.

Keup W. Missbrauchsmuster bei Abhängigkeit von Alkohol, Medikamenten und Drogen. Frühwarnsystem Daten. Freiburg: Lambertus 1993.

Kuschner WG, Reddy S, Mehrotra N, Paintal HS. Electronic cigarettes and thirdhand tobacco smoke: two emerging health care challenges for the primary care provider. Int J Gen Med 2011; 4: 115–20.

Laux G, Dietmaier O. Praktische Pharmakopsychiatrie. 5. Aufl. München: Urban & Fischer bei Elsevier 2006.

Lesch OM, Walter H. Alkohol und Tabak. Medizinische und soziologische Aspekte von Gebrauch, Missbrauch und Abhängigkeit. Wien: Springer 2009.

Mammen K, Bell J. The clinical efficacy and abuse potential of combination buprenorphine-naloxone in the treatment of opioid dependence. Expert Opin Pharmacother 2009; 10: 2537–44.

May B. Laxanzienabusus. In: Arnold W. Suchtkrankheiten. Diagnose, Therapie und analytischer Nachweis. Berlin, Heidelberg, New York: Springer 1988.

Mundle G, Banger M, Mugele B, Stetter F, Soyka M, Veltrup C, Schmidt LG. AWMF-Behandlungsleitlinie: Akutbehandlung alkoholbezogener Störungen. Sucht 2003; 49: 147–67.

Poser W, Poser S. Medikamente – Mißbrauch und Abhängigkeit. Stuttgart, New York: Thieme 1996.

Remien J. Bestimmung der Arzneimittelabhängigkeit durch eine quantitative Analyse des individuellen Verbrauchs aller ärztlich verordneten Arzneimittel. Bergisch Gladbach: IKK-Bundesverband (Hrsg) 1994.

Rogawski MA. Update on the neurobiology of alcohol withdrawal seizures. Epilepsy Curr 2005; 5: 225–30.

Klinik speziell

Rote Liste® Service GmbH. Rote Liste® 2012. Frankfurt/Main: Rote Liste® Service GmbH 2012.

Singer MV, Theissen S (Hrsg). Kompendium Alkohol. Folgekrankheiten. Klinik, Diagnostik, Therapie. Berlin, Heidelberg, New York: Springer 2002.

Soyka M. Die Alkoholkrankheit – Diagnose und Therapie. London: Chapman & Hall 1995.

Soyka M. Drogen- und Medikamentenabhängigkeit. Stuttgart: Wissenschaftliche Verlagsgesellschaft 1998.

Soyka M, Küfner H. Alkoholismus – Missbrauch und Abhängigkeit. 6. Aufl. Stuttgart, New York: Thieme: 2008.

Strasser RH, Rauch B, Kübler W. Alkohol und kardiovaskuläres System. In: Seitz HK, Lieber CS, Simanowski UA (Hrsg). Handbuch Alkohol, Alkoholismus, alkoholbedingte Organschäden. 2. Aufl. Leipzig: Barth 2000.

Tretter F. Suchtmedizin – Der suchtkranke Patient in Klinik und Praxis. Stuttgart: Schattauer 2000.

Tretter F, Goldhorn F, Passenheim S. Computereinsatz bei Suchtpatienten. In: Tretter F, Goldhorn F (Hrsg). Computer in der Psychiatrie. Heidelberg: Asanger 1993; 81–90.

Wetterling T, Veltrup C. Diagnostik und Therapie von Alkoholproblemen. Berlin, Heidelberg, New York: Springer 1997.

Weyerer S. Psychopharmakagebrauch und -missbrauch im Alter. In: Förstl H (Hrsg). Lehrbuch der Gerontopsychiatrie und -psychotherapie. 2. Aufl. Stuttgart, New York: Thieme 2003; 507–15.

Wolff TR, Weihrauch HP. Internistische Therapie 2010/2011. 18. Aufl. München: Urban & Fischer bei Elsevier 2010.

Yamin CK, Bitton A, Bates DW. E-cigarettes: a rapidly growing Internet phenomenon. Ann Intern Med 2010; 153: 607–9.

Klinik speziell

146

7 Illegale Drogen

Petra Werner, Christoph Schwejda und Felix Tretter

Im Vordergrund medizinischer Probleme illegaler Drogen stehen die Opiate, weswegen sie hier vorrangig besprochen werden sollen. Darüber hinaus werden ebenfalls einige Aspekte zu Cannabis, Ecstasy und Amphetaminen sowie Cocain ausgeführt. Die in diesem Kapitel angeführten Therapieempfehlungen unterliegen zum Teil deutlichen Veränderungen. Daher können die dargestellten medikamentösen Strategien nur einen Anhaltspunkt der Behandlung darstellen und sollten jeweils anhand der aktuellen Leitlinien überprüft werden.

7.1 Opiate

7.1.1 Akute und chronische Effekte

Die Akuteffekte von Opiaten bei Opiat-Abhängigkeit lassen die Entzugssymptome verstehen, da sie spiegelbildlich zu sehen sind (→ Kap. 2.3.6). Die Entzugssymptomatik ist sehr umfangreich und betrifft Funktionen, die gewissermaßen vom »Scheitel bis zur Sohle« reichen (Tab. 7-1, S. 148). Bei den Entzugssymptomen steht vor allem das süchtige Verlangen (Craving) im Vordergrund. Es ist auch bei Rückfällen der stärkste Wirkfaktor.

7.1.2 Labordiagnostik

Vor allem im klinischen Alltag der Substitutions- oder Entzugsbehandlung spielen die regelmäßige Kontrolle des Beikonsums bzw. das Absinken und der abschließende Nachweis der Substanzfreiheit, insbesondere im Urin, eine entscheidende Rolle (Tab. 7-2, S. 149). Im Rahmen der Substitution sollte nach Möglichkeit eine beigebrauchsfreie Vergabe des Betäubungsmittels angestrebt werden. Mehrfach positive Drogen-Screenings für andere Substanzen wie Benzodiazepine, Opiate oder Cocain sollten Anlass sein, den Patienten zu einer Teilentzugsbehandlung zu motivieren.

Im Rahmen der Entzugsbehandlung sind steigende Opiat-Werte bei Urinkontrollen in der Mehrzahl der Fälle als eigenmächtiger Konsum von Opiaten zu sehen (»Rückfall im beschützten Setting«). Wegen der mangelnden Compliance und der Gefahr der kollektiven Rückfälle (Intoxikation) auf der Station sollte dies eine disziplinarische Entlassung nach sich ziehen.

In den meisten Fällen wird von den Therapieeinrichtungen bei Aufnahme der Patienten ein drogenfreier Urin (»negatives Drogen-Screening«) erwartet bzw. ein »Clean-Schein« (Vokabular der Patienten), d.h. die Bestätigung der Drogenfreiheit, verlangt.

Wegen der multiplen körperlichen Erkrankungen (→ unten) ist eine »Basisdiagnostik« bei jedem Drogenpatienten zu Beginn einer Behandlung unerlässlich.

Nach jahrelangem intravenösem Drogenkonsum kann sich die normale Blutabnah-

Tab. 7-1 Schema der akuten Opiat-Wirkungen und des Entzugssyndroms mit gegenseitigen Symptomen (nach Bonnet u. Gastpar 1999)

Akute Opiat-Wirkungen (Acetylcholin dominiert)	Entzugssyndrom (Noradrenalin dominiert)
• Atemdepression	• Craving
• Analgesie	• Hyperventilation, Gähnen
• Euphorie	• Hyperalgesie
• Entspannung, Schlafinduktion	• Dysphorie
• Sedierung	• innere Unruhe, Schlaflosigkeit
• Anxiolyse	• Hypervigilanz
• Antiemesis	• Angst
• Hypothermie	• Emesis
• Hypomotorik	• Frösteln, Fieber, Kältezittern
• Miosis	• Hypermotorik
• Harnretention	• Mydriasis
• Darmatonie	• Harndrang
• Unterdrückung exokriner Drüsen (trockene Haut, Nase, Augen)	• Bauchkrämpfe, Diarrhö
• Zufriedenheit	• Hyperhidrosis, Rhinorrhö, Niesen, Tränen

Klinik speziell

me jedoch schwierig gestalten und am Hals oder in der Leiste erforderlich werden. Wegen der hohen Rate an Hepatitis-C-Patienten sind Stichverletzungen beim medizinischen Personal besonders gefährlich.

Urindiagnostik

Typischerweise werden die Schnelltests mit Immunoassays, die mit einem Schwellenwert (ng/ml) positiv werden können, als Screening-Instrument verwendet. Anschließend erfolgt eine quantitative Bestätigungsanalyse, z. B. HPLC (→ unten).

▶ **Screening-Verfahren:**

• *Enzymmultiplizierte-Immunoassay-Technik (EMIT):* nur substanzgruppenspezifisch, besonders billig, hat jedoch eine hohe Rate an falsch positiven Ergebnissen

• *Radioimmunoassay (RIA):* wird wenig verwendet, da es wegen der radioaktiven Substanzen technisch aufwendig ist; hiermit kann allerdings LSD gut nachgewiesen werden

• *Fluoreszenzpolarisationsimmunoassay (FPIA):* technisch aufwendig, erlaubt aber gut Metaboliten nachzuweisen

▶ **Bestätigungsverfahren:**

• *Dünnschichtchromatographie (DC):* wird in der Drogenanalytik wenig verwendet

• *Hochdruck-Flüssigkeitschromatographie (HPLC):* verwendet einen flüssigen Träger; diese Methode ist sehr sensitiv, spezifisch, einfach und schnell; gut im Anschluss zu Screening-Tests

• *Gaschromatographie (GC):* Urinprobe wird in Komponenten geteilt, die in Gassäulen temperaturspezifisch und nach Affinität zum Trägermedium separiert werden können; dieses Verfahren ist gerichtsrelevant, aber teuer

• *Massenspektroskopie (MS):* kann mit GC gut kombiniert werden, da die MS die Komponenten der GC chemisch identifiziert; ist etwa 1 000-mal sensitiver als die Dünnschichtchromatographie, aber deutlich teurer

Tab. 7-2 Empfehlungen für die Labordiagnostik mit besonderer Berücksichtigung der Substitutionsbehandlung (aus BAS 1998, mod. nach Seidenberg u. Honegger 1998, S. 265)

Empfohlene Laborunter- suchungen	Untersuchung auf	Bei Beginn der Substi- tution	Verlaufsunter- suchungen
Urinstix	Protein, Glucose, Hämoglobin, Leukozyten (bei Auffälligkeiten im Urinstix: Urinsediment)	+	bei Beschwerden
Drogen im Urin (Abnahme möglichst unter Sicht)	Methadon, Opiate, Cocain, Benzodiazepine, Barbiturate, Amphetamine, Cannabis	+	3–4/Mo., individuell
Hämatologie	Blutbild	+	halbjährlich
	ggf. Differenzialblutbild	(+)	individuell
Serumwerte	ALT bzw. ALAT (= GPT), AST bzw. ASAT (= GOT), γ-GT, Bilirubin gesamt, alkalische Phosphatase	+	halbjährlich
	TSH, Kreatinin, Harnstoff, Elektrolyte	+	halbjährlich
	evtl. CDT	(+)	individuell
Schwanger- schaftstest	falls positiv: Schwangerschafts-Routinelabor; falls kein HIV- bzw. Hepatitis-Test bekannt: auf Testung drängen	+	bei Verdacht
Tuberkulin-Test	nach 48–72 h ablesen; falls positiv: Röntgenthorax	+	jährlich, bei negativem Befund
Lues-Serologie	TPHA; falls positiv: VDRL; falls VDRL negativ: FTA; falls FTA positiv (Seronarbe)	+	halbjährlich
Hepatitis- und HIV-Serologie	Hepatitis-Suchtests; ggf. Hepatitis-C-PCR; Suchtest auf HIV-1 und HIV-2	+	Einzelheiten → unten

+ = obligat; (+) = fakultativ

ALT bzw. ALAT = Alanin-Aminotransferase, früher GPT = Glutamat-Pyruvat-Transaminase; AST bzw. ASAT = Aspartat-Aminotransferase, früher GOT = Glutamat-Oxalacetat-Transaminase; CDT = Desialotransferrin (*carbohydrate deficient transferrin*); FTA = Fluoreszenz-Treponema-Antikörper; γ-GT = Gamma-Glutamyltransferase; HIV = *human immunodeficiency virus*; PCR = *polymerase chain reaction*, Polymerasekettenreaktion; TPHA = Treponema-pallidum-Hämagglutinationstest; TSH = thyreoidstimulierendes Hormon; VDRL = *venereal disease research laboratory*

Bei den Tests kann die Konzentration der Droge zum Kreatinin ins Verhältnis gesetzt werden, um Verdünnungseffekte durch exzessives Wassertrinken zu korrigieren. Dies geht über folgende Gleichung, die einen Indikator bilden lässt, der vor allem für den Verlauf aufschlussreich ist:

- Drogenwert in ng/ml : Kreatininwert in ng/ml

oder auch

- Drogenwert in ng/ml : Kreatininwert in mg/dl

Klinik speziell

Tab. 7-3 Tricks und Tipps beim Drogen-Screening

Trick	Tipp
Patient gibt vor, nicht Urin abgeben zu können	1 Liter Flüssigkeit trinken lassen, warten, bis Urin abgegeben wird (z. B. keine Abgabe von Substitutionsmitteln vor Urinkontrolle)
Fremder Urin wird abgegeben	Kontrolle: Urin körperwarm?
Seife oder Salz wird eingemischt	Kontrolle: pH-Wert, spezifisches Gewicht
Es wird vorher literweise Wasser getrunken, um den Urin zu verdünnen	Kontrolle: Kreatinin und spezifisches Gewicht

Schwankende Urin-Konzentration und dadurch gleichzeitig schwankende Drogen-Konzentrationen werden auf diese Weise »geglättet«. Bei Verlaufskontrollen (im positiven Bereich tägl.) fällt ein Rückfall sofort auf. Bei einer Erhöhung des Quotienten im Verlauf um das 1,5- bis 2-Fache gilt ein erneuter Abusus als gesichert.

Wichtig ist, die Authentizität des Urins sicherzustellen. Nach Möglichkeit sollte der Urin unter Sicht abgenommen werden. Folgende Punkte sind wesentliche Kontrollparameter (Tab. 7-3):

- Farbe: hell? → mit Wasser verdünnt?; verwässerter Urin kann mit Vitamin B wieder dunkler gemacht werden
- Temperatur: körperwarm? → falls nicht, wurde meist mitgebrachter Fremdurin abgegeben
- Kreatinin-Konzentration: zu niedrig (< 50 mg/dl)? → z. B. durch viel Trinken (mehr als 2 Liter) zur Verdünnung, Fleischkonsum hebt den Wert dann in etwa wieder auf Normalniveau
- pH-Wert: alkalisch? → Seifenzusatz, dadurch bestimmte Drogen nicht nachweisbar
- NaCl-Konzentration: erhöht? → Cocain, Opiate, Amphetamine unter Umständen nicht nachweisbar
- spezifisches Gewicht: zu niedrig? → Hinweis auf Verdünnung

Seit 2005 können *Polyethylenglykole* als Markersubstanzen für Drogen-Screenings eingesetzt werden. Zur Markierung des Urins nehmen die Patienten dabei den Marker in süßem Tee oder Kaffee gelöst ein. Nach ca. 30–45 Minuten kann die Urinprobe ohne Sichtkontrolle abgegeben werden. Falls mehrere Patienten an einem Tag Urin abgeben, können verschiedene Marker gegeben werden. Im Labor werden die Drogen nach einem bestimmten Verfahren zusammen mit dem Kreatinin und dem Glucosegehalt nach Invertase-Abbau zum Nachweis von Saccharose bestimmt. Glucosepositive Urine werden erneut auf Glucose ohne Invertase-Zugabe untersucht. Ein identisches Ergebnis soll Vertauschungen des Urins und »Fälschen« (z. B. durch Verwässern) ausschließen. Eine Urin-Abgabe unter Sicht kann damit entfallen.

Die Dauer der Nachweisbarkeit von Drogen hängt von der Dosis, der Applikationsart (i. v. oder oral), der Applikationsfrequenz, den diuretischen Verhältnissen (Flüssigkeitsaufnahme, Nierenfunktion, Urin-pH-Wert) und von den Testverfahren (Cut-off-Werte, Spezifität) ab (Tab. 7-4).

Haaranalysen

Bislang wird die Haaranalyse nur für forensische Fragestellungen genutzt. Suchtstoffe werden während des Haarwachstums ein

Tab. 7-4 Urindiagnostik bei Opioid-Abhängigen – Nachweiszeiten[1] verschiedener Drogen im Urin, Literatur- und Erfahrungswerte (mod. nach Tretter 2000; www.drogenscreening.info; Stand: 04/2012)

Wirksubstanz	Nachweis-dauer im Urin (U)	Nachweisdauer im Blut/Serum (S)	Cut-off-Wert (ng/ml)	Bemerkungen
Amphetamine/Metham-phetamin inkl. Designer-Drogen wie Ecstasy (XTC)	1–3 d (bis zu 1 Wo.)	6 h	300	U: stark abhängig vom pH-Wert des Harns
Barbiturate	24 h	einige Stunden bis Tage	300	U: kurz wirksam, z. B. Secobarbital
	bis zu 3 Wo.			U: lang wirksam, z. B. Phenobarbital
Benzodiazepine (Diazepam)	3 d	einige Stunden bis Tage	200	U: bei therapeutischer Dosierung, stark abhängig von der HWZ der Substanz
	4–6 Wo.			U: nach Langzeiteinnahme
Buprenorphin (Subutex®)	2–6 d		10	
Cannabinoide	24–36 h	Tetrahydrocanna-binole (THC) bis 6 h, THC-Carbon-säure einige Tage	50	U: einmaliger Joint
	5–10–20 d			U: mäßiger Konsum
	Wo. bis Mo.			U: chronischer Konsum
Cocain/Benzoylecgonin	2–4 d	6 h	300	
EDDP (2-Ethylidin-1,5-dimethyl-3,3-diphenylpyrrolidin, Methadon-Metabolit)	3 d			
Fentanyl	15 h			
γ-Hydroxybutyrat	12 h			
LSD	24 h			
Methadon/Polamidon	3–4 d	unterschiedliche Kinetik	300	
Opiate				
• Morphin	bis zu 4 d	mehrere Stunden	300	S: bei Überdosierung wesentlich länger, stark dosisabhängig
• 6-Acetyl-Morphin	2–3 d	mehrere Stunden		
• Codein/Dihydrocodein (DHC)	bis zu 4 d	mehrere Stunden		
Phencyclidin	3–7 d			

[1] Generell sind die Nachweiszeiten von den Nachweisgrenzen und beim Urin von der Konzentration des Urins abhängig.

Klinik speziell

gelagert. Vor allem Heroin, Methadon, Codein, Cannabis, Phencyclidin (PCP), Cocain, Amphetamine und Nicotin lassen sich in Haaren gut nachweisen.

Die Haare müssen möglichst mit dem Schaft entfernt werden. 1 cm Haar entspricht dem Zeitraum von etwa einem Monat. Dadurch können lange Zeiträume (z. B. 1 J.) überblickt werden, was beispielsweise bei Patienten, die unter strafrechtlicher Bewährung stehen, wichtig ist. Exakte quantitative Analysen sind allerdings nach dem heutigen Stand der Technik nicht möglich.

Speicheltests

Substanzen wie z. B. Opiate, Cocain, Methadon, Cannabis (dieser Nachweis gilt weniger zuverlässig als z. B. von Amphetaminen), Ecstasy, Phencyclidine, Amphetamine und Benzodiazepine können aber auch über Speicheltests nachgewiesen werden. Diese Nachweisform kann insbesondere bei Patienten, die Probleme mit der Urin-Abgabe unter Sicht haben, sowie zum Teil bei intoxikierten Patienten zur schnellen Diagnostik eine große Hilfe sein. Eine quantitative Bestimmung der Substanzen ist jedoch nicht möglich. Laut Hersteller soll das Ergebnis der Speicheltests bis zu 99% mit dem GC/MS-Ergebnis (Referenzmethode Labor) übereinstimmen. Besonders im ambulanten Setting kann mit den Speicheltests die Intimsphäre der zu testenden Personen gewahrt und ähnlich schnell wie beim Urinschnelltest ein Ergebnis erzielt werden.

7.1.3 Syndromale Differenzialdiagnosen

Für die Praxis ist es besonders bedeutsam, das psychopathologische Erscheinungsbild zu betrachten, um zwischen den verschiedenen Zuständen und den infrage kommenden Drogen differenzieren zu können. Grundlegend ist es wichtig, zwischen

- Zustandsbildern mit hoher Aktivierung (Exzitation),
- Zustandsbildern mit reduzierter Aktivierung (Sedierung) und
- Zustandsbildern mit qualitativen kognitiven Störungen (z. B. Halluzinationen, Wahn)

zu unterscheiden. Dazu sind folgende drogenspezifische Überlegungen anzustellen, die durch einen Drogenschnelltest im Urin und durch die Messung der Atemluftalkohol-Konzentration präzisiert werden können:

1. Ein *Exzitationszustand* (im weiteren Sinne) kann bedingt sein durch
   - Entzug von sedierenden Drogen (z. B. Benzodiazepine, Alkohol),
   - Intoxikation mit einer stimulierenden Substanz (z. B. Amphetamine, Ecstasy),
   - paradoxe Reaktion auf Sedativa (z. B. Flunitrazepam-Rausch) oder
   - manisches Syndrom.

2. Ein *Sedierungszustand* (im weiteren Sinne) kann bedingt sein durch
   - Intoxikation mit Benzodiazepinen, Barbituraten, Alkohol (Atemluftalkoholkontrolle), Opiaten,
   - Entzug von stimulierenden Substanzen (z. B. Cocain),
   - Zustand nach Stimulanzienrausch oder
   - depressives Syndrom.

3. Ein »*psychodysleptisches Syndrom*« (psychotisches Syndrom), bei dem nicht die abnorme Aktivierungslage (zu hoch oder zu niedrig), sondern die qualitativen kognitiven Störungen (Halluzinationen, ungewöhnliche Denkinhalte, ungeordnete Assoziationen, Wahnbildung usw.) im Vordergrund stehen, kann bedingt sein durch
   - Intoxikation mit Halluzinogenen oder Stimulanzien,

Tab. 7-5 Differenzialdiagnose auffälliger Zustände bei Drogenabhängigen

Stoffbedingt

- Intoxikation
  - Exzitationszustand bei Stimulanzien
  - sedierter Zustand bei Sedativa
  - »psychodysleptischer« (psychomimetischer) Zustand (d. h. psychoseähnlich, z. B. Halluzinogen-Effekte)
- Entzugssyndrom
  - Exzitationszustand bei Sedativa
  - antriebsschwacher Zustand bei Stimulanzien
  - »produktive« Symptomatik (z. B. delirant)
- Methadon-Nebenwirkungen
  - Schwitzen, Schlafstörungen, Unruhe, Übelkeit, Verstopfung, Müdigkeit, Depressivität usw.

Akzessorisch

- somatische oder psychische Begleitkrankheit
- suchtunabhängige Erkrankung (z. B. Diabetes mellitus)
- Simulation (= Folge der süchtigen Störung mit dem Ziel, Medikamente zu bekommen)
- psychosoziale Umfeldfaktoren (Stress, Konflikte, Arzt-Patient-Beziehung usw.)

- paradoxe Effekte bei sedierenden Substanzen oder
- Entzug von sedierenden Substanzen mit deliranter produktiver Symptomatik.

Darüber hinaus können Exzitations- sowie Dämpfungszustände neben toxischen und psychogenen Faktoren auch durch somatische Faktoren (Fieber, Enzephalitis, zerebrale Blutungen usw.) ausgelöst werden, was grundlegend in die differenzialdiagnostischen Überlegungen einbezogen werden muss (Tab. 7-5).

7.1.4 Komorbidität bei Abhängigkeit

Opiat-Abhängigkeit geht umständebedingt häufig mit einer Vielzahl an somatischen und psychiatrischen Erkrankungen einher (Tab. 7-6). Die Leser sollten in regelmä-

ßigen Abständen überprüfen, ob neue AWMF-Empfehlungen veröffentlicht wurden, sodass die folgenden Therapieempfehlungen entsprechend modifiziert werden müssen.

Tab. 7-6 Häufige Erkrankungen von Opiat-Abhängigen

- reduzierter Allgemeinzustand
- dermatologische Auffälligkeiten, insbesondere Abszesse
- pathologischer Zahnstatus
- infektiöse und parasitäre Erkrankungen (Leber, Lunge, Herz, Knochen)
- Geschlechtskrankheiten
- HIV-Infektion
- Hepatitis-C-Infektion
- Verletzungen durch Traumata
- gastrointestinale Störungen
- zerebrale Schädigungen
- psychiatrische Auffälligkeiten

Klinik speziell

Chirurgische Erkrankungen

Abszesse, Phlegmonen, Lymphangitis

▶ **Klinik:** Lokale Infektionen wie Abszesse, Phlegmonen oder Lymphangitis treten bei fast jedem Konsumenten (»Fixer«), der Drogen intravenös appliziert, auf. Sie sind an den Armen, aber auch an den Beinen und sogar an anderen Körperstellen (z.B. Hals, Leiste) zu beobachten. Eine septische Ausbreitung ist nicht selten.

▶ **Therapie:** Therapeutisch helfen bei ganz umschriebenen Läsionen meistens Salbenverbände (z.B. Nitrofural) und Kühlung, bei größeren Ausbreitungen oder multiplen Abszessen sind Alkoholumschläge zweckmäßig. Gegebenenfalls ist sogar chirurgisches Vorgehen oder möglichst nach Erregernachweis (Abstrich, Blutkultur) eine systemische Antibiose nötig. Wegen der häufig reduzierten Abwehrlage sollte mit diesen Schritten nicht zu lange gezögert werden.

Traumata

▶ **Klinik:** Luxationen, Frakturen an den Extremitäten oder des Schädels als Folge eines Sturzes im Rausch oder im Rahmen eines zerebralen Krampfanfalles sind häufig zu beobachten. Sie werden wegen der Intoxikation von den Patienten oft nicht bemerkt, weswegen man gelegentlich kleinere Frakturen erst nach Aufklaren der Patienten feststellt. Besonders wichtig ist die Prüfung der Schädelkalotte auf Druck- und Klopffestigkeit und Liquorrhö aus Nase, Ohr oder Frakturspalten.

▶ **Diagnostik:** Diagnostisch sind die einschlägigen Röntgendiagnostik-Maßnahmen erforderlich.

▶ **Therapie:** Therapeutisch ist gemäß chirurgischem Konsil vorzugehen.

Gefäßdefekte

Durch die intravenöse Drogen-Applikation (gelegentlich werden auch Rotwein, Bu-prenorphin u. a. intravenös gespritzt!) werden die peripheren Venen derart geschädigt, dass bereits bei Blutabnahmen zentrale Venen punktiert werden müssen.

Embolien

Bei Heroinabhängigen werden gelegentlich auch Embolien beobachtet. Das hängt vor allem mit der intravenösen Gabe der Droge zusammen. Arterielle Embolien können aufgrund intraarterieller Injektionen auftreten, venöse Embolien werden meist im Rahmen einer Phlebitis oder Thrombose beobachtet. Selten können auch Lungenembolien entstehen.

Pneumothorax

▶ **Klinik:** Eine gelegentliche Komplikation ist der (Spontan-)Pneumothorax bei Drogenabhängigen. Er wird gelegentlich auch bei einem »Zustand nach Intensivmedizin« beobachtet: Wegen einer vital bedrohlichen Intoxikation wurde ein zentraler Venenkatheter angelegt mit der Folge eines iatrogenen Pneumothorax. Anschließend verließen diese reanimierten Patienten, atemphysiologisch und klinisch unauffällig, auf eigenen Wunsch, ohne eine Kontrolle durch Röntgenaufnahme des Thorax zuzulassen, die Klinik und intoxikierten sich wieder. So wurden sie erneut in einer Klinik aufgenommen, wo dann der Pneumothorax festgestellt wurde.

▶ **Therapie:** Therapeutisch ist ein Klinikaufenthalt mit engmaschigen klinischen und radiologischen Kontrollen erforderlich. Je nach Ausmaß des Pneumothorax ist eine Bülau-Drainage zu legen.

Tetanus

▶ **Klinik:** Aufgrund unhygienischer Verhältnisse ist das Risiko eines Wundstarrkrampfs deutlich erhöht.

▶ **Therapie:** Tetanusimpfung und Auffrischung des Impfschutzes bei Drogenkonsumenten (intravenöse Applikation) sind dringlich angeraten.

Zahn- und Kiefererkrankungen
▶ **Klinik:** Häufig ist bei Heroinabhängigen eine intensive zahnärztliche und sogar kieferchirurgische Intervention nötig. Es bleiben oft nur einige gesunde Zähne, der Rest ist kariös befallen. Ein pathologischer Zahnstatus ist, besonders bei reduzierter Abwehrlage, als Ausgangszustand für eine Sepsis nicht selten. Problematisch gestaltet sich die Situation einer raschen Zahnsanierung im Rahmen einer Entzugsbehandlung: einerseits wegen phobischer Tendenzen beim Zahnarztbesuch bei vielen dieser Patienten, andererseits wegen der Entzugsprobleme und der Vermeidung zusätzlicher Zahnschmerzen.
▶ **Therapie:** Ein sanierter Zahnstatus ist unabdingbar für den Antritt einer Langzeitentwöhnungstherapie.

Nasenerkrankungen
▶ **Pathologie:** Durch die nasale Aufnahme von Heroin, vor allem aber von Cocain, kommt es zu Schädigungen der Nasenschleimhaut und der Nasenscheidewand bis hin zu Nekrosen.
▶ **Therapie:** Therapeutisch sind oft nur Plastiken möglich.

Internistische Erkrankungen

Endokarditis
▶ **Pathologie:** Bei Drogenabhängigen tritt häufig im Laufe ihrer Suchtkarriere durch Keimeinbringung in die Blutbahn eine Endokarditis auf.
▶ **Diagnostik:** Diagnostisch ist neben der *Auskultation* die *Echokardiographie* wichtig.
▶ **Therapie:** Die Behandlung erfolgt antibiotisch nach einschlägigen internistischen Untersuchungen und Therapiestandards

nach Erregernachweis. Bei der Endokarditis nativer Klappen durch Staphylokokken wird Daptomycin in einer Dosierung von 6 mg/kg/d i.v. als Alternative zu Vancomycin bei **Methicillin-Resistenz** empfohlen. Die frühere Gabe von Gentamicin wird wegen Nephrotoxizität nur noch optional gesehen. Bei der Therapie von **Methicillin-sensiblen** Staphylokokken werden z.B. β-Lactame wie Flucloxacillin, Cefazolin oder Cefuroxim eingesetzt (Al-Nawas et al. 2010).

Hypotonie
▶ **Klinik:** Drogenabhängige zeigen häufig eine hypotone Blutdrucklage (z.B. 90/60 mm Hg). Es ist schwer zu entscheiden, ob dieses (abgesehen von zu geringer tägl. Flüssigkeitsaufnahme) eine Folgekrankheit oder evtl. sogar prämorbid bereits gegeben ist. Selten werden hypotone Kollapszustände, beispielsweise in der Entzugssituation, beobachtet, die auch bei der Anwendung von Clonidin zur Entzugstherapie auftreten könnten.
▶ **Therapie:** Eine medikamentöse Therapie erscheint nicht unbedingt angebracht, da ein drogenfreies Leben mit aktivierenden Maßnahmen wieder zu einer Normalisierung der Blutdruckverhältnisse führen kann.

HIV-Infektion und AIDS
Die HIV-Infektionsrate bei Drogenabhängigen ist regional unterschiedlich. Verschiedene Studien, die auch erhebungstechnisch problematisch sind, zeigen Raten von mindestens 20 % der Drogenabhängigen, andere Studien legen eine Prävalenz von unter 5 % nahe. Auf unseren Drogenentzugsstationen liegt die HIV-Rate unter 3 %.

▶ **Pathologie:** Ursachen der HIV-Infektion sind sowohl der Spritzentausch wie auch ungeschützter Geschlechtsverkehr bzw. Praktiken der Prostitution.

Klinik speziell

Tab. 7-7 AIDS-Klassifikation des Centers of Disease Control (CDC) aus dem Jahr 1993 (www.hivinfo.de; Schmied 2007)

Klinische Kategorie A
Akute und symptomatische HIV-Infektion; asymptomatische HIV-Infektion; persistierendes Lymphadenopathie-Syndrom (LAS)
Klinische Kategorie B
Bazilläre Angiomatose; Entzündungen des kleinen Beckens, besonders bei Komplikationen eines Tuben- oder Ovarialabszesses; Herpes zoster bei Befall mehrerer Dermatome oder nach Rezidiven in einem Dermatom; idiopathische thrombozytopenische Purpura; konstitutionelle Symptome wie Fieber > 38,5 °C oder eine länger als einen Monat bestehende Diarrhö, Listeriose; orale Haarleukoplakie; oropharyngeale Candidose; vulvovaginale Candidose, die entweder chronisch (> 1 Mo.) oder nur schlecht therapierbar ist; zervikale Dysplasien oder Carcinoma in situ; periphere Neuropathie
Klinische Kategorie C
Candidose von Bronchien, Trachea oder Lungen; ösophageale Candidose; Cytomegalie-Virus-(CMV-)Infektionen (außer Leber, Milz, Lymphknoten); CMV-Retinitis (mit Visusverlust); HIV-bedingte Enzephalopathie; Herpes-simplex-Infektionen; chronische Ulzera (> 1 Mo. bestehend); Bronchitis; Pneumonie; Ösophagitis; disseminierte oder extrapulmonale Histoplasmose; Isosporiasis (chronisch, intestinal, > 1 Mo.); Kaposi-Sarkom; Kokzidioidomykose (disseminiert oder extrapulmonal); extrapulmonale Kryptokokkose; Kryptosporidiose (chronisch, intestinal, > 1 Mo.); Burkitt-Lymphom; immunoblastisches Lymphom (primär zerebral); Mycobacterium-avium-Komplex oder Mycobacterium kansasii (disseminiert oder extrapulmonal); andere Mykobakterien oder nicht identifizierte Spezies (disseminiert oder extrapulmonal); Pneumocystis-Pneumonie; bakterielle Pneumonien (rezidivierend, > 2 innerhalb eines J.); progressive multifokale Leukenzephalopathie; rezidivierende Salmonellen-Septikämie; Tuberkulose; zerebrale Toxoplasmose; Wasting-Syndrom; invasives Zervixkarzinom

Tab. 7-8 Einteilung der HIV-Infektion nach den von den Centers for Disease Control 1993 vorgeschlagenen Kriterien (z. B. www.hivinfo.de)

Anzahl CD4-Zellen/µl	Keine Symptome	Weder A noch C	AIDS[1]
> 500	A1	B1	C1
200–500	A2	B2	C2
< 200	A3	B3	C3

[1] In Europa gelten die klinischen Kategorien C1, C2, C3 als AIDS. Demgegenüber werden in den USA auch alle Patienten mit weniger als 200 CD4-Zellen/µl zu AIDS gezählt.

▶ **Klinik:** Symptomatologisch entwickeln sich in der ersten Phase etwa 3–6 Wochen nach der Infektion unspezifische Symptome mit Fieber, Kopfschmerzen, Arthralgien, Myalgien, Durchfällen, Meningitis und Neuropathien. Auch Hautsymptome können vorkommen. In einer zweiten Phase zeigen sich keine Symptome. Erst in der dritten Phase nach einer meist mehrjährigen Latenz beginnen die typischen Symptome des AIDS-Vollbildes (Tab. 7-7 u. 7-8). Bezüglich der HIV-Infektion und ihrer

Klinik speziell

Tab. 7-9 Bevorzugte Kombinationstherapien bei AIDS (nach AWMF-Leitlinien, www.awmf.org)

Kombinationspartner 1		Kombinationspartner 2
Nukleosid-/Nukleotidkombinationen Tenofovir/Emtricitabin Abacavir/Lamivudin[1]	+	**NNRTI** Efavirenz[2] Nevirapin[3] **PI** Atazanavir/r Fosamprenavir/r Lopinavir/r Saquinavir
Alternative Kombinationen: NRTI-Kombinationen		**PI**
Zidovudin/Lamivudin Didanosin/Lamivudin bzw. Emtricitabin	+	Nelfinavir Indinavir/r
Abacavir/Zidovudin/Lamivudin[4]		

Kontrolluntersuchungen unter dieser Therapie:

- CD4-Zellzahlbestimmung monatlich
- Bestimmung der Virus-Konzentration 2-mal vor Beginn der Therapie, danach monatlich bis zum Erreichen der Zielgröße (möglichst unter der Nachweisgrenze), anschließend alle 2–3 Mo.
- im Vordergrund stehen auch die Beherrschung und die Prophylaxe der opportunistischen Infektionen und der Neoplasien

NNRTI = nichtnukleosidische Reverse-Transkriptase-Inhibitoren; NRTI = Nukleosid-/Nukleotidanaloga; PI = Protease-Inhibitoren

[1] Einsatz nach negativem Screening auf HLAB5701, Einsatz mit Vorsicht bei Plasmavirämie > 105 Kopien/mL und hohem kardiovaskulärem Risiko (Framingham-Score > 20 %).
[2] Kein Einsatz bei Schwangerschaft und bei Frauen mit Schwangerschaftswunsch bzw. -risiko.
[3] Einsatz mit Vorsicht bei bestehender Lebererkrankung, Männern mit mehr als 400 CD4-positiven T-Zellen/μl bzw. bei Frauen mit mehr als 250 CD4-positiven T-Zellen/μl.
[4] Spezielle Situationen: Unverträglichkeit eines anderen PI, Einsatz von NNRTI nicht möglich.

Stadien der Manifestation und der entsprechenden Behandlung wird wegen der raschen Änderung der Standards und auch zur Vertiefung dringlich auf die einschlägige Literatur verwiesen (z. B. Gölz 1998a). Hier können nur kurze informatorische Orientierungen gegeben werden.

▶ **Diagnostik:** Es werden zwei Typen des Virus, HIV-1 und HIV-2, unterschieden. HIV-2 kommt seltener vor. Zunächst können über einen *ELISA-Suchtest* Antikörper festgestellt werden. Das Ergebnis kann mit dem *Western-Blotting-Test* bestätigt werden.

▶ **Therapie:** Sie ist nach Wolff und Weihrauch (2010) indiziert bei Vollbild von AIDS, Viruslast > 30 000 Kopien/ml Plasma, CD4-Zellen < 200 μl oder Abnahme um > 25 % (aktuelle Informationen zur hochaktiven antiretroviralen Therapie [HAART]: www.daignet.de; zu Interaktionen: www.ifi-interaktions-hotline.de). Eine Übersicht über empfohlene Kombinationstherapien enthält Tabelle 7-9.

Nachfolgend sind einige Hinweise zur praktischen Vorgehensweise bei der HIV-Therapie bei Drogenabhängigen (nach Gölz 1998a) zusammengestellt:

Klinik speziell

* Frühestens 2–3 Monate nach Beginn der Substitution sollten Angebote zur antiretroviralen Therapie unterbreitet werden (Gefahr der Überforderung, häufig Abfall von HIV-RNA und Anstieg der CD4-Zellen unter Methadon-Behandlung).
* Achtung: Antiretrovirale Kombinationstherapien können zu verändertem Methadon-Bedarf führen.
* Azidothymidin (AZT) bzw. Zidovudin wird bei Methadon-Gabe (bei Methadon-Dosen über 150 mg reichen 300 mg AZT) langsamer abgebaut.
* Didanosin (DDI) sollte aufgrund des immer vorgeschädigten Pankreas mit besonderer Vorsicht eingesetzt werden (höhere Pankreatitisrate).
* Größere Neigung zu Pankreatitis kann auch durch andere antiretrovirale Substanzen verursacht werden: Therapie-Monitoring bei Drogenkonsumenten immer mit α-Amylase/Lipase.
* Die antiretrovirale Therapie sollte bei gleichzeitigem Vorliegen einer chronisch aggressiven Hepatitis B vorrangig mit der Kombination AZT/3TC (Lamivudin) oder D4T (Stavudin)/3TC (Anti-Hepatitis-B-Wirkung von 3TC) durchgeführt werden.
* Protease-Inhibitoren (PI) und nichtnukleosidische Reverse-Transkriptase-Inhibitoren (NNRTI) werden über Isoenzyme des Cytochroms P_{450} abgebaut, deshalb komplexe Interaktionen mit Methadon und Benzodiazepinen.
* Bei Verdacht auf Benzodiazepin-Beigebrauch sollte Ritonavir wegen der Gefahr der Intoxikation nicht eingesetzt werden.
* Eine hohe Rate an vorbestehender Leberschädigung erfordert ein enges Labor-Monitoring beim Einsatz von AZT, DDI, D4T, Protease-Inhibitoren und Nicht-Nukleosid-Reverse-Transkriptase-Inhibitoren.

* Die Compliance zur antiretroviralen Therapie sollte durch ausführliche Erläuterungen von Wirkung und Nebenwirkungen gestärkt werden, da sonst extrem häufig die Therapie früh abgebrochen wird.
▶ **Vorsichtsmaßnahme:** Der vorsichtige Umgang mit Blut und Körperflüssigkeiten der polytoxikomanen Patienten zum Selbstschutz ist selbstverständlich und auch dem therapeutischen Hilfspersonal zu vermitteln.

Lungenödem
▶ **Pathologie:** Bei einer akuten Heroin-Intoxikation kann es zu Lungenödemen kommen.
▶ **Therapie:** Die Behandlung besteht in der typischen internistischen (Notfall-) Therapie (z. B. Furosemid, O_2, evtl. Beatmung).

Pneumonien
▶ **Pathologie:** Nicht nur bei HIV-Trägern, sondern grundsätzlich ist bei Drogenabhängigen aufgrund der allgemeinen gesundheitsbelastenden Lebensweise zumindest in der Wintersaison mit Pneumonien zu rechnen.
▶ **Diagnostik:** Diagnostisch ist eine gezielte klinische und ggf. röntgenologische Untersuchung in dieser Richtung angebracht.
▶ **Therapie:** Therapeutisch ist nach Erregersuche und entsprechendem klinischem sowie röntgenologischem Bild häufig eine Therapie mit Cefalosporinen zu empfehlen (Tab. 7-10 u. 7-11, S. 160).

Lungenveränderungen
▶ **Klinik:** Fast alle polytoxikomanen Patienten rauchen auch intensiv. Entsprechend häufig sind chronische Bronchitiden und obstruktive Lungenerkrankungen. Es gibt Hinweise, dass auch bei chronischem Haschisch-Konsum (Rauchen) eine Häufung

Klinik speziell

Tab. 7-10 Chemotherapie opportunistischer Infektionen bei AIDS (www.awmf.org; Stand: 04/2012)

Infektion	Wirkstoff	Dosis	Applikationsweg	Dauer
Pneumocystis-jirovecii-Pneumonie	Cotrimoxazol	TMP 15–20 mg/kg[1]	i. v. 3–4 ED	21 d
	alternativ bei NW: z. B. Pentamidin	4 mg/kg	i. v. 1-mal/d für 5 d, dann ggf. 2 mg/kg	21 d
Toxoplasmose-Enzephalitis	Pyrimethamin	2-mal 50 mg initial, dann 50–75 mg	p. o. 3 Tage, p. o. 1-mal/d	mind. 4 Wo.
	+ Sulfadiazin	4-mal 1–1,5 g	p. o./d	mind. 4 Wo.
	+ Folinsäure	15 mg/d	p. o. 1-mal/d	mind. 4 Wo.
Herpes simplex (genitalis)	Aciclovir	(3- bis) 5-mal 400 mg	p. o.	für 7–10 d
Herpes zoster	Aciclovir	5-mal 800 mg	p. o.	für mind. 7 d
Candida	je nach Lokalisation			
Kryptokokken-Meningitis	Amphotericin B	1-mal 0,7–1 mg/kg/d	i. v. 1-mal/d	
	+ Flucytosin	25 bzw. 100 mg/kg/d	oral 4-mal tägl.	
	+ Fluconazol (Deeskalation nach Ansprechen)	400 mg/d nach 2 Wo.	1-mal tägl. für 8 Wo.	Reduzierung auf 200 mg/d zur sekundären Rezidivprophylaxe
Zytomegalie-Manifestationen	Ganciclovir	2-mal 5 mg/kg	i. v.	mind. 3 Wo.

[1] 5 mg Trimethoprim/25 mg Sulfamethoxazol (TMP/SMX); NW = Nebenwirkungen

von obstruktiven Lungenerkrankungen und von Lungenkarzinomen auftritt.

Hepatitiden

Ein hoher Prozentsatz (ca. 50–90 %) polytoxikomaner Patienten ist seropositiv bezüglich Hepatitis A, B und/oder besonders C. Neu hinzugekommen sind Hepatitis E und G (Tab. 7-12, S. 161).

▶ **Diagnostik:** Eine klinische Unterscheidung der verschiedenen Hepatitiden ist äußerst schwer. Es ist daher dringlich erforderlich, bei den Opiat-abhängigen Patienten ein Hepatitis-Screening durchzuführen (Tab. 7-13 bis 7-15, S. 161 f.). Bei negativem Screening kann den Patienten eine Hepatitis-Schutzimpfung empfohlen werden. Gerade die Hepatitis C ist wegen der progredierten Leberschädigung als neuer Komplikationsfaktor der Heroin-Abhängigkeit identifiziert worden. Bei positiver Anti-HCV-Serologie, HCV-RNA-Nachweis, erhöhter Transaminasen-Aktivität, ggf. Ikterus, dunklem Urin und hellem Stuhl sowie unspezifischen quasigrippalen Symptomen kann die klinische Diagnose der akuten Hepatitis C gestellt werden.

Klinik speziell

Tab. 7-11 Rezidivprophylaxe opportunistischer Infektionen bei AIDS (www.awmf.org; Stand: 04/2012)

Infektion	Wirkstoff	Dosis	Applikations-weg	Bemerkungen
Pneumocystis-jirovecii-Pneumonie (= Pneumocystis carinii-Pneumonie [PcP])	Cotrimoxazol (TMP/SMX) oder	480 mg/d TMP/SMX oder 960 mg/d TMP/SMX	p. o. tägl. p. o. 3-mal/Wo.	Allergie
	Pentamidin	300 mg	per Inhalation 1- bis 2-mal/ Mo.	cave: extrapulmonale Pneumozytose, Toxoplasmose
Toxoplasmose-Enzephalitis (Erhaltungs-therapie)	Pyrimethamin + Sulfadiazin + Folinsäure oder evtl.	halbe Dosis der Akuttherapie	p. o. tägl.	bis CD4-Zellen > 200/µl
	Cotrimoxazol	960 mg/d	p. o. tägl.	> 6 Mo.
Candida-Infektionen	Fluconazol oder	150 mg oder 50 mg	p. o. 1-mal/Wo. alle 48 h	cave: Interaktion mit anderen Substanzen, Sekundärprophylaxe, nur in Einzelfällen
	Amphotericin	100 mg (4 × 1 ml Suspension)	p. o. tägl.	
Kryptokokken-Meningitis	Fluconazol	200 mg	p. o. tägl.	→ oben Sekundärprophylaxe
Zytomegalie-Manifestationen	Valganci-clovir	4 × 250 mg als Erhaltungsdosis	p. o.	keine Primärprophylaxe

▶ **Therapie:** Je nach klinischem Bild wird die Behandlung im akuten Stadium unter den jeweiligen hygienischen Bedingungen durchgeführt. Bei Drogenabhängigen ist vor allem bei Hepatitis C die **Interferon-Therapie** zu erwägen (Tab. 7-16 bis 7-18, S. 163 ff.; Abb. 7-1, S. 165). **Nebenwirkungen** der Interferon-Therapie sind Fieber, Abgeschlagenheit, Kopfschmerzen, Myalgien, Schüttelfrost, Appetitlosigkeit (Tab. 7-19, S. 166). **Therapieverlauf:** initiale intensive Therapie mit ca. 70 % Therapie-Responder, bei Nonrespondern Absetzen der Therapie; zunächst alle 2–4 Wochen klinische und laborchemische Untersuchung, alle 12 Wochen HCV-RNA und Schilddrüsenantikörper untersuchen

▶ **Prognose:** Nach der akuten Phase kann in 65–80 % der Fälle ein chronischer Verlauf auftreten. 20–30 % der Akutpatienten können innerhalb von 15 Jahren eine Leberzirrhose entwickeln. 15–25 Jahre nach dem akuten Schub treten auch gehäuft hepatozelluläre Karzinome auf. Bei zusätzlich toxisch-nutritiver Leberbelastung verläuft die Hepatitis C noch ungünstiger.

▶ **Vorsichtsmaßnahme:** Bei häufigem Umgang mit diesem Patientenkreis empfiehlt sich auch für das Personal eine Hepatitis-Schutzimpfung.

Obstipation

▶ **Klinik:** Häufig wird von Heroinabhängigen eine Obstipation angegeben.

▶ **Therapie:** Therapeutisch sind natürliche Abführmittel (z. B. Weizenkleie oder Lactulose unter reichlicher Flüssigkeitszufuhr) zu empfehlen.

Tab. 7-12 Übersicht zu Hepatitiden (nach Gölz 1998b)

Hepatitis	Inkubationszeit (in Tagen)	Übertragungsweg
A	15–45	fäkal, oral, selten parenteral und sexuell
B	30–180	parenteral, perinatal und sexuell
C	15–160	parenteral, perinatal und sexuell
D	30–180	parenteral, perinatal und sexuell
E	14–60	fäkal-oral
G	?	parenteral

Endokrine Störungen

▶ **Klinik:** Bei heroinabhängigen Frauen treten Störungen der Periode (häufig: Amenorrhö) oder Libidostörungen auf. Eine Minderung des luteinisierenden Hormons (LH) und eine Steigerung des Prolactins werden beobachtet (z.B. Veränderungen der Schilddrüsenhormone).

▶ **Diagnostik und Therapie:** Die _Diagnostik_ ist wegen der psychoneuroendokrinen Rückkoppelungen schwer interpretierbar und sollte Spezialisten überlassen sein. Gleiches gilt insbesondere im Hinblick auf die _Therapie_.

Dermatologische Erkrankungen

Parasitosen
Die typischen Parasitosen der obdachlosen Patienten sind auch bei Heroinabhängigen, je nach Milieu, anzutreffen.

▶ **Therapie:** Therapeutisch sind einschlägige Bäder, Salben und auch Medikamente offensiv zu geben.

Geschlechtskrankheiten
▶ **Klinik:** Häufig sind Candidiasis, Trichomonaden, auch Gonorrhö, gelegentlich sieht man auch Syphilis. Diese Erkrankungen hängen aber auch von der lokalen Szene ab. Wir sehen in unserer Klientel bei Alkoholkranken häufiger Geschlechtskrankheiten.

Tab. 7-13 Serologische Diagnostik bei positivem Anti-HCV-Antikörper (nach Haltmayer 2007)

Anti-HCV-Ak	HCV-RNA	ALT bzw. ALAT (= GPT)	Maßnahmen
+	+	Normbereich	regelmäßige Kontrolle auf Erhöhung der ALT- bzw. ALAT-Aktivität (= GPT-Aktivität), Behandlungsindikation prüfen
+	+	erhöht	regelmäßige Kontrolle der ALT- bzw. ALAT-Aktivität; wiederholte Erhöhung der ALT- bzw. ALAT-Aktivität bedeutet Indikation zur antiviralen Therapie
+	–	Normbereich	abgeheilte Hepatitis C
+	–	erhöht	Abklärung bezüglich anderer Lebererkrankungen

ALT bzw. ALAT = Alanin-Aminotransferase, früher GPT = Glutamat-Pyruvat-Transaminase; HCV-RNA = Hepatitis-C-Virus-Ribonukleinsäure

Klinik speziell

Tab. 7-14 Typische serologische Befundkonstellationen bei Hepatitis-B-Infektion (nach Haltmayer 2007)

Marker	Inkuba-tion	Akute Hepatitis B	Chronische Hepatitis B HB$_e$Ag positiv	Chronische Hepatitis B HB$_e$Ag negativ	St.-p.- Hepatitis B
HB$_s$Ag	+	+	+	+	–
Anti-HB$_s$-Ak	–	–	–	–	+
Anti-HB$_c$-Ak	–	+	+	+	+
Anti-HB$_c$-IgM-Ak	–	+	–(+)	–	–
HB$_e$Ag	–	+	+	–	–
Anti-HB$_e$-Ak	–	–	–	+	–(+)
HBV-DNA	++(+)	+++	+++	+	–

+ = positiv; ++(+) = stark positiv; +++ = sehr stark positiv; – = negativ; –(+) = negativ, evtl. positiv
HB$_s$Ag = Hepatitis-B-Surface-Antigen (*surface* = Oberfläche): Teil der Oberfläche des Hepatitis-B-Virus
Anti-HB$_s$-Ak = Antikörper gegen das HB$_s$Ag
HB$_c$Ag = Hepatitis-B-Core-Antigen (*core* = Kern): Teil des Kerns des Hepatitis-B-Virus
Anti-HB$_c$-Ak = Antikörper gegen das HB$_c$Ag
Anti-HB$_c$-IgM-Ak = ebenfalls Antikörper gegen das HB$_c$Ag, aber eine bestimmte Subklasse von Antikörpern, nämlich IgM, auch als Frühantikörper bezeichnet
HB$_e$Ag = Hepatitis-B-Envelope-Antigen (*envelope* = Hülle, Umschlag): entsteht bei der Virusvermehrung
Anti-HB$_e$-Ak = Antikörper gegen das HB$_e$Ag
HBV-DNA = Hepatitis-B-Virus-Desoxyribonukleinsäure, Erbsubstanz des Virus
St.-p.-Hepatitis B = Status-post-Hepatitis B: abgelaufene und ausgeheilte Hepatitis B

Tab. 7-15 Serologische Diagnostik der Hepatitis C (nach Gölz 1998b)

Phasen der Infektion	Anti-HCV (3. Generation)	HCV-RNA
Prodromalphase	–	–
Akute Hepatitis-C-Infektion	–	+
Postakute Phase	+	+/–
Ausgeheilte Hepatitis-C-Infektion	+	–
Chronisch persistierende Hepatitis-C-Infektion	+	+
Chronisch aggressive Hepatitis-C-Infektion	+	+

+ = positiv; +/– = positiv oder negativ; – = negativ
HCV-RNA = Hepatitis-C-Virus-Ribonukleinsäure

Klinik speziell

Tab. 7-16 Therapiepläne zur Behandlung der Virus-Hepatitiden (mod. nach Wolff u. Weihrauch 2010; → auch www.awmf.org)

Hepatitis B

• Therapie der Wahl bei HB$_e$Ag-positiver Hepatitis B, z. B.:
   – Interferon alfa (Roferon®-A, IntronA®, 4,5–6 Mio. I. E./d oder 9–10 Mio. I. E. 3-mal/Wo. s. c. für 6 Mo.)
   – Peginterferon alfa-2a (Pegasys® 180 µg/Wo.) für 12 Mo.: mit diesem Wirkstoff könne eine gleiche Wirkung erzielt werden
   – Nukleosid-Reverse-Transkriptase-Inhibitoren Lamivudin (z. B. Zeffix®, Epivir®; 100 mg/d) oder Adefovir (Hepsera®); die Therapie mit Lamivudin führe nach 1 J. Therapie jedoch nur in 10–20 % der Fälle zu einer Serokonversion von HB$_e$Ag zu Anti-HB$_e$; nach 3- bis 4-jähriger Therapie könne die HB$_e$Ag-Serokonversion bis 40 % ansteigen
 • erfolgreiche Serokonversion von HB$_e$Ag zu Anti-HB$_e$ bei etwa 35–50 % der Patienten und bei 10 % Elimination von HB$_s$Ag; nach Therapie-Ende können innerhalb weniger Jahre noch 30–60 % weitere Patienten HB$_s$Ag eliminieren; parallel zur Elimination von e-Antigen komme es zu einer Beendigung oder Hemmung der Virusreplikation, einer Besserung der klinischen und biochemischen Parameter und einer Rückbildung der histologischen Aktivitätszeichen
 • bei HBV-Infektion mit sogenannten HB$_e$-Minusmutanten (HB$_e$Ag negativ, HBV-DNA positiv) sollte wegen hoher Rückfallquote die Interferon-Behandlung höher dosiert werden (3-mal 5–10 Mio. I. E./Wo. für mindestens 12 Mo. oder alternativ Peginterferon alfa-2a mit dauerhafter Virussuppression in etwa 20 % der Fälle)

Hepatitis D
• Interferon alfa, 3-mal 9–10 Mio. I. E./Wo., wurde für 1 J. Behandlungsdauer verwendet, erreichte jedoch nur selten eine dauerhafte Viruselimination; die Behandlung führte allerdings auch über das Therapie-Ende hinaus zur Reduktion der Virusbeladung und der entzündlichen Aktivität mit Verbesserung der Prognose

Hepatitis C (→ Tab. 7-18, S. 165)

HB$_e$Ag = Hepatitis-B-Envelope-Antigen (*envelope* = Hülle, Umschlag); HB$_s$Ag = Hepatitis-B-Surface-Antigen (*surface* = Oberfläche); HBV-DNA = Hepatitis-B-Virus-Desoxyribonukleinsäure

▶ **Therapie:** Therapeutisch sind die typischen Medikationen zu geben.

Neurologische Erkrankungen

Polyneuropathien
▶ **Pathologie:** Vor allem bei Gebrauch von Lösungsmitteln werden Polyneuropathien beobachtet.
▶ **Therapie:** Therapeutisch können Vitamine und einschlägige physiotherapeutische Programme angeboten werden.

Entzugskrampfanfälle
▶ **Pathologie:** Entzugskrampfanfälle treten vor allem im Zusammenhang mit Versorgungsdefiziten bei Benzodiazepin- und/oder (selten gewordener) Barbiturat-Abhängigkeit auf.
▶ **Diagnostik:** Da Anfälle auch Ausdruck eines andersartigen hirnorganischen Prozesses sein können (HIV-Enzephalopathie, Hirnblutung, Intoxikation mit Stimulanzien), ist die diagnostische Abklärung nach Beherrschung der Notfallsituation (genaue neurologische Untersuchung, EEG, CCT und LP) unabdingbar.

Klinik speziell

Tab. 7-17 Kontraindikationen und Einschränkungen für die Interferon-alfa-basierte Hepatitis-C-Therapie (www.awmf.org; Stand: 10/2010)

1. In folgenden Situationen ist eine Interferon-alfa-basierte Therapie kontraindiziert (A):
• schwere Zytopenien • Malignom mit ungünstiger Prognose • schwerwiegende/symptomatische kardiopulmonale Erkrankungen • schwere aktive Autoimmunerkrankungen • Schwangerschaft, Stillen • Kinder < 3 Jahre • aktueller Alkoholmissbrauch • unkontrollierter Drogenmissbrauch • unbehandelte schwere psychiatrische Erkrankung • akute Suizidalität • schwere akute und chronische neurologische Erkrankungen
2. Eine individuelle Nutzen-Risiko-Abwägung sollte insbesondere bei folgenden Erkrankungen erfolgen (A):
• dekompensierte Zirrhose vor geplanter Lebertransplantation • Autoimmunerkrankungen • Hämoglobinopathien • asymptomatische koronare Herzerkrankungen/unbehandelter Hypertonus/vaskuläre Erkrankungen • unbehandelte Schilddrüsenerkrankungen • Epilepsie • Polyneuropathie • frühere schwere Depression • Suizidversuche in der Vorgeschichte • aktuell bestehende psychische Erkrankungen • unzureichend eingestellter Diabetes mellitus • Neurodermitis, Psoriasis, Sarkoidose • Retinopathien • Organtransplantation (nicht Lebertransplantation) • floride Infektionen

(A) = Empfehlungsgrad A
Nach den aktuellen Leitlinien (Stand: 10/2010) kann eine Interferon-alfa-Behandlung auch bei Drogenabhängigkeit erfolgen. Dabei sollte jedoch die aktuelle Situation des Patienten (z. B. aktuelles Konsummuster, Vorliegen von psychiatrischen oder somatischen Begleiterkrankungen) berücksichtigt werden. Patienten in einer stabilen Substitutionsbehandlung zeigen eine eher günstige Voraussetzung für die regelmäßige Interferon-alfa-Behandlung, da die Patienten stabil an regelmäßige Kontakte gebunden sind.

Klinik speziell

▶ **Therapie:** Therapeutisch ist im Notfall 10 mg Diazepam (langsam i. v. oder rektal) indiziert. Es gibt übrigens Patienten, die zerebrale Krampfanfälle simulieren (können), um Diazepam zu bekommen. Sie sind unter Notärzten stadtbekannt. Dennoch gilt auch hier: Notfalltherapie zur Vermeidung des Schlimmsten und sofortige Konsultation des Neurologen.

Hirnblutungen

▶ **Klinik:** Es können posttraumatische (z. B. nach Entzugskrampfanfällen) oder auch selten spontane Blutungen (subdurale Blu-

Tab. 7-18 Medikamente, die für die Behandlung der chronischen Hepatitis C zugelassen sind (www. awmf.org; Stand: 04/2009)

Wirkstoff	Handelsname	Zugelassene Dosierung
Alfa-Interferone		
Peginterferon alfa-2a	Pegasys®	180 µg 1-mal/Wo.
Peginterferon alfa-2b	PegIntron®	1,5 µg/kg KG 1-mal/Wo.
Interferon alfa-2a[1]	Roferon®	3–4,5 Mio. I. E. 3-mal/Wo.
Interferon alfa-2b[1]	IntronA®	3 Mio. I. E. 3-mal/Wo.
Ribavirin		
Ribavirin	Copegus®	800–1 200 mg aufgeteilt auf 2 Tagesdosen in Kombination mit Peginterferon oder Standard-Interferon alfa
Ribavirin	Rebetol®	600–1 400 mg aufgeteilt auf 2 Tagesdosen in Kombination mit Peginterferon oder Standard-Interferon alfa

[1] In der Standardtherapie durch Peginterferon alfa ersetzt.

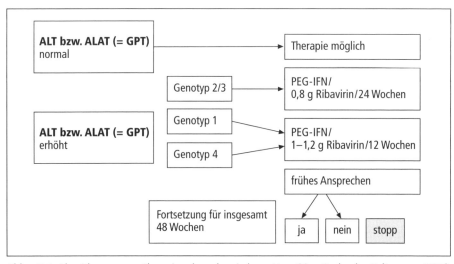

Abb. 7-1 Algorithmus zur Therapie der chronischen Hepatitis C (nach Haltmayer 2007). ALT bzw. ALAT = Alanin-Aminotransferase, früher GPT = Glutamat-Pyruvat-Transaminase; PEG-IFN = Peginterferon.

tung, epidurale Blutung, Subarachnoidalblutung und intrazerebrale Blutung) auftreten.

▶ **Diagnostik:** Die entsprechende neurologische Symptomatik (z. B. Gangstörung oder Bewusstlosigkeit) ist häufig von der Intoxikation nicht gut zu unterscheiden, die *neurologisch-klinische Untersuchung* hilft hier aber weiter (Pupillen, Meningismus, Muskeleigenreflexe mit Seitendifferenz, po-

Klinik speziell

165

Tab. 7-19 Nebenwirkungen der Peginterferon-alfa-Behandlung bei Hepatitis C (vgl. Rote Liste® 2012, gekürzt)

- *Haut:* entzündliche Reaktionen an der Injektionsstelle, Hautrötung, erythematöser Hautausschlag, Photosensibilität, Urtikaria, Akne, abnormale Haarstruktur
- *Muskeln und Skelett:* Muskel- und Gelenkschmerzen
- *Nervensystem:* Schlafstörungen, Nervosität, Agitiertheit, emotionale Labilität, Depression, Verwirrtheit, Benommenheit, Somnolenz bis Koma, zerebrale Krampfanfälle, Migräne, Tremor, Hyperästhesien
- *Augen:* Verlust der Sehschärfe, Gesichtsfeldeinschränkungen, Optikusneuritis, Papillenödem
- *Gastrointestinaltrakt:* Stomatitis, Reflux, Dyspepsie, Gewichtsabnahme
- *Blut:* Leukopenie
- *Sonstiges:* Pilz- und bakterielle Infektionen, Otitis media, Dysphonie, Geschmacksanomalie

sitiver Babinski-Reflex). Gegebenenfalls ist ein *CCT* anzuraten.

▶ **Therapie:** Therapeutisch ist die neurologische oder neurochirurgische Klinik indiziert.

Parkinson-Syndrom

Gelegentlich wird durch Beistoffe von neuen Syntheseformen des Heroins (1-Methyl-4-phenyl-1,2,3,6-tetrahydropyridin [MPTP] bzw. N-Phenethyl-4-phenyl-1,2,5,6-tetrahydropyridin [PEPTP]) ein schweres, oft therapieresistentes Parkinson-Syndrom ausgelöst, das spezieller neurologischer Betreuung bedarf.

Zerebrale Atrophie

Es wird vermutet, dass bei chronischem Haschisch-Konsum eine Hirnatrophie entsteht. Gesicherte Studien liegen aber derzeit nicht vor.

Psychiatrische Erkrankungen

Grundsätzlich ist das Abhängigkeitssyndrom die zentrale Begleiterkrankung des Drogenkonsums. Das mag zwar banal sein, muss aber hier noch einmal betont werden. Auch kann häufig eine psychische Störung, die als krankheitswertig einzustufen ist, wie eine Angststörung oder eine depressive Störung, diagnostiziert werden. Diese Störung kann Ursache, aber auch Folge des Drogenkonsums sein. Dies wirft nicht nur diagnostische, sondern auch therapeutische Probleme auf.

Pathologischer Rausch

▶ **Klinik:** Gelegentlich gibt es protrahierte und qualitativ untypische Rauschzustände mit eingeschränkter affektiver Kontrolle. Dies kann vor allem bei LSD, Amphetaminen und Cocain, aber auch bei Flunitrazepam vorkommen, seltener bei Haschisch. Besonders häufig tritt dieser Zustand bei Mischintoxikationen auf (z. B. Codein und Barbiturate oder Flunitrazepam). Amnesien sind häufig.

▶ **Therapie:** Therapeutisch sind 5 mg Haloperidol i. m. oder 10 mg Diazepam i. v. oder i. m. indiziert. Bei Neuroleptika-Gabe treten bei Drogenabhängigen sehr häufig extrapyramidalmotorische Symptome (Zungen- oder Schlundkrämpfe; Dystonien usw.) auf. Biperiden beseitigt diese Nebenwirkungen sofort, ist allerdings, sogar bei einmaliger (!) intravenöser Applikation, potenziell delirogen! Daher sollte Biperiden bei Delirgefährdeten (z. B. Benzodiazepin-Entzug) möglichst oral gegeben werden. Es ist auch das Trinken einer Ampulle sinnvoll, da rasche Effekte auftreten, kein *needle craving* (»Schussgeilheit«) durch Spritzen provoziert oder Handel mit Tabletten ermöglicht wird. Zu beachten ist allerdings, dass Biperiden als anticholinerge Substanz ein deutliches Missbrauchspotenzial hat.

Flashback

Beim Flashback handelt es sich um ein Wiederauftreten des Berauschungszustandes ohne aktuellen Drogenkonsum. Dieses Phänomen wird vor allem bei LSD beschrieben.

Drogeninduzierte Psychose

Eine drogeninduzierte Psychose ist eine der schwerwiegendsten Folgestörungen des Drogenkonsums.

▶ **Pathologie:** Ob die Droge nun ein Auslöser oder die Ursache war, bleibt derzeit eine akademische Frage.
▶ **Klinik:** Es treten halluzinatorische und/oder paranoide Zustandsbilder auf, die einer schizophrenen Psychose ähneln. Es können auch Ich-Störungen (Beeinflussungserlebnisse, Erfahrung des Verlustes der Kontrolle über die Gedanken usw.) auftreten. Letzteres spricht allerdings mehr für eine schizophrene Psychose als Grunderkrankung. Diese Zustandsbilder können einige Tage, aber auch einige Wochen (trotz Therapie) anhalten. Ursachen sind vor allem LSD, Haschisch, Amphetamine und auch Cocain.
▶ **Therapie:** Therapeutisch ist insbesondere Haloperidol (z. B. 3-mal 2 mg bis 3-mal 3 mg/d) zu empfehlen. Bei extrapyramidalen Nebenwirkungen ist unter Umständen ein Umsetzen auf andere Neuroleptika, wie Perazin (z. B. 100–300 mg/d) oder auch Olanzapin, Risperidon, Quetiapin usw. wegen geringerer extrapyramidalmotorischer Symptome (EPMS) sinnvoll.

Delirantes Entzugssyndrom

▶ **Klinik:** Vor allem bei Benzodiazepin- und Barbiturat-Abhängigkeit treten etwa am fünften Tag nach der entscheidenden Dosisreduktion (z. B. Absetzen) delirante Syndrome mit Verkennung der Situation, Desorientiertheit, Euphorie, psychomoto-

rischer Unruhe, aggressivem Verhalten, Halluzinationen usw. auf. Die vegetativen Funktionen (Herzfrequenz, Blutdruck, Schweißproduktion, Körpertemperatur) sind in der Regel zumindest am Anfang noch relativ normal (»trockenes Delir«).
▶ **Therapie:** Therapeutisch ist Clomethiazol (Mixtur oder Kapseln) wie beim Alkoholentzugsdelir oder auch Lorazepam bzw. Diazepam im Wechsel mit Haloperidol am besten wirksam.

Amotivationales Syndrom

Ein amotivationales Syndrom, das durch eine Antriebsverarmung gekennzeichnet ist, soll bei chronischem Haschisch-Konsum vorkommen.

▶ **Therapie:** Therapeutisch muss der Cannabis-Konsum beendet werden.

Persönlichkeitsstörungen

▶ **Pathologie:** Nosologisch ist schwer zu entscheiden, ob diese Störungen ursächlich für den Drogenkonsum bedeutsam sind, ob es sich um Folgestörungen oder nur um begleitende Auffälligkeiten des Drogenkonsums handelt.
▶ **Klinik:** Polytoxikomane Patienten fallen oft wegen psychischer Besonderheiten auf, die diagnostisch meist Persönlichkeitsstörungen zuzuordnen sind. Schizoide, antisoziale, Borderline-, histrionische, narzisstische, selbstunsichere und passiv-aggressive Persönlichkeitsstörungen sind häufig zu beobachten.
▶ **Therapie:** Psychotherapie, evtl. medikamentöse Stützung

Psychische Störungen

Die psychischen Auffälligkeiten von polytoxikomanen Patienten können auch häufig psychischen Störungen vom Typ der dysthymen Störung, der Angststörungen oder Zwangsstörungen zugeordnet werden.

Klinik speziell

Auch diese Störungen können im Rahmen der Drogenkarriere akzentuiert werden.

Affektive und schizophrene Störungen

▶ **Klinik:** Gelegentlich zeigen polytoxikomane Patienten eine Schizophrenie. Auch können depressive bzw. manische Psychosen in Form der Major Depression oder der bipolaren Störungen nach DSM-IV vorhanden sein. In diesem Fall kann es sich um eine sekundäre Drogenabhängigkeit handeln.

▶ **Therapie:** Eine Therapie mit Neuroleptika (z.B. Depot-Spritzen) oder Antidepressiva bzw. eine Phasenprophylaxe ist in der Regel ohne Probleme möglich.

Teratogene Suchtfolgen

Der Vollständigkeit halber muss hier auch das teratogene Potenzial dieser Substanzen angeführt werden. Gesichertes Wissen liegt am ehesten zu alkoholbedingten Embryo- und Fetopathien vor. Neben vermuteten Chromosomenanomalien (z.B. LSD) sind vor allem bei Heroin, Cocain, Cannabis und Benzodiazepinen folgende Effekte gesichert: Untergewichtigkeit, Frühgeburten, Unterentwicklung, mentale Retardierung, motorische Unruhe, Hyperexzitabilität und Abhängigkeits- bzw. Entzugssyndrome bei Neugeborenen (Majewski u. Majewski 1992).

7.1.5 Substitutionstherapie

Im Regelfall ist die Substitutionstherapie der erste Ansatzpunkt für eine Betreuung im medizinischen Hilfesystem. Die Patienten sind noch nicht in der Lage bzw. noch nicht bereit, von den Opiaten loszukommen. Folgende Punkte sind bei der Substitutionstherapie mit Opioiden relevant:

- Betäubungsmittelgesetz (BtMG) beachten
- Diagnostik mit Ziel, Entzugssymptome und Urinbefund zu sichern und zu dokumentieren
- Behandlungsvertrag mit Ausschluss- bzw. Abbruchkriterien
- Meldung an Bundesinstitut für Arzneimittel und Medizinprodukte (BfArM)
- Meldung an die Kassenärztliche Vereinigung (KV)
- psychosoziale Beratung (PSB) einbinden
- erste Woche möglichst keine Dosissteigerung
- im ersten halben Jahr möglichst keine Take-Home-(»Mitgabe«-)Verordnung
- Therapiekontrolle vor allem über Urinuntersuchung
- optimale Dosierung
- Ziel: möglichst beigebrauchsfreie Substitution

Aktualisierungen dieser notwendigen Schritte, Indikationsstellungen, Verfahrensanweisungen, Therapieverfahren usw. können über Homepages von Fachverbänden und von der Bayerischen Akademie für Suchtfragen (www.bas-muenchen.de) eingesehen werden.

Betäubungsmittelgesetz (BtMG)

Die Substitution Opiat-Abhängiger mit zugelassenen Substitutionsmitteln (z.B. Methadon, Levomethadon, Buprenorphin) ist mit der 10. BtMG-Änderung (10. BtMÄndV) seit 1998 *gesetzlich* ausdrücklich anerkannt. Opiat-Abhängige dürfen jedoch nur mit dem Ziel der schrittweisen Wiederherstellung der Betäubungsmittelabstinenz bei gleichzeitiger Besserung und Stabilisierung des Gesundheitszustandes, im Rahmen der Behandlung einer zusätzlichen schweren Erkrankung und zur Risikominderung während der Schwangerschaft und nach der Geburt substituiert werden.

Klinik speziell

Indikation

Aus suchtmedizinischer Sicht ist die Substitutionsbehandlung in vielen Phasen der Abhängigkeitsentwicklung indiziert, z. B. bei:

- ersten Impulsen zur Veränderung nach der Einstiegsphase
- Wunsch nach Opiat-Abstinenz über ambulanten Entzug
- Abbaustadien
- Überbrückungssituationen (z. B. beim Warten auf die Entzugsbehandlung)
- Rückfällen (neuerdings) nach erfolglosen Entwöhnungsbehandlungen
- bei schweren anderen Erkrankungen

In Sonderfällen – bei Vorliegen einer schweren Erkrankung, deren Therapie durch den intravenösen Opiat-Konsum verhindert wird – kann zusätzlich eine Kassenfinanzierung der Substitution erfolgen. Grundsätzlich gelten zunächst die Kriterien der Anamnese, Diagnostik, Therapieplanung und -gestaltung sowie Dokumentation (→ Kap. 3). Die Diagnose stützt sich im Wesentlichen auf die Objektivierung der Entzugssymptome und auf die Urinuntersuchung. Sie sind Merkmale der *qualifizierten Substitution*.

Die Multimorbidität ist direkte und indirekte Folge der Polytoxikomanie. Sie macht grundsätzlich eine abstinenzorientierte Grundempfehlung vonseiten des Arztes erforderlich. Die aktuelle Situation, der Zustand des Patienten und seine unzulängliche Veränderungsmotivation mögen dies zwar häufig verhindern. Daher erscheint eine vorübergehende, aber auch eine länger währende Substitutionsmedikation angebracht. Angesichts der hohen Letalität dieser Form der Suchtkrankheiten ist allerdings wegen des gefährlichen süchtigen Kernsyndroms des polyvalenten Drogenkonsums immer wieder die Frage nach den

Therapiezielen (Reduktion, Abstinenz?) zu stellen. Auch langjährige Substitutionsbehandlungen sind erforderlich.

Es empfiehlt sich, die indikationsrelevanten Angaben der Patienten mittels Fremdanamnese (nach Schweigepflichtentbindung!) zu überprüfen. Besonderes Augenmerk ist darauf zu richten, dass keine Doppelsubstitution stattfindet (→ Betäubungsmittel-Verschreibungsverordnung [BtMVV] § 5 Abs. 2 Nr. 4a).

Zur Feststellung von Beikonsum ist der Urin auf andere Stoffe zu untersuchen. Im Einzelfall kann vor allem während der Substitution auch eine Messung des aktuellen Alkoholisierungsgrades mittels Alkometer notwendig sein, um die bei Substitutionsbeginn erforderliche Nüchternheit zu dokumentieren.

Die Überweisung zu Fachärzten bei Auftreten von oder bei Verdacht auf Begleiterkrankungen sollte großzügig und rechtzeitig erfolgen. Daneben ist auf Wirkungsverstärkung oder Wirkungsverlust des Methadons durch die Begleitmedikation und/oder die Begleiterkrankungen selbst zu achten.

Therapieziele und -programm

Die Planung des Therapieablaufs ist wichtig, da die körperliche und psychische Stabilisierung, die Reduktion des Beigebrauchs, eine Vergrößerung beigebrauchsfreier Perioden, Beigebrauchsfreiheit, Dosisreduktion des Substitutionsmittels und schließlich das Absetzen desselben Teilziele darstellen. Zusätzlich sind psychische Entwicklungen und Besserungen der sozialen Situation zu planen (Tab. 7-20 u. 7-21, S. 171). Dazu sind psychosoziale Einrichtungen, insbesondere Drogenberatungsstellen, einzubeziehen.

Mit dem Patienten sollten Stufen der Behandlung wie gesundheitliche Stabilisierung,

Klinik speziell

169

Reduktion des Beigebrauchs, Bearbeitung der sozialen Probleme besprochen und als verbindliches Behandlungsziel nach einem Zeitplan erklärt werden. Das sollte auch Gegenstand des Behandlungsvertrags sein.

Die sozialpädagogische Arbeit sollte für die niedrigschwellige Arbeit auch einen Akzent in Richtung »Geh-Struktur« haben, d.h. sie sollte niedrigschwellig und aufsuchend orientiert sein. Sie sollte rasch eine differenzierte multiaxiale Sozialdiagnostik leisten, die auch dem Arzt verständlich sein muss. Es sollten daraus prioritäre Handlungsfelder erkennbar sein.

Behandlungsvertrag

Im Behandlungsvertrag sollten die folgenden Punkte ausdrücklich geklärt werden (→ Muster der Kassenärztlichen Vereinigung bzw. BAS 2010; Tab. 7-22, S. 172 f.):
- zeitliche Begrenzung mit Verlängerungsaussicht
- Abgabebedingungen
- Urinkontrollen
- Schweigepflichtentbindung gegenüber Drogenberater und Arzt (wechselseitig) sowie Ärztekammer und Kassenärztlicher Vereinigung
- Gesprächstermine
- Therapieziele
- Teilnahme an psychosozialen Begleitprogrammen
- Abbruchkriterien: regelmäßiger Beigebrauch, Kriminalität, Gewalt, Verletzung der Hausordnung; dabei in der Regel schrittweises Reduzieren; bei schweren Verstößen sofortiger Abbruch möglich
- Aufklärung über Risiken des Beigebrauchs
- Zusatzvereinbarungen

Der Behandlungsvertrag sollte sich über einen überschaubaren Zeitraum von z.B. 3 Monaten erstrecken. Behandlungsindika-

tion, -motivation und Zielsetzung sollten im Verlauf der Behandlung immer wieder thematisiert und überprüft werden. Auch der Behandlungsverlauf sollte anhand der initialen Zielsetzung überprüft und dokumentiert werden. Unter Berücksichtigung der dadurch gewonnenen Erkenntnisse sollte nach Ablauf der jeweils vereinbarten Behandlungsdauer ein neuer Behandlungsvertrag abgeschlossen werden.

Substitutionsmittel

Methadon und Levomethadon

Wenn nachfolgend von Methadon die Rede ist, dann ist das Methadon-Racemat gemeint. Die lange Halbwertszeit (ca. 24 h) macht diese Substanz sehr attraktiv, da nur eine einmalige Anwendung täglich erforderlich ist. In den meisten Substitutionsbehandlungen kommt das kostengünstigere Methadon zur Anwendung. Bei Klinikaufenthalten wird allerdings aus Praktikabilitätsgründen häufig Levomethadon (L-Polamidon®) gegeben. Da Patienten gern ihre Dosierung in »Meter«, d.h. in Milliliter ausdrücken (z.B. »5 Meter Pola«), ist es günstig, mit 1%iger Methadon-Lösung zu arbeiten, damit die verwendeten Milliliter dem Levomethadon besser entsprechen. Als weiteres Substitutionsmittel kommt aber auch Eptadone® infrage. Hierbei handelt es sich wie bei L-Polamidon® um ein Fertigarzneimittel, das jedoch Methadon 0,5% enthält. 1 ml Eptadone® entspricht daher 5 mg Methadon-Racemat. Dies ist bei der Umstellung von Eptadone® auf z.B. Polamidon® unbedingt zu beachten (z.B. 6 ml Eptadone® entsprechen 3 ml Methadon 1% oder 3 ml Polamidon®)! Die Angabe der Konzentration des Substitutionsmittels ist daher wichtig (Tab. 7-23, S. 173). Am besten ist es, die Dosis wegen der Verwechslungsgefahr und der individuellen

Klinik speziell

Tab. 7-20 Soziale und lebenspraktische Hilfen bei der Substitutionstherapie (nach BAS 1998)

- Wiederherstellung der elementaren materiellen und sozialen Lebensgrundlagen
- Herstellung und Stabilisierung des Kontaktes zum Hilfesystem
- Entwicklung und Förderung einer Motivation zum »Ausstieg« aus der Drogenszene
- Hilfe zum Lebensunterhalt
- Klärung der Krankenversicherung bzw. Zuständigkeiten für Krankenhilfe nach § 37 Bundessozial-hilfegesetz (BSHG)
- bei schweren Erkrankungen, z. B. fortgeschrittener AIDS-Erkrankung, Beratung und Unterstützung bei der Beantragung von Mehrbedarfszulagen für Verpflegung und Hygiene, Anerkennung des Schwerbeschädigtenstatus und ggf. Vermittlung von Hauspflege
- Beratung bei der Entwicklung realistischer Orientierungen bezüglich einer beruflichen und sozialen Reintegration; im Besonderen handelt es sich hierbei um die Vermittlung von Ausbildungs- oder Um-schulungsmaßnahmen, Maßnahmen zur Arbeitserprobung oder von Arbeitsprojekten
- Beratung und Unterstützung bei der Schuldenregulierung
- Zusammenarbeit mit Institutionen der Bewährungshilfe und Führungsaufsicht
- Hilfen und Übungen bei Ämtergängen
- Training in sozialer Kompetenz
- Hilfe bei der Suche einer Wohnung oder einer anderen geeigneten Unterkunft
- Unterstützung bei strafjustiziellen Angelegenheiten
- Unterstützung bei allgemeinen rechtlichen Problemen
- Tagesstrukturierung
- Aufbau sinnvoller Freizeitaktivitäten

Tab. 7-21 Psychologisch-psychotherapeutische Hilfen bei der Substitutionstherapie (nach BAS 1998)

- Förderung der Veränderungsbereitschaft zur Fortführung und planmäßigen Beendigung der Behand-lung und zur Loslösung von der Drogenszene (Herausarbeitung der positiven Faktoren für die Aufga-be des Drogenkonsums und der negativen Faktoren für die Fortführung des Konsums und Durchfüh-rung von Maßnahmen zur Bekräftigung der positiven Faktoren)
- Rückfallprävention (Herausarbeitung der individuellen rückfallbegünstigenden Situationen und Durchführung geeigneter Maßnahmen zur Vermeidung dieser Situationen bzw. zu ihrer Bewälti-gung, falls sie nicht vermieden werden können)
- Prävention einer HIV-Infektion (Sexualverhalten und Spritzengebrauch) bzw. Coping-Strategien zur Bewältigung des Lebens mit einer HIV-Infektion
- Behandlung von psychischen Funktionsstörungen und Entwicklungsstörungen mit Folgen für die Lebensführung
- Mitbehandlung psychiatrischer Störungen
- Aufbau der Einsicht in das Bedingungsgefüge des Drogenkonsums

Klinik speziell

Rezepturen in Milliliter (ml) und Milli-gramm (mg) sowie in Prozent der Lösung (%) anzugeben. Eventuell ist eine Rück-sprache mit dem Apotheker zweckmäßig. Folgende Regeln zur Menge sind bei der Verordnung zu beachten:

- Pro Rezept dürfen für maximal 30 Tage insgesamt maximal 3 000 mg Methadon bzw. 1 500 mg Levomethadon verordnet werden.
- Bei begründeten Dosis-Überschreitun-gen muss das Rezept mit »A« gekenn-zeichnet werden.

Tab. 7-22 Muster eines Behandlungsvertrags (nach BAS 2010; Abdruck mit freundlicher Genehmigung der Bayerischen Akademie für Sucht- und Gesundheitsfragen BAS Unternehmergesellschaft [haftungsbeschränkt])

Folgende Vereinbarungen werden getroffen zwischen:

(Patient/Patientin)

und

(Arzt/Ärztin)

und

(Berater/Beraterin)

Ab dem _____ wird _____ mit dem Ersatzstoff Methadon substituiert.

Die Substitution ist zunächst auf den Zeitraum von ___ Monaten begrenzt. Nach ___ Monaten werden am _____ in einem Teamgespräch Fortsetzung und Art und Weise der Substitution besprochen. Das Substitutionsmittel wird täglich in den Praxisräumen unmittelbar nach Ausgabe unter Aufsicht eingenommen. Die Mitgabe von Substitutionsmitteln ist nicht erlaubt.

Ausgabezeiten:

Montag bis Freitag von _____ bis _____ Uhr in den Praxisräumen

Samstag/Sonntag von _____ bis _____

Eine gleichzeitige Substitutionsbehandlung bei anderen Ärzten oder in einer Substitutionsambulanz ist gesetzlich verboten und kann gesundheitsgefährdend bzw. tödlich sein. Bestandteile der Substitution sind Vergabe des Substitutionsmittels und psychosoziale Betreuung in Form lebenspraktischer und therapeutischer Unterstützung. Die aktive Mitarbeit des Patienten ist für eine Substitution unbedingt erforderlich. Die psychosoziale Betreuung erfolgt durch: _____

Die Substitution erfolgt unter folgenden Bedingungen:

1. Es werden Ziele der Substitutionsbehandlung vereinbart. Innerhalb des oben genannten Zeitraumes soll erreicht werden, dass: _____
   Dazu werden folgende Schritte unternommen:
2. Urinkontrollen finden unangemeldet in unregelmäßigen Abständen statt. Sie sind verpflichtend und zur Weiterführung der Substitution unerlässlich.
3. Der Patient verpflichtet sich, auf den Beikonsum von Drogen, Medikamenten sowie auf problematischen Alkoholkonsum zu verzichten. Bei regelmäßigem und exzessivem Beigebrauch sowie unzureichender Mitarbeit bei der medizinischen und psychosozialen Betreuung wird die Substitution durch Herunterdosieren des Substitutionsmittels ausschleichend beendet.
4. Verstöße gegen die Hausordnung, insbesondere Gewaltanwendung, Androhung von Gewalt, Diebstahl, Drogenkonsum und Alkoholkonsum in der Einrichtung führen zum unverzüglichen Ausschluss aus der Substitution. Dies gilt auch für gezielte Handlungen gegen die Interessen von Patienten und Team. Der Patient wurde über die Hausordnung informiert. Berater und Arzt haben uneingeschränktes Hausrecht innerhalb der Praxis/Einrichtung. Ihren Anordnungen ist unbedingt Folge zu leisten.
5. Frau/Herr _____ wurde von _____ über Risiken, Neben- und Wechselwirkungen des Substitutionsmittels, die Gefahren von Beigebrauch sowie alternative Behandlungsmöglichkeiten eingehend informiert.

Klinik speziell

Tab. 7-22 Muster eines Behandlungsvertrags (nach BAS 2010; Abdruck mit freundlicher Genehmigung der Bayerischen Akademie für Sucht- und Gesundheitsfragen BAS Unternehmergesellschaft [haftungsbeschränkt]) *(Fortsetzung)*

6. Austausch von Patienteninformationen:

- Das Team der an der Substitution beteiligten Therapeuten ist für den Zeitraum der Behandlung von der Schweigepflicht untereinander und gegenüber der kassenärztlichen Vereinigung (KV), der KV-Kommission, dem Gesundheitsamt, den in die Substitution eingebundenen Apotheken und den Kostenträgern befreit. Dies gilt auch für Anfragen bei anderen Ärzten hinsichtlich einer Doppelsubstitution. Alle Daten werden streng vertraulich behandelt.
- Der Patient ist damit einverstanden, dass die Mitarbeiter der Substitutionspraxis, soweit es eine bestimmte Situation erfordert und es im Interesse des Behandelten liegt, Informationen auch an behandelnde Ärzte, ein behandelndes Krankenhaus, Apotheken oder an eine psychosozial beratende Institution weiterleiten dürfen.
- Der Patient ist einverstanden, dass die Mitarbeiter einer Apotheke, soweit es eine Situation erfordert und im Interesse der Sicherheit des Behandlungsverlaufs liegt, Informationen auch an behandelnde Ärzte oder ein behandelndes Krankenhaus weiterleiten dürfen.
- Der Patient ist damit einverstanden, dass erforderliche persönliche Daten und Informationen aus der Substitutionsbehandlung in einer Akte festgehalten bzw. mittels EDV gespeichert werden. Eine Weitergabe der Daten erfolgt ausschließlich in anonymisierter Form und unter Wahrung der Datenschutzbestimmungen.

7. Zusätzliche Vereinbarungen:_____

Patient/Patientin

Arzt/Ärztin

psychosoziale Beraterin/psychosozialer Berater

Tab. 7-23 Äquivalenztabelle Methadon und Levomethadon

1 ml Methadon-Racemat 1 % (= 10 mg D,L-Methadon)

entspricht in der Wirkung in etwa

1 ml L-Polamidon® 0,5 % (= 5 mg Levomethadon)

- Ab einer Tageshöchstdosis von 100 mg Methadon ist deshalb »A« auf dem Rezept zu empfehlen

▶ **Wirkungen:** Analgesie, Sedierung, Anxiolyse, antitussive Effekte

▶ **Nebenwirkungen:** Überempfindlichkeitsreaktionen bis zum Schock, Schwitzen, Pruritus, Muskelrigidität, Sedierung, Schwindel, Kopfschmerzen, Atemdepression, zerebrale Krampfanfälle, Stimmungsveränderungen, Veränderung der Aktiviertheit, Miosis, Mundtrockenheit, Übelkeit und Erbrechen, Obstipation, orthostatische Regulationsstörungen, Bradykardie, Bronchospasmen, Gallenwegsspasmen, Blasenentleerungsstörungen, auch Schlafstörungen und Parästhesien (Gölz 1999). Bei *Substituierten* werden vor allem folgende Nebenwirkungen beobachtet (nach Gölz 1999): Konzentrationsschwäche, Singultus,

Klinik speziell

173

Blutdruckabfall mit Kollaps, asthmaartige Atemnot, motorische Unruhe, Potenzstörungen, Miktionsstörungen, unregelmäßige Regelblutungen, Gewichtszunahme oder Gewichtsabnahme, Schwellung an den Füßen (Raschke 1994, S. 472).

▶ **Anwendungsbeschränkungen:** Die Angaben zu den Anwendungsbeschränkungen sind uneinheitlich. Als Referenzkriterien könnten die Anwendungsbeschränkungen für L-Methadon gemäß der Roten Liste (2012) dienen:

* Kinder unter einem Jahr
* Bewusstseinsstörungen
* Störungen des Atemzentrums und der Atemfunktion
* Zustände mit erhöhtem Hirndruck
* Hypotension bei Hypovolämie
* Prostatahypertrophie mit Restharnbildung
* Gallenwegserkrankungen
* obstruktive und entzündliche Darmerkrankungen
* Phäochromozytom
* Pankreatitis

Anzumerken ist, dass diese Einschränkungen für den allgemeinen Gebrauch von Levomethadon gelten, aber nicht ausdrücklich bei der Substitution.

▶ **Wechselwirkungen** (nach Roter Liste 2012): Es bestehen folgende Wechselwirkungen:

* zentral dämpfende Pharmaka und Alkohol: Wirkungs- und Nebenwirkungsverstärkung, insbesondere Atemdepression
* Opioid-Agonisten (z. B. Morphin, Oxycodon, Hydromorphon, Pethidin): Wirkung durch Opioide mit agonistischen oder antagonistischen Eigenschaften abgeschwächt (z. B. Buprenorphin)
* Pancuronium und Vecuronium: Wirkungsverstärkung der angeführten Substanzen
* MAO-Hemmstoffe: mögliche schwere zentralnervöse Nebenwirkungen sowie

Nebenwirkungen auf die Atmungs- und Kreislauffunktion

▶ **Zubereitung:** Mit Orangen-, Trauben- oder Apfelsaft gemischt, entsprechend individueller Akzeptanz. Durch Methylcellulose-Zusatz ist Methadonhydrochlorid nicht gut durch eine Spritzennadel aufziehbar (fragen Sie Ihren Apotheker bezüglich Haltbarkeit, Verträglichkeit usw.). Die Substanz sollte bei Mitgabe (*take home*) im Rahmen der Substitution in Einzeldosen abgepackt sein. Auf jeden Fall müssen die Fläschchen typische Arzneimittelfläschchen mit kindersicherem Verschluss sein. Die Mitgabe in Orangensaft-Flaschen ist gefährlich, da unbeteiligte Dritte glauben könnten, dass es sich um Saft handelt und aus Durst die gesamte Dosis trinken. Ärzten ist die Mitgabe von Betäubungsmitteln untersagt, sie dürfen sie nur für den unmittelbaren Verbrauch abgeben.

▶ **Unverträglichkeit:** Eine allergische Überempfindlichkeitsreaktion lässt sich meistens auf Beistoffe (Konservierungs- und Farbstoffe) zurückführen. Bei einer echten allergischen Überempfindlichkeitsreaktion auf ein bestimmtes Opioid (z. B. Methadon) sollte eine andere Substanz (z. B. Levomethadon, Buprenorphin, Dihydrocodein) gewählt werden. Nur in schwerwiegenden Fällen muss auf die Substitution ganz verzichtet werden.

Buprenorphin

Die Zulassung von Buprenorphin (Subutex® und Suboxone®) als Substitutionsmittel stellt eine wichtige Ergänzung in der Behandlung der Opiat-Abhängigen im Rahmen der Substitution dar. Das Opioid Buprenorphin ist ein partieller Agonist am μ-Rezeptor und Antagonist am κ-Rezeptor. Die Wirkung als Substitut wird seiner langsamen reversiblen Bindung an den μ-Rezeptor zugeschrieben, was das Verlangen nach weiterer Heroin-Einnahme vermindert.

Suboxone® hat zusätzlich Naloxon als Opiat-Antagonist beigefügt, damit bei intravenösem Konsum keine Wirkung bzw. Entzugssymptome auftreten. Dabei handelt es sich um hexagonale weiße Sublingualtabletten. Die Umstellung von Subutex® auf Suboxone® erfolgt im Verhältnis 1 : 1.

▶ **Darreichungsform:** Sublingualtabletten in der Dosierung 0,4, 2 und 8 mg

▶ **Nebenwirkungen** (nach Roter Liste 2012, gekürzt):

* *sehr häufig*: Schlaflosigkeit, Verstopfung, Übelkeit, Schwitzen, Entzugssyndrom, Kopfschmerzen
* *häufig*: Nervosität und Angstgefühl, Depression, grippeähnliche Symptome, Diarrhö, Bauch- und Rückenschmerzen, Frösteln, Schwitzen, Sedierung, Übelkeit, Erbrechen
* *gelegentlich*: Anämie, Herzinfarkt, Frequenzveränderungen, allergische Reaktionen, Stoffwechselstörungen
* *sehr selten*: Atemdepression, Lebernekrose, Bronchospasmus, anaphylaktischer Schock, angioneurotisches Ödem (Quincke-Ödem)

Unter Umständen positive »Doping-Tests«. Initiale Anwendung kann zu Entzugserscheinungen führen, die den unter Naloxon beschriebenen Entzugserscheinungen entsprechen.

Codein und Dihydrocodein

Die Verwendung von Codein bzw. Hydrocodein als Substitutionsmittel ist derzeit eher obsolet und nur im Falle einer Methadon-Unverträglichkeit indiziert. Es mangelt aber an neutraler Betrachtung der Vor- und Nachteile dieser Substanz. Sie ist jedenfalls weniger sedierend und hat eine kurze Halbwertszeit (ca. 3 h). Der Nachteil ist, dass die Substanz normalerweise nicht 3- bis 4-mal täglich in der ärztlichen Praxis eingenommen werden kann und daher eine tägliche eigenständige Einnahme des Substituts erfolgen muss. Bei nicht ordnungsgemäßer eigenständiger Einnahme kann die Substanz dann auf dem Schwarzmarkt verkauft werden. Das kann auch bei Mehrfachsubstitution bei zusätzlichen Ärzten stattfinden. Die durchschnittliche Tagesdosierung liegt bei etwa 1 g Dihydrocodein.

Dosierung von Substitutionsmitteln

Methadon

Die Dosisfindung ist eine besonders heikle Phase zu Beginn der Substitution, da der Patient natürlich nicht weiß, wie viel Wirkstoff das konsumierte Straßenheroin beinhaltet. Im Einzelnen sind folgende Aspekte relevant (Tab. 7-24, S. 176):

* Bei Behandlungsbeginn mit Methadon muss die *Einstellung* wegen der ungewissen Toleranz wegen der Gefahr der Atemdepression und der erheblichen Kumulation des Methadons schrittweise erfolgen. Grundsätzlich muss die Dosiseinstellung wegen individueller Streuung unter enger ärztlicher Kontrolle stattfinden. Da bei fehlender Opiat-Toleranz die mittlere letale Methadon-Dosis zwischen 1 und 1,5 mg/kg KG liegt (es gibt Berichte über Todesfälle schon bei 0,7 mg/kg KG, entspricht z.B. 5 ml Methadon 1 % bei nicht Opiat-Toleranten mit 70 kg KG), sollte eine Erstdosis von 40 mg Methadon (entspricht 4 ml Methadon 1 %) nicht überschritten werden. Sollte eine höhere Dosierung nötig sein (z.B. wegen zu erwartendem höherem Opiat-Bedarf), könnte dies durch eine Dosisaufteilung erreicht werden. So kann im Einzelfall nach Erstgabe von 30 mg Methadon und einer Wartezeit

Tab. 7-24 Dosierungsstrategien für Methadon[1]

Einstellen (wegen des unklaren Reinheitsgehaltes des Heroins riskante Kalkulation)
• nur mit max. 20 mg Levomethadon bzw. 40 mg Methadon beginnen
• zur orientierenden Kalkulation (Heroinmenge in g/d): (z. B. 1 g Heroin = ca. 15–30 mg Levomethadon)
• 1 g Heroin = 30 mg (bis max. 60 mg) Methadon = ca. 3 ml (–6 ml) Methadon 1 %
• diese Dosis kann nur innerhalb von mehreren Tagen angepeilt werden
Hinaufdosieren (möglichst erst nach 5 d)
• Levomethadon: 2,5- bis 5-mg-Schritte
• Methadon 1 %: 5-mg-Schritte
• Methadon 0,5 %: 10-mg-Schritte (jetzt: z. B. Eptadone®)
Ambulantes Herabdosieren
• bei Methadon z. B. wochenweise oder 14-tägig um 5 mg (individuelle Absprachen), ab 10 mg bzw. 5 mg in kleineren Schritten von 1–2,5 mg
• falls ein Rückfall auftritt: wieder höher dosieren; zu frühes Reduzieren kann in gravierende Rückfallserie führen
• die Dosisreduktion ist nur nach mehrwöchiger stabiler Phase indiziert

[1] Es gibt keine allgemein akzeptierten Standards. Die hier vorgeschlagenen Vorgehensweisen entbinden nicht vor eigenen kritischen Einschätzungen!

Klinik speziell

von mindestens 2 Stunden (wegen möglicher verzögerter enteraler Resorption), aber besser nach etwa 6 Stunden die zusätzliche Gabe von 20 mg Methadon erfolgen (Abb. 7-2). Die zweite Abgabe sollte dabei wegen der Gefahr der Atemdepression spätestens 3–4 Stunden vor dem Schlafengehen erfolgen.

• An den folgenden 3–5 Tagen sollte die Methadon-Dosis wegen der erheblichen Kumulationsgefahr möglichst nicht – und wenn, dann nicht um mehr als 10 mg/d (entspricht 1 ml Methadon 1 %) – gesteigert werden (Abb. 7-3, S. 178). Durch die lange Halbwertszeit kann die Dosis bei Dosissteigerung um mehr als 10 mg/d vor allem am zweiten und dritten Tag kumulieren und zu Überdosierungen führen. Der Patient muss darüber aufgeklärt werden, dass in der Einstellungsphase während der ersten Tage ein latenter Opiat-Hunger (Cra-

ving) und Entzugserscheinungen auftreten können und dass der Beigebrauch anderer Substanzen eine erhebliche Gefahr darstellt.

• Eine eventuelle *Überdosierung* zeigt sich an Symptomen wie Schwindelgefühl, Konzentrationsstörungen, »leerer Kopf«. In diesem Fall wird die schrittweise Reduktion des Methadons entsprechend dem klinischen Bild empfohlen. Häufiger kommt es jedoch vor, dass die berechnete Anfangsdosis den Opiat-Hunger (Craving) nicht ausreichend stillt, sodass in den folgenden Tagen eine Dosisanpassung (Steigerung um 5–10 mg/d = 0,5–1 ml/d Methadon 1 %) nötig ist. Von Dole (1988) wird angegeben, dass bei einer Methadon-Erhaltungsdosis von 80–120 mg/d (8–12 ml/d Methadon 1 %) ausreichende Blutspiegel erreicht werden.

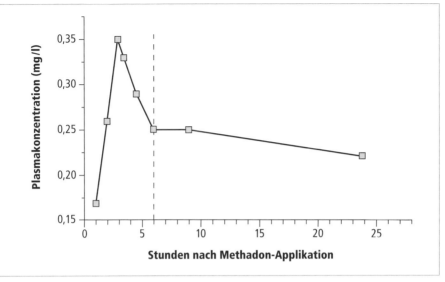

Abb. 7-2 Verlauf des Methadon-Plasmaspiegels bei einer Dosierung von 100 mg/d über 24 Stunden mit dem Maximum 2–3 Stunden nach Applikation und dem Gebot, im Bedarfsfall möglichst erst nach 4 Stunden die nächste (geringere) Dosis zu verabreichen (nach Kreek 1986)

• *Herabdosieren* aus aktuellen Gründen oder mit dem Ziel der Abstinenz erfolgt am besten in 5- bis 10-mg-Schritten, z.B. wochenweise bei ambulanter Behandlung. Das Vorgehen sollte mit dem Patienten besprochen werden. Bei Dosierungen von 5–10 mg Methadon gibt es nach klinischer Erfahrung ausgeprägte Instabilitäten.

Die Dosierung muss angepasst werden, wenn andere Medikamente verwendet werden, die mit der Metabolisierung des Methadons interferieren (Tab. 7-25, S. 178).

Buprenorphin

Im März 2007 wurde ein Kombinationspräparat aus Buprenorphin und Naloxon, Suboxone®, eingeführt. Dieses Präparat unterbindet die momentan in der Szene häufig missbräuchliche Verwendung von Subutex® durch intravenöse oder nasale Einnahme. Nur bei ordnungsgemäßer Einnahme von Suboxone® kommt es zu einer Wirkung des Buprenorphins, während es bei missbräuchlicher Applikation zu einer Wirkung des Naloxons kommt – mit der Ausprägung entsprechender Entzugssymptomatik. Die Einstellung von Subutex® auf Suboxone® ist 1 : 1 möglich.

Nach Angaben des Herstellers Reckitt Benckiser Holding GmbH & Co. KG kann von jeder Heroin-Dosis eine Umstellung auf Buprenorphin nach Einhaltung der Wartezeit erfolgen. Meist gestaltet sich die Umsetzung bei längerem intravenösem Konsum von mehr als 2 g Heroin i.v. auf Buprenorphin als eher schwierig. Die Umstellung von Methadon über 60 mg/d oder Levomethadon über 30 mg kann nicht empfohlen werden (Tab. 7-26, S. 179).

Gelegentlich bitten mit Buprenorphin substituierte Patienten um die Umstellung auf Methadon oder Levomethadon. Dies ist

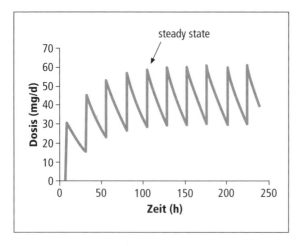

Abb. 7-3 Schema des Verlaufs der »intrakorporalen« Dosis einer oralen Methadon-Dauermedikation mit 30 mg/d mit *steady state* nach etwa 5 Tagen (= ca. 100 h; Anstieg idealisiert ohne Resorptionszeit; Modellierung nach Tretter u. Albus 2004)

Tab. 7-25 Pharmakologische Interaktionen mit Methadon

Methadon-Spiegelerhöhung bzw. Wirkungsverstärkung (Cytochrom-P_{450}-Enzym-Inhibitoren)
• Amitriptylin (trizyklisches Antidepressivum)
• Cimetidin (H_2-Rezeptoren-Blocker)
• Diazepam (Sedativum)
• Fluvoxamin (SSRI-Antidepressivum)
• Alkohol

Methadon-Spiegelsenkung bzw. Wirkungsminderung (Cytochrom-P_{450}-Enzym-Induktoren)
• Barbiturate (Sedativa/Hypnotika)
• Antiepileptika
• Carbamazepin (Antiepileptikum)
• Phenytoin (Antiepileptikum)
• Rifampicin (Tuberkulostatikum)
• außerdem: Substanzen, die den Harn ansäuern wie Ascorbinsäure

nach Angaben des Herstellers bei täglicher Buprenorphin-Substitution 24 Stunden nach letzter Gabe möglich. Die Dosierung von Methadon/Levomethadon sollte schritt-weise und in langsamer (!) Aufdosierung erfolgen, da die Umstellung auf einen Vollantagonisten mit einer höheren Intoxikationsgefahr einhergeht.

Bei Patienten, die eine alternierende Gabe von Subutex® erhalten haben, sollte wegen der bisher erhaltenen höheren Einmaldosis erst nach einer Wartezeit von 48 bzw. 72 Stunden auf Methadon oder Levomethadon umgestellt werden.

Die Höhe der Dosis von Methadon/Levomethadon richtet sich nach der jeweiligen Entzugssymptomatik des Patienten.

▶ **Retardierte Morphine:** In Österreich sind retardierte Morphine in der Substitutionsbehandlung in Gebrauch. Sie stehen als Kapseln zu 120 bzw. 240 mg oder als Tabletten zu 200 mg zur Verfügung und haben eine Halbwertszeit von etwa 24 Stunden. Die Äquivalenzdosen bezogen auf Methadon sind so, dass 40 mg Methadon 200 mg retardiertem Morphin, 70 mg Methadon 440 mg retardiertem Morphin und 100 mg Methadon 800 mg retardiertem Morphin entsprechen (Fischer 2002).

Tab. 7-26 Dosierungsstrategien für Buprenorphin[1]

- Beginn bei deutlichem Opiat-Entzug unter Einhaltung folgender Zeiten:
  - nach letzter Heroin-Einnahme mindestens 12 h
  - nach letzter Methadon-Einnahme: Dosis < 40 mg/< 20 mg Levomethadon 20–28 h; Dosis 40–60 mg Methadon/20–30 mg Levomethadon 24–72 h
- Anfangsdosis zwischen 2 und 4 mg
- Aufdosieren bis zum Abklingen der Entzugssymptome, jedoch max. 24 mg/d

[1] Es gibt keine allgemein akzeptierten Standards.

Dosisanpassung und Verweigerung der Opiat-Abgabe

▶ **Fehltage:** Wenn ein Patient, der mehrere Tage nicht zur Substitutionsmitteleinnahme erschienen ist, erneut zur Substitution kommt, empfiehlt sich wegen einer eventuell veränderten Toleranzsituation eine Dosisreduktion. Eine Möglichkeit ist z.B. die Reduktion der Opioid-Dosis um 20% pro gefehlten Tag. Nach mehr als 5 Tagen ohne kontrollierte Opioid-Einnahme dürfte dann keine Toleranz mehr angenommen werden und es sollte ab Erstdosisniveau aufdosiert werden.

▶ **Intoxikation:** Wenn der Patient in erheblich intoxikiertem Zustand zur Abgabe des Substitutionsmittels erscheint, muss diese reduziert oder unter Umständen sogar ganz verweigert werden.

▶ **Akute Belastungssituation:** Bei körperlichen Erkrankungen, körperlichen Anstrengungen und psychischen Stresssituationen oder auch bei nachvollziehbaren Schmerzzuständen kann sich der Opioid-Bedarf erhöhen. Die Dosis sollte dann dem klinischen Bild entsprechend erhöht werden, damit der Patient nicht unter latentem

Opiat-Hunger leidet und (dadurch vermutlich) im Hinblick auf die übrigen therapeutischen Maßnahmen überfordert ist. Es gibt andererseits auch die Möglichkeit eines niedrigeren Opiat-Bedarfs bei schwerer körperlicher Arbeit (Ablenkung, Endorphin-Freisetzung).

▶ **Begleitmedikation:** Wechselwirkungen mit anderen Medikamenten sind zu beachten.

Rezeptierung

Das BtM-Rezept darf maschinell ausgefüllt werden. Die Unterschrift muss per Hand erfolgen. Das Substitutionsmittel muss grundsätzlich auf einem BtM-Rezept verordnet werden (Tab. 7-27, S. 180; Abb. 7-4, S. 181).

Take-Home-Rezept (§ 5 [7] BtMVV)
Nach Erreichen einer stabilen Situation in der Substitutionsbehandlung, erfahrungsgemäß erst nach einigen Monaten (z.B. 6 Mo.) Substitution, kann der Arzt die Substanz bei konstanter Dosis ohne problematischen Beikonsum für maximal 7 Tage verordnen und durch die Apotheke mitgeben lassen. Ein stufenweises Regime mit Beikonsumkontrollen erscheint hier zweckmäßig.

Vergabe in der Praxis
Das Substitutionsmittel darf grundsätzlich nur zum unmittelbaren oralen Verbrauch unter Sicht ausgehändigt werden. Aus Sicherheitsgründen ist grundsätzlich dazu zu raten, dass die notwendige Dosis mit sehr viel Apfel- oder Orangensaft verabreicht wird, damit nicht Methadon aus der Praxis geschmuggelt und intravenös appliziert wird.

Der Arzt kann auch folgende Personen beauftragen, den Opiat-Abhängigen das Substitutionsmittel gemäß seinen Anweisungen zum unmittelbaren Verbrauch zu überlassen:

Klinik speziell

Tab. 7-27 Angaben auf dem Betäubungsmittel-(BtM-)Rezept

① Name, Vorname und Anschrift des Patienten, für den das BtM bestimmt ist

② Ausstellungsdatum

③ Arzneimittelbezeichnung (z.B. »Methadonhydrochloridlösung 1 % NRF 29.1«)

④ Menge des zu verschreibenden Arzneimittels in Milliliter, Gramm oder Milligramm, Stückzahl der abgeteilten Form

⑤ Gebrauchsanweisung mit Einzel- und Tagesgabe oder im Falle, dass dem Patienten eine schriftliche Gebrauchsanweisung übergeben wurde, der Vermerk »gemäß schriftlicher Anweisung«

⑥ Der Buchstabe »S« zur Kennzeichnung als Substitutionsmittel und zusätzlich der Buchstabe »Z« im Falle einer Verordnung nach § 5, Abs. 8, Satz 1–3 BtMVV

⑦ In begründeten Ausnahmefällen können Zeitraum der Verschreibung, Zahl der verschriebenen Betäubungsmittel und festgesetzte Höchstmenge überschritten werden, das BtM-Rezept ist dann mit »A« zu kennzeichnen.[1]

⑧ Name des verschreibenden Arztes, Berufsbezeichnung und Anschrift einschließlich Telefonnummer

⑨ Unterschrift des verschreibenden Arztes, im Vertretungsfall zusätzlich der Vermerk »i. V.«

[1] Auf dem Rezept ist kein »A« vermerkt, da die Verschreibungsmenge nicht überschritten wurde.

- medizinisches Personal
- pharmazeutisches Personal
- in staatlich anerkannten Einrichtungen der Suchtkrankenhilfe tätiges und dafür ausgebildetes Personal

In diesem Falle ist der Arzt verpflichtet, die genannten Personen zu beauftragen, einzuweisen, anzuweisen und zu kontrollieren. Die Verantwortung für die ordnungsgemäße Durchführung der Substitution bleibt grundsätzlich beim Arzt.
Es empfiehlt sich daher für den Arzt, zur Absicherung einen Vertrag mit den von ihm beauftragten Personen zu schließen. Bei offenen Fragen kann man sich an die Ärzte- bzw. Apothekerkammer wenden.
Das Substitutionsmittel darf außer in der Arztpraxis oder im Krankenhaus auch in Apotheken verabreicht werden. Darüber hinaus ist die Vergabe auch in anderen geeigneten Einrichtungen der Suchtkrankenhilfe

möglich, die hierfür von der zuständigen Landesbehörde anerkannt wurden. Im Falle einer ärztlich bescheinigten Pflegebedürftigkeit darf das Substitutionsmittel auch im Rahmen eines Hausbesuches verabreicht werden.

Beikonsum

Benzodiazepine
Die Ursachen für Benzodiazepin-Beikonsum sind vielfältig. Bekämpfung von Angst, Schlafstörungen, Unterdosierung des Substitutionsmittels, Wunsch nach Tagessedierung und Verlangen nach Rausch können z.B. zu Benzodiazepin-Beikonsum führen. Eine adäquate Dosisanpassung des Methadons kann den Beikonsum reduzieren.
Ziel soll sein, die Benzodiazepine vollständig zu entziehen. Dies ist am besten über eine stationäre Beigebrauchsentgiftung

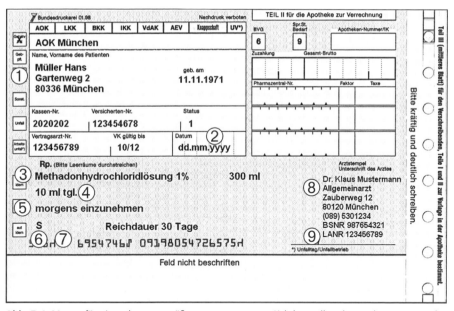

Abb. 7-4 Muster für ein ordnungsgemäß ausgefülltes Betäubungsmittelrezept (aus BAS 2010; Abdruck mit freundlicher Genehmigung der Bayerischen Akademie für Sucht- und Gesundheitsfragen BAS Unternehmergesellschaft [haftungsbeschränkt]). Die Erläuterungen zu den Ziffern stehen in Tabelle 7-27. BtM-Rezept für die tägliche Verabreichung unter Sicht. *Hinweis*: Bei Substitution unter Sichtkontrolle zulasten der GKV muss das Rezept auf den Patienten ausgestellt sein. Dieses Rezept kann für den Sichtbezug in der Praxis oder in der Apotheke so ausgestellt werden. Rezeptur nach NRF 29.1 muss nicht sein, da das BtM nicht dem Patienten mitgegeben, sondern das Substitutionsmittel unter Sicht konsumiert wird.

durchzuführen. Falls dies nicht möglich ist, kann, je nach Ausgangsdosis, mit einer Verordnung von ca. 2- bis 4-mal 5–10 mg Diazepam-Äquivalenten als kontrollierte Medikation (tägl. Abgabe!) begonnen werden und ggf. nach neurologischem Konsil und unter Carbamazepin-Krampfschutz (z.B. 0,6–1,2 g/d) schrittweise reduziert werden (ca. 10 % Reduktion/Wo.). Die tägliche Benzodiazepin-Dosis soll dem Patienten dabei im Rahmen der täglichen Methadon-Vergabe ausgehändigt werden. Die Indikation zur zusätzlichen Verordnung von Benzodiazepinen im Rahmen der Substitutionsbehandlung muss sorgfältig gestellt und dokumentiert werden. Zum ärztlichen Umgang mit Benzodiazepin-Beikonsum bei Substituierten bestehen noch Unklarheiten, die dringlich durch eine Konsenskonferenz beseitigt werden müssten.

Alkohol

Wegen der Wirkung von Methadon und Alkohol, insbesondere der durch Alkohol verstärkten atemdepressiven Wirkung des Methadons, ist hier besondere Vorsicht geboten. In der Praxis hat sich folgendes Vorgehen bewährt:

* bei Verdacht auf Alkoholkonsum: Kontrolle mittels Alkometer

Klinik speziell

181

- Festlegung eines Prozedere der Substitution bei Alkoholisierung, z. B. zwischen x und y ‰: Abgabe der halben Methadon-Dosis
- Handhabung in vielen Ambulanzen:
  - 0–0,3 ‰ = Abgabe der ganzen Dosis
  - 0,3–0,5 ‰ = Abgabe der halben Dosis
  - mehr als 0,5 ‰ = keine Dosisabgabe

Unter Umständen ist es ratsam, dem Patienten anzubieten, sich nach einigen Stunden erneut in der Praxis einzufinden, um dann das Methadon bei gesunkenem Alkoholspiegel einzunehmen.

Therapieverlaufskontrollen

Entscheidend für die Qualität der Substitutionsbehandlung ist das Sistieren des Beikonsums von anderen psychoaktiven Substanzen, insbesondere von Benzodiazepinen und Alkohol. Im Regelfall muss aber 3- bis 4-mal pro Monat eine Urinkontrolle durchgeführt werden. Vorzugsweise berichtet der Patient freiwillig vom Beikonsum.

7.1.6 Entzug

Es werden die im Folgenden kurz beschriebenen Techniken unterschieden. Für Forschungs- und Dokumentationszwecke ist die Anwendung einer Selbstbeurteilungsskala zweckmäßig (Tab. 7-28).

Kalter Entzug

Der kalte Entzug, also der Entzug ohne psychoaktiv wirksame Medikamente zur Milderung der Entzugssymptome (und insbesondere ohne Opiate; Abb. 7-5, S. 184), wie er noch zur Zeit von Kolb und Himmelsbach (1938), den Begründern der Opiatentzugsforschung, zum Teil in Gefängnissen

durchgeführt und dokumentiert wurde, wird heute nur noch auf ausdrücklichen Wunsch der Patienten oder bei leichten Verläufen durchgeführt. Die Symptomminderung wird durch psychologische Führung bewirkt, die einfach als »Talk-down«-Methode bezeichnet wird. Diese Technik ist in der Regel nur bei einem Entzug, der wenige Tage dauert, praktikabel.

Folgende Medikamente werden verabreicht bei:

- *Durchfall*: Antidiarrhö-Mittel wie Kohle (z. B. Kohle-Compretten® Tabletten, 3- bis 5-mal tägl. 2 Tbl.) oder Loperamid (z. B. Imodium® Kapseln, initial 2 Kps., dann 1 Kps. nach jedem ungeformten Stuhl, 4–6 Kps./d)
- *Bauchkoliken*: Diese können mit einer Wärmeflasche und evtl. mit Butylscopolamin (z. B. Buscopan®) kurzzeitig behandelt werden
- *Muskel- und Gelenkschmerzen*: antirheumatische Salben, Magnesium-Präparate u. Ä.
- *Unruhe*: Perazin oder Melperon bzw. Pipamperon, bei Schlafstörungen auch sedierende Antidepressiva wie Mirtazapin u. a.

Diese Mittel werden auch zur Unterstützung des »warmen« Entzugs verwandt.

Medikamentös gestützter Entzug ohne Opiate

Der medikamentös gestützte Entzug ohne Opiate mit »nichthomologen« psychoaktiven Medikamenten ohne primäres Suchtpotenzial erfolgt mit Medikamenten wie Clonidin (z. B. 600 µg/d; **cave:** Herz-Kreislauf-Verhältnisse), Mirtazapin bei Schlafstörungen (z. B. 30 mg/d), Perazin bei Unruhe und psychischer Labilität (z. B. 75 mg/d) bzw. Carbamazepin oder Valproinsäure zur Beruhigung und zur Entzugskrampf-Pro

Klinik speziell

Tab. 7-28 Selbstbeurteilungsskalen für Opiatentzugssymptome (*Subjective Opiate Withdrawal Scale [SOWS]*) (nach Handelsman et al. 1987)

1. Ich fühle mich ängstlich.	0	1	2	3	4
2. Ich habe anhaltendes Gähnen.	0	1	2	3	4
3. Ich schwitze.	0	1	2	3	4
4. Meine Augen tränen.	0	1	2	3	4
5. Meine Nase läuft.	0	1	2	3	4
6. Ich habe Gänsehaut.	0	1	2	3	4
7. Ich habe Schüttelfrost.	0	1	2	3	4
8. Ich habe Hitzegefühle.	0	1	2	3	4
9. Ich habe Glieder- und Muskelschmerzen.	0	1	2	3	4
10. Ich fühle mich unruhig.	0	1	2	3	4
11. Ich fühle mich schwindlig.	0	1	2	3	4
12. Ich habe Brechreiz.	0	1	2	3	4
13. Ich habe Muskelziehen.	0	1	2	3	4
14. Ich habe Bauchkrämpfe.	0	1	2	3	4
15. Ich fühle mich, als würde ich gleich hochgehen.	0	1	2	3	4

0 = trifft nicht zu; 1 = ein wenig; 2 = mäßig; 3 = ziemlich; 4 = sehr stark (Summenscore max. = 60)

phylaxe (z.B. 600 mg/d bzw. 900 mg/d). Sie dienen als Ergänzung beim »homologen« Entzug (Behrend u. Trüg 1994; Tretter et al. 1994). Diese Entzugsstrategie wird auch oft ebenfalls als »kalter Entzug« bezeichnet.

Opiat-gestützter (»homologer«) Entzug

Der Opiat-gestützte (»homologe«) Entzug ist vor allem bei Opiat-Abhängigen, die längere Zeit mit Methadon substituiert waren, unersetzlich. Es handelt sich dabei um das gestufte Herabdosieren von Methadon (z.B. »linear« von ca. 60 mg in 5-mg-Schritten innerhalb 1–2 Wo.). Dabei wird im Einvernehmen mit dem Patienten von der Ausgangsdosis Methadon (z.B. 40 mg) im »Blindflug«, also »verdeckt« (ohne Angabe

der Dosis) für den Patienten, in 10- bis 5-mg-Schritten die Dosis reduziert (Tab. 7-29). Bei deutlicher Entzugssymptomatik

Tab. 7-29 Beispiel für eine stationäre Herabdosierung mit Methadon

1. Tag	20-0-0 mg (10 mg = 1 ml Methadon Lsg. 1 %)
2. Tag	15-0-0 mg
3. Tag	10-0-0 mg
4. Tag	5-0-0 mg
5. Tag	5-0-0 mg
6. Tag	0-0-0 mg

ggf. am 6. Tag Gabe von Buprenorphin oder Fortsetzung der Gabe von 5 mg um einen weiteren Tag

Klinik speziell

183

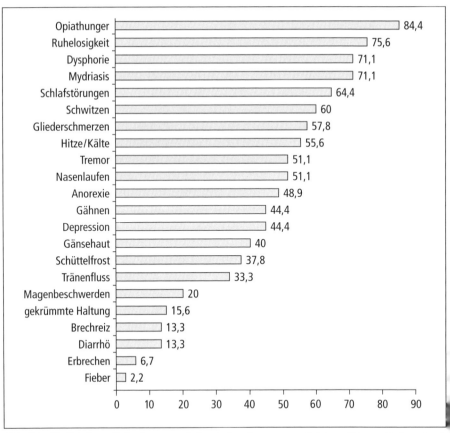

Abb. 7-5 Häufigkeitsprofil der Symptome beim »kalten Entzug« von Opiaten mit kurzer Halbwertszeit (in %; nach Keup 1982). Dieses Profil zeigt die typischen Opiatentzugssymptome, bei Polytoxikomanie zeigt sich ein anderes Profil (z. B. Opiate plus Alkohol: Fingertremor, Herzrasen, Bluthochdruck).

können ggf. Tage ohne Dosisreduktion erfolgen oder evtl. nach mehr als 24 Stunden nach Absetzen der letzten 5-mg-Methadon-Dosis Buprenorphin über 3 Tage in einer Dosierung von 2 mg am 1. Tag, 0,8 mg am 2. Tag und 0,4 mg am 3. Tag gegeben werden. Methadon wird in Fruchtsaft aufgelöst verabreicht, der auch – um psychogene Entzugssymptome zu reduzieren – noch einige Tage ohne Methadon weiter gegeben wird (»Saftbecher«). Es ergibt sich eine Zeitdauer von etwa 3–4 Wochen, bis der Entzug been-

det ist. Dieses Verfahren hat sich inzwischen als guter klinischer Standard etabliert (Behrend u. Trüg 1994; Behrend et al. 1995; Gossop et al. 1989).

Opiat-Entzug unter Akupunktur

Die Ohrakupunktur ist sehr beliebt (Abb. 7-6). Die wissenschaftliche Basis dafür ist aber im Sinne von randomisierten, kontrollierten Studien nicht gegeben.

Klinik speziell

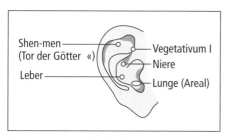

Abb. 7-6 Punkte für die Ohrakupunktur im Entzug (NADA-Protokoll)

Tab. 7-30 Entzugsschema für Buprenorphin[1]

1. Tag	8 mg
2. Tag	4 mg
3. Tag	2 mg
4. Tag	1,6 mg
5. Tag	1,2 mg
6. Tag	0,8 mg
7. Tag	0,4 mg
8. Tag	0 mg

[1] Gegebenenfalls sind bei guter Motivation des Patienten ab 2 mg deutlich schnellere Reduktionsschritte möglich.

Antagonisteninduzierter Opiat-Entzug unter Narkose

Der antagonisteninduzierte Opiat-Entzug unter Narkose (kurz: »Narkoseentzug«, »Turboentzug«) wurde von der Wiener Forschergruppe um Loimer, Presslich und Lenz entwickelt (Loimer et al. 1988). Er fand unter Praxisbedingungen Anwendung (Scherbaum et al. 1999; Tretter et al. 1996). Hierbei werden täglich etwa 50–100 mg Naltrexon unter einer etwa 5-stündigen Narkose zu Beginn des Entzugs verabreicht. Unter diesen Bedingungen tritt ein Entzugssyndrom auf, dessen Summenscore sich nach etwa 4–7 Tagen, in anderen Studien nach etwa 10 Tagen, auf das Normalniveau zurückgebildet hat. Dieses Entzugsverfahren ist unserer Auffassung nach im Hinblick auf die Risiko-Nutzen-Konstellation nur für Patienten indiziert, die sich in der Methadon-Substitution befinden, keinen Beigebrauch von Alkohol oder Benzodiazepinen haben, körperlich stabil sind und ein klares Konzept der Nachbehandlung aufweisen (Küfner et al. 2000; Tretter et al. 1996). Die Indikation sollte streng gestellt werden, um die medizinischen Komplikationen möglichst gering zu halten. Als Anschlussbehandlung bietet sich Naltrexon als Opiat-Rezeptoren-Blocker an, der in Zukunft als Depotpräparat zur Verfügung stehen wird.

Buprenorphin

Seit Anfang 2000 ist in Deutschland Buprenorphin zur Behandlung Drogenabhängiger, vor allem zur Substitutionsbehandlung, zugelassen. Beim Entzug zeigen sich durch gestuftes Herabdosieren von einer Ausgangsdosis von ca. 8 mg verhältnismäßig milde Verläufe (Tab. 7-30) (Diamant et al. 1998). Hinreichend lange durchgeführte Entzugsbeschreibungen, die diesen Eindruck absichern, fehlen jedoch immer noch.

7.1.7 Abstinenzsicherung nach Entzug

Naltrexon wird angewendet zur medikamentösen Unterstützung bei der psychotherapeutisch bzw. psychologisch geführten Entwöhnungsbehandlung vormals Opiat-Abhängiger nach erfolgter Opiat-Entgiftung.

Klinik speziell

185

▶ **Dosierung:** 50 mg/d (= 1 Tbl./d) oder alternativ Montag und Mittwoch jeweils 100 mg, Freitag 150 mg

▶ **Kontraindikationen:** Das Präparat darf in folgenden Fällen nicht angewendet werden:

* bekannte Überempfindlichkeit gegen Naltrexon oder einen der anderen Bestandteile
* schwere Leberschäden oder akute Hepatitis
* Patienten, die Opioid-Analgetika erhalten
* Patienten mit akuten Opiat-Entzugssymptomen
* Patienten mit positivem Opioid-Nachweis im Urin
* Patienten, die auf Injektion von Naloxon mit Entzugserscheinungen reagieren
* Kinder und Jugendliche bis zu 18 Jahre

▶ **Nebenwirkungen** (vgl. Rote Liste®):

* *sehr häufig:* Schlafstörungen, Angstzustände, Nervosität, Bauchschmerzen und -krämpfe, Erbrechen, Übelkeit, Antriebsschwäche, Gelenk- und Muskelschmerzen oder Kopfschmerzen
* *häufig:* Appetitlosigkeit, Durchfall, Verstopfung, Durstgefühl, gesteigerte Energie, Niedergeschlagenheit, Reizbarkeit, Benommenheit, Hautrötung, verzögerte Ejakulation, Potenzstörungen, Schüttelfrost, Thoraxschmerzen, Schweißausbrüche und gesteigerter Tränenfluss

tutionsbehandlung mit Methadon oder Buprenorphin nicht geeignet sind.

Dieses Therapieangebot erfordert hohe organisatorische Voraussetzungen (besondere Sicherheit, Schichtdienst für Personal, Sicherstellung von Wochenenddiensten für die soziale Begleitung). Grundsätzlich gelten die Regelwerke wie für die Substitutionsbehandlung. Bei Aufnahme geben Patienten häufig den intravenösen Konsum von 1 g »Straßenheroin« an (entspricht ca. 10 % = 100 mg Diacetylmorphin). Wenngleich die folgenden Dosis-Umrechnungen nur Erfahrungswerte sind, können sie unter Aufsicht erfahrener und speziell ausgebildeter Ärzte problemlos angewendet werden. Demnach wird das synthetische Heroin (Diacetylmorphin bzw. Diamorphin, Diaphin®) in den ersten Tagen mit Einzeldosen von ca. 50 mg (evtl. jeweils fraktioniert appliziert) 2- bis 3-mal täglich intravenös injiziert (Passie u. Dierssen 2011, S. 146). Bei Übernahme von Nonrespondern aus der Methadon-Substitutionsbehandlung gilt die Faustregel, dass ca. 50 mg Methadon etwa 150 mg Diacetylmorphin entsprechen (Abb. 7-7) (Passie u. Dierssen 2011, S. 218). Tagesdosen von 300–500 mg sind in der ersten Woche erforderlich, wobei die Dosierung im Dialog mit dem Patienten eruiert wird. In der Stabilisierungsphase (Dauer etwa 2 Monate) kann bis zu 1 g Diamorphin täglich verabreicht werden.

7.1.8 Heroin-Behandlung

Bei besonders schwer gelagerten Fällen von Opiat-Abhängigkeit gibt es seit 1996 in der Schweiz, seit 1998 in Holland und schließlich seit der Heroinstudie in Deutschland von 2002–2006 auch hier die Möglichkeit der Heroin-gestützten Behandlung. Indikation ist eine besonders niederschwellige Behandlung bei Patienten, die für die Substi-

7.2 Ecstasy

Die Wirkung von Ecstasy erfolgt über eine Hemmung der Bindung von Serotonin an ein Transportprotein, das für die präsynaptische Inaktivierung durch Wiederaufnahme in das präsynaptische Neuron sorgt. Dadurch kommt es vor allem im mesolimbischen System zu einer verlängerten und

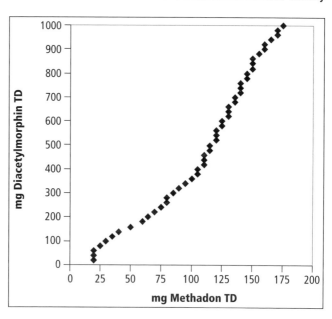

Abb. 7-7 Erfahrungsbasierte nichtlineare Methadon-Diacetylmorphin-Tagesdosis-Relation (nach BAG 2000).
Im höheren Dosierungsbereich ab 150 mg Methadon bzw. 800 mg Diacetylmorphin kann die Dosierung nur noch mit einer Toleranzbreite von ca. ± 5–10 mg Methadon bzw. 10–20 mg Diacetylmorphin angegeben werden. Die Dosierung sollte deshalb nur schrittweise und unter guter Überwachung langsam erhöht werden.

verstärkten Serotonin-Wirkung. Ecstasy bewirkt auch eine Aktivierung des Dopamin- und Noradrenalin-Systems.

▶ **Wirkungen:** Ecstasy wirkt euphorisierend, motorisch stimulierend, appetithemmend, schlafunterdrückend und zum Teil psychotogen. Gerade die euphorisierende und schlafunterdrückende Wirkung macht diese Substanz unter jugendlichen Partygängern beliebt. Im Anschluss an stundenlanges Tanzen kann es zu Erschöpfungssyndromen nach dem Rausch bis hin zu Depressionen kommen. Charakteristisch tritt nach längerem Gebrauch die Entzugssymptomatik in Form von depressiven Symptomen, Appetitsteigerung und Schlafneigung auf, auch kognitive Defizite sind beschrieben (Tab. 7-31 bis 7-34, S. 188 f.).

▶ **Therapie:** Therapeutisch werden nur symptomorientierte Medikamente verabreicht. Die Notfalltherapie muss bei somatischen Komplikationen zunächst symptomatisch sein, die psychiatrische Therapie

Tab. 7-31 Unspezifische Merkmale, die auf Ecstasy-Konsum hinweisen können

- gehobene Fröhlichkeit
- Antriebssteigerung
- Größenvorstellungen
- depressive Verstimmungen
- Zerfahrenheit
- Vergesslichkeit
- körperliche Erschöpfbarkeit
- exzessives Feiern über das Wochenende
- Montagstiefs

orientiert sich an der Symptomatik (Neuroleptika bei psychotischen Symptomen, ggf. antidepressive Behandlung). Die wichtigste Intervention besteht in der Motivierung des Konsumenten zur Verhaltensänderung.

Eine stationäre Therapie dient vorrangig der Abschirmung und ist daher nur in Ausnahmefällen indiziert. Vereinzelt können zwischen dem dritten und fünften Tag Bluthochdruckkrisen auftreten. Die Entwöhnungstherapie kann ambulant erfolgen.

Klinik speziell

187

Tab. 7-32 Subjektive Akuteffekte bei Ecstasy-Konsum (nach Thomasius u. Jarchow 1997)

Positive Effekte	Negative Effekte
• Empathie	• Konzentrationsstörung
• gehobene Stimmungslage	• eingeschränktes Urteilsvermögen
• erhöhte Kontaktbereitschaft	• Appetitverlust
• verbesserte Introspektion	• visuelle Wahrnehmungsstörung
• Stimulation	• auditorische Wahrnehmungsstörung
• Aufmerksamkeitsfokussierung	• Halluzinationen
• erhöhte Emotionalität	• Angst
• verminderte Ich-Abgrenzung	• motorische Unruhe
• herabgesetzte Aggressivität	• depressive Verstimmung
• Intensivierung visueller Wahrnehmungen	• Antriebslosigkeit
• veränderte Zeitwahrnehmung	• herabgesetzte Libido
	• Orgasmusverzögerung

Tab. 7-33 Störungsbilder bei Ecstasy-Konsum (nach Thomasius u. Jarchow 1997)

Akute Störungen	Anhaltende Folgestörungen
Panikstörung	atypische Psychose
Angst	Affektverflachung
Desorientierung	Kontaktstörung
Übererregung	Denkstörung
Paranoide Psychose	
Beziehungswahn	Verfolgungswahn
Verfolgungswahn	Beziehungswahn
Auditorische Halluzinationen	depressives Syndrom
Visuelle Halluzinationen	Panikstörung
Zerebrale Krampfanfälle	Depersonalisationssyndrom
Zerebrovaskulärer Infarkt	Verhaltensauffälligkeiten
Intrakranielle Blutung	Flashbacks
Subarachnoidalblutung	
Zerebrale Sinusvenenthrombose	
Lagophthalmus	

Tab. 7-34 Vegetative Effekte während des Stimulanzien-Rausches (akut) und nach Abklingen des Rauschzustandes (subakut) (nach Thomasius und Jarchow 1997)

Effekt	Akut	Sub-akut
Tachykardie		✓
Hypertension		✓
Hypotension		✓
Hitze- und Kältewallungen	✓	
Nausea	✓	✓
Vomitus	✓	✓
Mydriasis	✓	
Nystagmus	✓	
Mundtrockenheit	✓	
Gangunsicherheit	✓	
Hyperreflexie	✓	
Myalgien	✓	✓
Trismus	✓	✓
Bruxismus	✓	✓
Tremor	✓	
Parästhesien	✓	
Harndrang	✓	

7.3 Cannabis

Der Cannabis-Konsum wird von den polytoxikomanen Patienten häufig bagatellisiert. Oft muss in der Anamnese explizit danach gefragt werden, da die Patienten ansonsten die Angabe eines täglichen Konsums von 1–3 g Tetrahydrocannabinol (THC) zu einem großen Teil »vergessen« (ähnlich wie Nicotin-Konsum).

Ende 2006 wurde Spice als Gewürzmischung vor allem in »Headshops« in der Schweiz, dann ab 2008 in Deutschland angeboten. Im Januar 2009 wurde Spice verboten, da in Proben wiederholt synthetische Cannabinoide gefunden wurden. Spice wird trotz Verbotes weiterhin in klinisch relevantem Maß vertrieben und konsumiert. Es ist daher wichtig zu wissen, dass Spice nur im Blut innerhalb von ca. 12 Stunden nach Einnahme nachweisbar ist. Urintests ergeben normalerweise ein negatives Ergebnis (→ Kap. 10).

Die neurobiologischen Mechanismen der Cannabis-Wirkung sind komplex, da sie nahezu alle Transmissionssysteme in allen Gehirnregionen herunterregulieren (→ Kap. 2). Von besonderer Bedeutung ist das mesolimbische Dopamin-System, das von dem ventralen tegmentalen Areal (VTA) zum *Nucleus accumbens* (NA) und zurück verläuft. Die gegenwärtige Vorstellung einer selbst verstärkenden, tendenziell eskalatorisch wirkenden zirkulären Verschaltung von Mittelhirn und limbischem System entspricht funktionell betrachtet gut dem Charakter des Rausches als selbst verstärkenden gehobenen Gemütszustand. Zusätzlich wird unter Cannabis die glutamaterge kortikofugale Aktivierung der GABA-Neurone des *Nucleus accumbens* über präsynaptisch wirkende CB1-Rezeptoren gemindert. Diese Minderaktivierung des GABA-Systems führt vermutlich zu einer zusätzlichen Enthemmung des Dopamin-Systems. Eine mesolimbische relative Unterfunktion von GABA im Verhältnis zu Dopamin kann hypothetisch als Korrelat des Rausches und der potenziellen Cannabis-Psychose angesehen werden. Auch ist die Rolle der Amygdala (limbisches System für Angst) zu beachten, die in ihrer Transmissionsaktivität gehemmt wird. Auf diese Weise könnte THC helfen, Angsterfahrungen zu mindern. Dies könnte bei psychotischen Ängsten ein Konsummotiv ausmachen.

▶ **Wirkungen:** Es treten die folgenden *Akuteffekte* bei Cannabis-Konsum auf:
- niedrige Toxizität von THC, keine Todesfälle
- Tachykardie, Hyper- oder Hypotonie

Klinik speziell

189

* gesteigerter Appetit, Augen- und Mundtrockenheit, Husten, Gleichgewichtsstörungen (Kleiber u. Soellner 1998)
* psychomotorische Beeinträchtigung
* kognitive Einschränkungen (Aufmerksamkeit, Problemlösen, planerisches Denken, Kurzzeitgedächtnis)
* Euphorie, Wohlgefühl, Veränderung der Wahrnehmung
* Rausch, paranoid-halluzinatorische Störungen bzw. Psychose, Dysphorie, Angst, Panik

Es kann zu folgenden *Effekten bei chronischem Cannabis-Konsum* kommen:

* kognitive Defizite
* Hypoaktivierung des präfrontalen Kortex
* Toleranzentwicklung
* Abhängigkeit, Entzugssyndrom
* Depression, Ängste, Psychosen (Henquet et al. 2005)
* Lungenerkrankungen, Lungenkrebs (Rauchen, 1 Joint = 5 Zigaretten)
* Einstiegsrisiko in andere illegale Drogen
* amotivationales Syndrom (Lethargie, Passivität, verflachter Affekt, mangelndes Interesse)

▶ **Entzugssymptomatik** (Bonnet et al. 2004): Nach anhaltend regelmäßigem Konsum von Cannabis können etwa 10 Stunden nach dem letzten Konsum (Zeitraum von etwa 7–21 d) die folgenden Symptome auftreten:

* Craving
* Appetitminderung
* Schlafstörungen, Schwitzen
* Irritabilität (bisweilen Aggressivität)
* innere Unruhe, Angst
* Hyperalgesie (vor allem Kopf-, Bauch- und Muskelschmerzen)
* Dysphorie, Symptome meist nicht sehr schwer ausgeprägt

▶ **Folgeschäden:** Es besteht ein deutlicher Zusammenhang zwischen Cannabis-Konsum und

* sozialen Anpassungsproblemen,
* Arbeits- und Schulschwierigkeiten (Fergusson u. Horwood 1997),
* Schulleistungen (Inserm 2001 u.a.),
* Leistung am Arbeitsplatz (Kandel u. Davies 1996),
* allgemeinen sozialen Problemen (Thomas 1996).

▶ **Therapie:** Eine *Notfalltherapie* ist in der Regel nicht erforderlich. Eine *Entzugstherapie* ist wegen geringer körperlicher Abhängigkeit im engeren Sinne nicht nötig. Auftretende vegetative Symptome halten ggf. einige Tage an. Eine *Entwöhnungstherapie* ist in der Regel ambulant indiziert und ausreichend. Bei Komorbidität ist bei leichteren Störungen ein ambulanter Therapieversuch sinnvoll. Hier sind seit 2006 Programme wie »CANDIS« etabliert. Die CANDIS-Therapie dauert 8–12 Wochen und beinhaltet zehn einzeltherapeutische Behandlungen. Dabei werden in mehreren Modulen die Motivation zur Abstinenz gefördert und stabilisiert. Mit einer kognitiv-behavioralen Therapie und einem psychosozialen Problemlösetraining sollen Fertigkeiten vermittelt werden, den Konsum zu beenden (→ www.candis-projekt.de). Vielen Cannabis-Konsumenten gelingt die Abstinenz selbstständig nicht, sodass insbesondere bei Komorbidität wie schweren Persönlichkeitsstörungen, psychotischer Störungen und depressiver Symptomatik eine stationäre Entzugsbehandlung und nachfolgend auch eine stationäre Entwöhnungstherapie indiziert ist.

7.4 Amphetamine

Amphetamine gehören zur Gruppe der Aufputschmittel (Stimulanzien). Sie werden meist in Form von Tabletten, Pillen oder Ampullen verkauft. Es gibt etwa

Klinik speziell

100 000–200 000 Konsumenten in Deutschland. Amphetamine können einfach synthetisch hergestellt werden. Eine zwar altbekannte, aber nun verstärkt in Umlauf kommende neue Gruppe von »Research Chemicals« vom Amphetamin-Typ macht zunehmend klinische Probleme (→ Kap. 10). Vor allem Cathinon-Derivate (z.B. Mephedron = MMC, Methylendioxypyrovaleron = MDPV) können zu gravierenden akuten Drogenpsychosen mit Erregungszuständen und Amnesien führen.

▶ **Wirkungen, Konsumziele:** Aufputschen, Steigerung kognitiver Abläufe, Stimmungshebung, Schlafunterdrückung, Appetithemmung und Abmagern
▶ **Nebenwirkungen:** Tachykardie, Blutdruckanstieg, Appetithemmung, Austrocknung, Logorrhö, Psychosen, depressive Reaktion beim Absetzen
▶ **Therapie:** entsprechend der Symptomatik (→ oben); symptomorientierte Akutintervention z.B. mit Antipsychotika (z.B. Haloperidol, Olanzapin) und Sedativa (z.B. Lorazepam)

7.5 Cocain

Cocain ist ein weißes Pulver. Es wird aus den Blättern des in lateinamerikanischen Ländern beheimateten Cocastrauches gewonnen. Es steigert, ähnlich wie Amphetamine, die Aktivität des dopaminergen und des noradrenergen Systems. Es hemmt vor allem im noradrenergen System die Wiederaufnahme des Noradrenalins aus dem synaptischen Spalt. Dadurch wird mehr Transmitter angeboten, was zur extremen Stimulation führen soll. Viele in kreativen Berufen Tätige nehmen diese Droge, die sowohl eine Stimulation des Denkens wie auch eine Erhöhung des Selbstwertgefühls

bis zur Manie erzeugt. Cocain wird meist geschnupft, geraucht oder bei fortschreitender Abhängigkeit auch intravenös injiziert. Cocain ist das potenteste natürlich vorkommende ZNS-Stimulans.

▶ **Wirkungen:** gesteigertes Selbstwertgefühl, euphorische Stimmung, Steigerung der Produktivität und Kreativität, geringes Schlafbedürfnis, wenig Appetit, weite Pupillen
▶ **Nebenwirkungen:** Cocain-Psychose, Gereiztheit, optische Halluzinationen, Wahnvorstellungen, Depressionen, Apathie, Verwirrtheit, Angetriebenheit, lange Schlafperioden, Appetitlosigkeit, Krämpfe
▶ **Therapie:** Die *Notfalltherapie* zielt auf die Normalisierung der kardiovaskulären Hyperaktivität ab:
• bei ventrikulärer bzw. supraventrikulärer Arrhythmie: β-Rezeptoren-Blocker oder Verapamil
• bei Tachykardie: Lidocain
• bei Hypertonie: Clonidin, Nitroprussidnatrium oder Glyceroltrinitrat
Die *Entzugstherapie* und die *Entwöhnungstherapie* sind in der Regel ambulant durchführbar. Besonders bei reinen Cocainisten ist die Therapie sehr individuell zu gestalten. Sie fällt in der Regel aus den Programmen der typischen Drogentherapie heraus. Cocain-Abhängige fühlen sich auch besser als die »kaputten Junkies« aus der Heroinszene und akzeptieren stationäre Drogenprogramme schlecht.

Literatur

Al-Nawas B, Block M, Ertl G, Franzen D, Gohlke-Bärwolf C, Herrmann M, Horstkotte D, Kern WV, Kramer H-H, Moritz A et al. Kommentierte Zusammenfassung der Leitlinien der European Society of Cardiology zur Infektiösen Endokarditis. Kardiologe 2010; 4; 285–94.

AWMF (2012). AWMF-Leitlinien. www.awmf. org.

Bundesamt für Gesundheit (BAG). Handbuch Heroingestützte Behandlung. Bern 2000.

BAS, Bayerische Akademie für Suchtfragen in Forschung und Praxis e. V. Empfehlungen zur Qualitätssicherung bei der Substitutionsbehandlung Opiatabhängiger. München: Eigenverlag 1998.

BAS, Bayerische Akademie für Suchtfragen in Forschung und Praxis e. V. Leitfaden für Ärzte zur substitutionsgestützten Behandlung Opiatabhängiger. 2. Aufl. München: Eigenverlag 2010. www.bas-muenchen.de/fileadmin/documents/pdf/Publikationen/BAS_Substitutionsleitfaden_2011_final_110107.pdf (Zugriffsdatum: 24.02.2012).

Behrend K, Trüg E. Niedrigschwellige Drogenentgiftungsstation. In: Tretter F, Bussello-Spieth S, Bender W (Hrsg). Therapie von Entzugssyndromen. Berlin, Heidelberg, New York: Springer 1994; 229–39.

Behrend K, Degkwitz P, Trüg E (Hrsg). Schnittstelle Drogenentzug – Strategien, Praxis und Perspektiven vor dem Hintergrund des Paradigmenwechsels in der Drogenhilfe. Freiburg: Lambertus 1995.

Bonnet U, Gastpar M. Opioide. In: Gastpar M, Mann K, Rommelspacher H (Hrsg). Lehrbuch der Suchterkrankungen. Stuttgart, New York: Thieme 1999; 237–62.

Bonnet U, Harries-Heder K, Leweke FM, Schneider U, Tossmann P. AWMF-Leitlinie: Cannabis-bezogene Störungen. Fortschr Neurol Psychiat 2004; 72: 318–29.

CANDIS-Programm. www.candis-projekt.de/therapie.html (Zugriffsdatum: 24.02.2012).

Diamant K, Fischer G, Schneider C, Lenzinger E, Pezawas L, Schindler S, Eder H. Outpatient opiate detoxification treatment with buprenorphine. Preliminary investigation. Eur Addict Res 1998; 4: 198–202.

Dole VP. Implications of methadone maintenance for theories of narcotic addiction. JAMA 1988; 260: 3025–9.

Fergusson DM, Horwood LJ. Early onset cannabis use and psychosocial adjustment in young adults. Addiction 1997; 92: 279–96.

Fischer G (Hrsg). Therapie mit Opiaten. Wien: Facultas 2002.

Gölz J. HIV-Infektion und Aids. In: Gölz J (Hrsg). Moderne Suchtmedizin. Diagnostik und Therapie der somatischen, psychischen und sozialen Syndrome. Stuttgart, New York: Thieme 1998a; C4.2.2: 1–21.

Gölz J. Hepatitiden. In: Gölz J (Hrsg). Moderne Suchtmedizin. Diagnostik und Therapie der somatischen, psychischen und sozialen Syndrome. Stuttgart, New York: Thieme 1998b; C4.2.1: 1–15.

Gölz J (Hrsg). Der drogenabhängige Patient. 2. Aufl. München: Urban & Fischer bei Elsevier 1999.

Gossop M, Griffiths P, Bradley B, Strang J. Opiate withdrawal symptoms in response to 10-day and 21-day methadone withdrawal programmes. Br J Psychiatry 1989; 154: 360–3.

Haltmayer H. Prophylaxe und Therapie der Hepatitis A, B und C. In: Beubler E, Haltmayer H, Springer A (Hrsg). Opiatabhängigkeit. Interdisziplinäre Aspekte für die Praxis. 2. Aufl. Wien: Springer 2007; 117–38.

Handelsman L, Cochrane KJ, Aronson MJ, Ness R, Rubinstein KJ, Kanof PD. Two new ratings scales for opiate withdrawal. Am J Drug Alcohol Abuse 1987; 13: 293–308.

Henquet C, Krabbendam L, Spauwen J, Kaplan C, Lieb R, Wittchen HU, van Os J. Prospective cohort study of cannabis use, predisposition for psychosis, and psychotic symptoms in young people. Evid Based Ment Health 2005; 8: 87.

Inserm. Cannabis – quels effects sur le comportement et la santé? Paris: Les éditions Inserm 2001.

Informationsseiten zum Thema Drogen und Drogenscreening: www.drogenscreening. info.

Kandel DB, Davies M. High school students who use crack and other drugs. Arch Gen Psychiatry 1996; 53: 71–80.

Keup W. Durchführung der Entgiftungsbehandlung bei Opiatabhängigen. Drogen & Alkohol 1982; 2: 23–4.

Kleiber D, Soellner R. Cannabiskonsum. Entwicklungstendenzen, Konsummuster und Risiken. Weinheim: Juventa 1998.

Kolb L, Himmelsbach CK. Clinical studies of drug addiction. III. Am J Psychiatry 1938; 94: 759.

Kreek MJ. Drug interactions with methadone. NIDA Res Monogr 1986; 68: 193–225.

Küfner H, Kümmler P, Beloch E, Drobik U, Tretter F. Ergebnisse zum Modellprojekt Antagonistengestützter Opioidentzug. Hohengehren: Schneider 2000.

Loimer N, Lenz K, Presslich O, Schmid R. Rapid transition from methadone maintenance to naltrexone. Lancet 1988; 335: 111.

Majewski F, Majewski B. Über die Folgen süchtigen Verhaltens für die Nachkommen. In: Hackenberg K, Hackenberg B, Hinterhuber H (Hrsg). Sucht und Suchttherapie. München-Deisenhofen: Dustri 1992; 154–76.

NADA (National Acupuncture Detoxification Association). www.nada-akupunktur.de (Stand: 04/2012).

Passie T, Dierssen O. Die Heroingestützte Behandlung Opiatabhängiger. Ein Praxishandbuch. Bonn: Psychiatrie-Verlag 2011.

Raschke P. Substitutionstherapie. Ergebnisse langfristiger Behandlung von Opiatabhängigen. Freiburg: Lambertus 1994.

Rote Liste® Service GmbH (Hrsg). Rote Liste® 2012. Frankfurt/Main: Rote Liste® Service GmbH 2012.

Scherbaum N, Gastpar M, Kienbaum P, Peters J. Opioidabhängigkeit: Der Ultra-Kurz-Entzug. Dtsch Ärztebl 1999; 96: A2021–25.

Schmied B. Das A-B-C der postexpositionellen Prophylaxe. In: Beubler E, Haltmayer H, Springer A (Hrsg). Opiatabhängigkeit. Interdisziplinäre Aspekte für die Praxis. 2. Aufl. Wien: Springer 2007; 117–38.

Seidenberg A, Honegger U. Methadon, Heroin und andere Opiate. Medizinisches Manual für die ambulante opioidgestützte Behandlung. Bern: Huber 1998.

Thomas H. A community survey of adverse effects of cannabis use. Drug Alcohol Depend 1996; 42: 201–7.

Thomasius R, Jarchow C. »Ecstasy«: Psychotrope Effekte, Komplikationen, Folgewirkungen. Dt Ärztebl 1997; 94: A372–6.

Tretter F. Suchtmedizin. Der suchtkranke Patient in Klinik und Praxis. Stuttgart: Schattauer 2000.

Tretter F, Albus M. Einführung in die Psychopharmakotherapie. Stuttgart, New York: Thieme 2004.

Tretter F, Bussello-Spieth S, Bender W (Hrsg). Therapie von Entzugssyndromen. Berlin, Heidelberg, New York: Springer 1994.

Tretter F, Burkhardt D, Bussello-Spieth S, Reiss J, Walcher S, Büchele W. Anwendungserfahrungen mit dem forcierten Opiatentzug unter Narkose. Münch Med Wochenschr 1996; 138: 787–91.

Wolff HP, Weihrauch T. Internistische Therapie 2010/2011. 18. Aufl. München: Urban & Fischer 2010.

www.hivinfo.de: HIV-Leitfaden CDC-Klassifikation (Stand: 04/2012).

Klinik speziell

IV Anhang

8 Drogennotfall

Max Braun, Felix Tretter und Arpad Grec

Fast allen Konsumenten von legalen, aber insbesondere von illegalen Drogen unterläuft im Laufe ihrer Suchtkarriere ein oft lebensbedrohlicher »Unfall« im Umgang mit den Suchtstoffen, meist infolge einer *Überdosierung*. Diese Überdosierungen sind entweder *akzidentiell* oder in *selbstschädigender* Absicht verursacht. Zu den akzidentiellen Ursachen gehören:

* stark schwankender Substanzgehalt illegaler Drogen
* Eigentoxizität von Streckungsmitteln
* Verwendung unbekannter Substanzen
* gleichzeitige Verabreichung verschiedener Suchtstoffe
* Platzen von verschluckten Drogenpäckchen beim *body packing*
* Exzess-Trinken (*binge drinking*) bei Jugendlichen

Daneben führt die Abhängigkeit zu verzweifelten Situationen, denen der Süchtige durch bewusste Überdosierung zu entkommen sucht.

Die Beachtung der *suchtmittelspezifischen Zeichen der Intoxikation* hilft bei einer raschen Beurteilung der Situation und bei der Ergreifung suffizienter Hilfe- und Therapiemaßnahmen. Meist ist eine Klinikeinweisung unumgänglich.

8.1 Allgemeine Maßnahmen

Bei der **Sofortuntersuchung** des Patienten wird ein Befund zu folgenden körperlichen Erscheinungen erhoben:

* Bewusstseinslage (Reaktion auf Ansprache, Weite und Reaktion der Pupillen, Erweckbarkeit oder Reaktion auf Schmerzreize)
* Atmung
* Puls und Blutdruck
* Temperatur und Hautfeuchte
* Motorik, Tonus und Koordination

Jeder Patient sollte auf frische Einstichstellen untersucht werden. Weiterhin ist auf Druckstellen, Nekrosen, Hinweise für eine Aspiration, Spritzenabszesse, Thrombophlebitiden sowie Verletzungen durch Sturz oder Fremdbeibringung zu achten. Der Nasen-Rachen-Raum ist auf Giftreste zu inspizieren und gegebenenfalls zu spülen.

Befundgemäß werden die **Verdachtsdiagnose** gestellt und die entsprechenden Maßnahmen eingeleitet. Dabei lautet die »5-Finger-Regel« bei allen Vergiftungen:

* Elementarhilfe
* Antidot-Gabe
* Giftentfernung
* Transport
* Asservierung

Die gefährlichsten Komplikationen der Drogenintoxikation sind:

* Atemdepression durch Überdosierung mit sedierenden Substanzen

* Kreislaufversagen bei zentraler Übererregung
* anaphylaktischer Schock (selten) aufgrund von Substanzunverträglichkeiten

Zusätzlich können bei Drogenpatienten Begleiterkrankungen wie Diabetes mellitus, Hirndruck usw. auftreten.

Bei Vorliegen einer starken Sedierung ist neben der »Glasgow Coma Scale« die folgende *Stadieneinteilung der Bewusstseinsminderung* nach Reed (zit. nach Hiebler u. Zilker 1994) zweckmäßig:

0 somnolent, erweckbar durch Ansprache
1 Reaktion nur auf Schmerzreize
2 keine Reaktion auf Außenreize, aber Reflexe und Vitalparameter erhalten
3 reflexlos, Vitalparameter stabil
4 reflexlos, respiratorische oder/und kardiovaskuläre Insuffizienz

Bei vitaler Bedrohung wird nach dem *ABCD-Schema* vorgegangen:

A = Atemwege freimachen
B = Beatmung
C = kardiale Reanimation
D = Drogen-Gabe (= Medikamenten-Gabe)

Je nach individueller Übung in der Notfallmedizin gilt es zumindest die einfachsten Erstmaßnahmen zu treffen und parallel dazu den Notarzt zu verständigen. Die Entwicklung der notfallmedizinischen Standards hat in den letzten Jahren eine große Dynamik erfahren, sodass es auch im Hinblick auf die Antidot-Gabe günstig ist, notärztliche Hilfe herbeizuholen.
Im Folgenden werden einige Hinweise gegeben, die sich an mehreren Darstellungen orientieren (Braun u. Preuss 2009; Hiebler u. Zilker 1994; Wolff u. Weihrauch 2010).

8.1.1 Ateminsuffizienz

Bei Vorliegen einer Ateminsuffizienz mit oft zyanotischen oder auch nur blassen Patienten sind zunächst die Inspektion und die Räumung der Atemwege (Atemwege freimachen; Esmarch-Handgriff) sowie, falls erforderlich, die manuelle Atemspende (Beatmen mit Maske und Guedel-Tubus oder Intubation) angezeigt. Sinnvoll sind meist auch eine Oberkörperhochlage sowie eine Sauerstoff-Gabe mit Reservoir.
Bei Verdacht auf eine Benzodiazepin-Intoxikation kann mit Flumazenil bzw. bei Verdacht auf eine Opiat-Intoxikation mit Naloxon als Antidot gearbeitet werden (**cave:** kurze Halbwertszeit).

8.1.2 Kardiale Insuffizienz

Bei insuffizientem kardialem Output sind **medikamentöse Maßnahmen** unter Puls- und EKG-Kontrolle bis zur *kardiopulmonalen Reanimation* bzw. der *Defibrillation* erforderlich. Für die medikamentöse Behandlung ist ein stabiler venöser Zugang (NaCl 0,9 % oder Ringer-Lösung) hilfreich:

* *tachykarde Störungen*: β_1-Rezeptoren-Blocker (z. B. Esmolol, 30–80 mg langsam i. v.) oder Amiodaron (50–300 mg langsam i. v.)
* *Kammerflimmern*: sofortige Defibrillation (150–300 Joule, ansteigend)
* *bradykarde Störungen*: Atropin (1 mg, langsam wiederholt i. v.)
* *Herzstillstand*: Adrenalin (1 mg, mit NaCl 0,9 % verdünnt und fraktioniert i. v. oder über Endotrachealtubus); Herzdruckmassage (bei Beatmung mit Maske im Verhältnis 30 : 2 auf harter Unterlage). Eine Acidose-Behandlung erfolgt in der Regel nur nach Blutgasanalyse (ne-

Anhang

gative Basenabweichung × 0,3 × KG/2 = mmol NaHCO$_3$).

- *Volumenmangel oder mangelnder Gefäßtonus* (Beine hochlagern): Flüssigkeitszufuhr durch kristalline und kolloidale Lösungen indiziert
- *Anaphylaxie* (allergischer Schock): Applikation von Sauerstoff (4 Liter O$_2$/min) und Volumen (1–2 Liter), Gabe eines H$_1$-Rezeptoren-Blockers (Clemastin, 2–4 mg) und eines H$_2$-Rezeptoren-Blockers (Cimetidin, 200–400 mg); ggf. außerdem Gabe von Theophyllin (150–400 mg, langsam i. v.), Prednisolon (250–1 000 mg i. v.), Adrenalin (0,25–1 mg, verdünnt, repetitiv)

8.1.3 Detoxifikation (Magenspülung)

Liegt die orale Drogeneinnahme erst kurz zurück, kann eine Detoxifikation mittels Erbrechen versucht werden (Rachenwandreizung; Ipecacuanha-Sirup; **cave:** Salzwasser-Gabe ist obsolet). Bei Misserfolg kann sich eine sofortige Magenspülung unter Sicherung der Atemwege anschließen. (Risikoabwägung! Aufgrund der Aspirationsgefahr zunehmend seltener angewandt). Bei Alkohol ist die Magenspülung häufig bereits nach einer Stunde nicht mehr sonderlich effektiv, nur bei einigen Medikamenten (z. B. Carbamazepin) hat die Spülung auch nach Stunden möglicherweise noch Erfolg (Tab. 8-1, S. 200).
Zur Giftbindung sollte im Regelfall Aktivkohle (1 g/kg KG) gegeben werden, am besten in Kombination mit einem Laxans zur rascheren Darmpassage.

8.2 Spezielle Intoxikationen

Obwohl ein genauer Giftnachweis für die Notfallbehandlung wünschenswert wäre, erfordert dies Zeit und es handelt sich oft um Mischintoxikationen. Die Hauptstrategien lassen sich syndromorientiert mit relativ geringfügigen Modifikationen für die einzelnen Substanzen darstellen. Wesentlich ist, ob der Patient noch mobil und *erregt* oder eher immobil und *sediert* oder ob er im Schwerpunkt der Störung nur *psychisch auffällig* ist (Drogenpsychose als Psychodysleptika-Effekt).

8.2.1 Erregende Substanzen

Amphetamine, Cocain und Ecstasy

▶ **Resorption:**
- *Amphetamine*: meist kristallines Pulver, welches gut aus dem Gastrointestinaltrakt resorbiert wird, die Plasmaspitzenspiegel werden nach 1–2 Stunden erreicht und die Resorption ist meist nach 4–6 Stunden abgeschlossen; Metabolisierung in der Leber; Ausscheidung über die Nieren; häufig auch intravenöse Applikation, hierbei rasches Handeln wegen kardialer und hypertensiver Komplikationen nötig
- *Cocain*: farbloses lokalanästhesierendes Pulver; Auftreten der Effekte (v. a. ZNS-Stimulation) nach intravenöser oder nasaler Anwendung bereits nach wenigen Minuten, entfalten ihr Maximum bereits nach etwa 30 Minuten; Aufspaltung in der Leber und Ausscheidung über die Nieren
- *Ecstasy*: bitteres Pulver oder Tablette; kann geschluckt, geraucht, geschnupft

Anhang

199

Tab. 8-1 Magenspülung (nach Weilemann u. Mutschler 2007)

* Prämedikation mit Atropin (0,5 mg i. m.)
* Entscheidung über die Notwendigkeit einer endotrachealen Intubation; Indikationen zur Intubation:
  – abgeschwächte oder aufgehobene Schutzreflexe (Husten-, Würge-, Schluckreflex)
  – Bestehen einer Atemstörung oder Ateminsuffizienz
  – Magenspülung nach Ingestion von organischen Lösungsmitteln oder Mineralölprodukten
* Herstellen einer leichten Kopftieflagerung von 15–20° in Seit- oder Bauchlage
* Auswahl eines großlumigen Magenschlauches (Erwachsene: fingerdicker Schlauch, Kinder: Schlauchdurchmesser 7–11 mm)
* Gleitfähigmachen des Schlauches mit Wasser, Gel oder Spray und perorales Einführen des Schlauches
* Lagekontrolle des Magenschlauches durch Luftinsufflation (etwa 50 ml) und Auskultation im Epigastrium
* Magenentleerung durch Drainage und Aspiration, Asservieren von Mageninhalt für Drogenanalytik
* Magenspülung unter Kontrolle der instillierten und abgeleiteten Flüssigkeitsmenge, beim Erwachsenen Einzelportionen von 200–300 ml körperwarmen Wassers bis zu einer Gesamtmenge von mindestens 15–20 Litern, bei Kindern Einzelportionen von 4 ml/kg KG und entsprechender Reduktion der Gesamtmenge (bei Säuglingen und Kleinkindern muss die Spülung mit physiologischer Kochsalzlösung erfolgen)
* nach Beendigung der Spülung Abklemmen und Entfernen des Magenschlauches
* Einführen einer nasogastralen Verweilsonde und Instillation einer adäquaten Dosis von Aktivkohle zur Adsorption; beim Erwachsenen beträgt die Mindestdosis 30 g, bei Kindern 5–15 g
* Instillation von Sorbit als Abführmittel: provozierte Diarrhö

oder auch injiziert werden; bei oraler Aufnahme Wirkbeginn nach etwa 15 Minuten, Plateauphase nach etwa 45 Minuten, Wirkdauer entsprechend der Halbwertszeit etwa 4–6 Stunden; Verstoffwechselung in der Leber (Tab. 8-2)

▶ **Vergiftungssymptomatik:** Durch Ecstasy-Konsum entsteht eine breite Palette von Störungen, die am besten symptomatisch behandelt werden. Die allgemeine Vergiftungssymptomatik der Stimulanzien ist gekennzeichnet durch eine ansteigende Erregung, die schließlich in einem allgemeinen Zusammenbruch des Herz-Kreislauf- und des Respirationssystems sowie der ZNS-Funktion endet. Bei sehr schweren Cocain-Überdosierungen kann die Stimulationsphase sehr kurz sein und der Tod tritt bereits innerhalb von 30 Minuten ein, begleitet von Krämpfen, ventrikulären Rhythmusstörungen und Atemstillstand.

Tab. 8-2 Ecstasy-Notfall (nach Freye 2005)

* *Unruhe* → verbale Beruhigung, Diazepam, Flüssigkeitszufuhr
* *Ateminsuffizienz* → Sauerstoff-Gabe, Beatmung
* *Hyperthermie* → Wadenwickel, Eiswasser, Flüssigkeitszufuhr
* *zerebraler Krampfanfall* → Diazepam
* *Psychose* → Haloperidol, Diazepam, Einweisung in Psychiatrie, Akutstation
* *Hypertonie* → β–Rezeptoren-Blocker, Urapidil, Clonidin
* *Hypotonie* → Dopamin, Noradrenalin, Flüssigkeitszufuhr

Gefürchtete Komplikation von Cocain- und Amphetamin-Überdosierungen sind Hirnblutungen und Herzinfarkte, die häufig zu bleibenden Schäden führen. Sie treten meist im Gefolge von hypertonen Krisen auf.

Im psychiatrischen Bereich stehen häufig ausgeprägte Erregungszustände und auto-aggressive Handlungen im Vordergrund, seltener sind Cocain-induzierte Panikattacken.

Die wichtigsten somatischen Komplikationen in der Akutbehandlung sind folgende:

* pektanginöse Herzbeschwerden und Rhythmusstörungen
* Herzinfarkt
* Schlaganfall und neurologische Fokaldefizite
* zerebraler Krampfanfall
* migräneartige Kopfschmerzen
* Hypertonie
* Hyperthermie und Exsikkose
* respiratorische Insuffizienz

▶ **Therapie:** Die Therapie des leichten Exzitationsstadiums kann sich auf eine abwartende Behandlung sowie ein offenes *talk down* beschränken, zumal besonders bei der Cocain-Intoxikation die Symptome bald wieder abklingen. Beim starken Exzitationsstadium kann die Gabe von Lorazepam (2 mg) oder Diazepam (1- bis 2-mal 5–10 mg i. v., Haldol 5 mg i. v.) notwendig sein. **Cave:** Verschleierung der weiteren Symptomentwicklung.

Bei vitaler Bedrohung zielt die **Notfalltherapie** auf die Normalisierung der kardiovaskulären und zerebralen Hyperaktivität ab:

* *ventrikuläre bzw. supraventrikuläre Arrhythmie*: Benzodiazepine (Lorazepam 2 mg), Calciumkanalblocker (Verapamil 5 mg/3 min i. v.), β_1-Rezeptoren-Blocker (Esmolol, 30–80 mg, langsam i. v., cave: α-adrenerge Überstimulation)
* *ventrikuläre Tachykardie* (QRS breiter 1,4 s): Ajmalin (50 mg/5 min i. v.), Lidocain (50–100 mg i. v.)
* *Hypertonie*: Clonidin (0,15 mg i. v.), Urapidil (10–50 mg, langsam i. v.), Glyceroltrinitrat (0,8–1,2 mg, Kapsel, oral). Eine Cocain-induzierte Hypertonie ist

meist passager und bessert sich oft durch Dämpfung der zentralen Erregung (Diazepam).

* *Krampfanfälle*: Sie sprechen meist auf eine Benzodiazepin-Gabe an; bleiben sie therapieresistent, ist eine Intensivbehandlung indiziert (Propofol).
* *Hyperthermie* (> 38,5 °C): Kühlung mit physikalischen Maßnahmen (Ventilator, feuchte Tücher, evtl. sogar mittels eines Eiswasserbades). Auf ausreichende Flüssigkeitszufuhr ist zu achten. Eine maligne Hyperthermie kann die Gabe von Dantrolen (2,5 mg/kg KG i. v. initial) erfordern.
* *Hypotonie*: Flüssigkeitszufuhr, Dopamin oder Noradrenalin
* *Dyspnoe*: Dyspnoische oder zyanotische Patienten bedürfen der Sauerstoffzufuhr, notfalls Intubation und Beatmung.
* *Pektangina*: Bei drohendem Koronarspasmus kann Sauerstoff, Acetylsalicylsäure, Glyceroltrinitrat, oder ein Benzodiazepin gegeben werden. **Cave:** Propanolol kann unter Cocain-Überdosierung die α-adrenerge Stimulation verschlimmern (McCord et al. 2008).

Im Prinzip sind bei oraler Aufnahme Magenspülungen denkbar, werden jedoch aus Zeitgründen und aufgrund der Aspirationsgefahr selten angewandt. Im Übrigen ist zur Überwachung der Vitalfunktionen meist eine stationäre Aufnahme notwendig.

8.2.2 Sedierende Substanzen

Alkohol

Da Alkohol nach 15–30 Minuten bereits zu etwa 50 % aus dem Gastrointestinaltrakt absorbiert sein kann, ist in der Praxis die Magenspülung nicht praktikabel. Die Mes-

Anhang

sung der Atemalkohol-Konzentration (AAK; in mg/l) oder der Blutalkohol-Konzentration (BAK; in mg/g) ist erforderlich. Nach Versorgung des Patienten mit einem stabilen venösen Zugang müssen die Bewusstseinslage, die kardiovaskuläre Situation und der Atemantrieb überwacht werden und notfalls eine Peritoneal- bzw. Hämodialyse durchgeführt werden. Hauptgefahren sind Atemantriebsstörung, Aspiration von Erbrochenem, Elektrolyt- und Blutzuckerentgleisung, Lungenödem, und Unterkühlungen. Die Therapie der akuten Alkoholvergiftung richtet sich analog zu Schlafmittelvergiftungen nach dem Allgemeinzustand des Patienten (Tab. 8-3).

Benzodiazepine und Barbiturate

▶ **Komplikationen:** Die *schwerwiegendste* Komplikation bei Intoxikation mit Benzodiazepinen und Barbituraten ist die Atemdepression (Atemantriebsstörung). Sie kommt bei Drogenabhängigen meist erst bei extrem hohen Dosen oder im Rahmen einer Mischintoxikation vor. Während Barbiturate relativ schnell zu Reflexverlust und zentraler Atemlähmung führen, erreichen Benzodiazepin-Intoxikationen nur selten tiefere Komastadien. *Häufige* Komplikationen sind Aspiration, metabolische Acidose und Gewebsnekrosen.

▶ **Therapie:** Werden die Noxen oral aufgenommen, ist nach Stabilisierung der Vitalparameter eine Magenspülung zu erwägen und die Gabe von Aktivkohle indiziert. Eine sorgfältige Überwachung ist sicherzu-

---

Tab. 8-3 Therapie der akuten Alkoholvergiftung

- Magenspülung: aus zeitlichen Gründen in der Regel nicht indiziert
- sorgfältige körperliche und neurologische Untersuchung
- Blutabnahme und Bestimmung zumindest der Transaminasen-Aktivität, der Bilirubin-Konzentration, der Nieren- und Pankreaswerte, der Protein-Konzentration, der Blutzucker-Konzentration und der Blutfettwerte, der Gerinnung, der Elektrolyt-Konzentrationen, des Blutbildes, ggf. Konzentrationsbestimmung von Ammoniak, Desialotransferrin (Carbohydrat-defizientes Transferrin [CDT]) und dem thyreoidstimulierenden Hormon (TSH) sowie Bestimmung von Medikamentenspiegeln
- sicherer intravenöser Zugang, Flüssigkeitssubstitution
- Überwachung der Herzfrequenz, des Blutdrucks und der Sauerstoffsättigung
- Blasenkatheter zur Bilanzierung
- regelmäßige Kontrollen des Alkoholspiegels zur Beurteilung der Abbaugeschwindigkeit
- ggf. Notwendigkeit der mechanischen Beschränkung, Klärung der Rechtsgrundlage
- Gabe von Thiamin (100 mg i.v., i.m.) und Magnesium oral
- Gabe von Clomethiazol (max. 24 Kps. à 192 mg) oder Benzodiazepinen (möglichst kurz wirksame, z.B. 4-mal 2 mg Lorazepam); je nach Klinik bei Entzugssymptomen und erst ab einer Atemalkohol-Konzentration (AAK) von < 2 ‰
- *bei Krampfanfallrisiko:* Carbamazepin (3-mal 200 mg), Valproinsäure oder Gabapentin
- *bei psychotischem Erleben oder Delir:* Haloperidol (5–10 mg i.m., i.v.)
- *bei Hypertonie:* Clonidin (3-mal 150 µg)
- ggf. Magenschutz, Antiemetika

Cave: Atemdepression, Erbrechen bei Ausfall der Schutzreflexe, Gabe von Benzodiazepinen bzw. Clomethiazol über 1 ‰ (sedierender Synergie-Effekt)

Anhang

stellen (**cave:** Verschlechterung). Bei Abschwächung der Schutzreflexe ist eine Schutzintubation und zusätzlich eine maschinelle Beatmung zu erwägen. Hypotone Patienten benötigen zusätzlich adrenerge Substanzen.

Bei Barbiturat-Intoxikationen kann durch eine Alkalisierung des Harns eine Beschleunigung der Elimination erreicht werden. Es sollte an die Möglichkeit einer Hämoperfusion gedacht werden (pH-Wert).

Bei Benzodiazepin-Intoxikationen kann Flumazenil (mehrmals 0,1 mg; **cave:** kurze Halbwertszeit) als Antidot angewendet werden.

Opiate

▶ **Komplikationen:** Die akute intravenöse Opiat-Überdosierung sowie die nasale Applikation von Heroin oder das Platzen von verschluckten Drogenpäckchen beim *body packing* führen innerhalb weniger Minuten, bei peroraler Aufnahme innerhalb einer halben bis einer Stunde, zum Auftreten lebensbedrohlicher Symptome.

▶ **Klinik:** *Leitsymptome* sind stecknadelkopfgroße Pupillen, Atemdepression und Koma. Die durch die Atemdepression verursachte Hypoxie erzeugt zunächst Hypotonie und Bradykardie und verstärkt die Opiat-eigene ZNS-Depression mit der Folge von Koma und Krämpfen. Wenn die Opiat-Wirkung nicht abklingt und/oder keine therapeutischen Maßnahmen ergriffen werden, folgen Asystolie bzw. Kammerflimmern sowie irreparable zerebrale Schäden, die auch die Miosis in eine Mydriasis verwandeln. Die respiratorische Insuffizienz kann noch durch Aspirationen, Atelektasen und das Heroin-typische Lungenödem verstärkt werden. Eine Hypothermie ist nicht selten. Fieber weist auf vorhandene Infektionen wie Pneumonien, Spritzenabszesse oder die pyrogene Wirkung von Streckungsmitteln, bakterielle Verunreinigungen bzw. die gleichzeitige Applikation von Cocain oder Amphetaminen hin.

▶ **Therapie:** Die Therapie richtet sich nach dem klinischen Bild. Im Vordergrund steht die Beseitigung der respiratorischen Insuffizienz. Intubation und Beatmung sind die Therapiemaßnahmen der ersten Wahl, bei Vorliegen eines Lungenödems ist die eine PEEP-Beatmung (PEEP = positiver endexspiratorischer Druck) nötig.

Mit dem Opiat-Antagonisten Naloxon steht ein schnell wirksames Antidot zur Verfügung. Es vermag alle Opiat-Wirkungen aufzuheben und hat, sieht man von der Gefahr plötzlich auftretender massiver Entzugssymptome ab, keine wesentlichen Nebenwirkungen. Dosiert wird langsam nach Wirkung, es können bis zu fünf Ampullen (à 0,4 mg) notwendig werden, bis die gewünschte Wirkung eintritt. Zu beachten ist die kurze Wirkdauer des Antidots, die repetitive Gaben oder die kontinuierliche intravenöse Infusion – im Allgemeinen sind 0,4–0,8 mg/h ausreichend – erforderlich machen kann. Die Verabreichung muss bis zum Sistieren bedrohlicher Opiat-Symptome durchgeführt werden. Ist auch durch hoch dosierte Naloxon-Gabe keine klinische Besserung zu erreichen, so liegen entweder bereits schwere hypoxische Schäden oder zusätzliche Wirkstoffe vor oder die Diagnose muss neu überdacht werden. Bei Patienten, die aufgrund pulmonaler Komplikationen, wie Lungenödem, Aspirationspneumonie, Atelektasen oder akuten Lungenversagens (ARDS), der mechanischen Beatmung bedürfen, sollte auf die Antidot-Gabe außer zu diagnostischen Zwecken verzichtet werden, da die Beseitigung der ZNS-Depression eine erneute Sedierung des Patienten erforderlich macht. Bei Vorliegen einer ausgeprägten Hypotonie ist die Gabe von adrenergen Substanzen erforderlich, bei Atem- und Kreislaufstillstand sind die üblichen kardiopulmonalen Reanimationsmaßnahmen einzuleiten. Auch in diesen Extremsituationen kann die Gabe von Naloxon die Erfolgsaussichten verbessern.

8.2.3 Psychodysleptisch wirkende Substanzen

Cannabis

Bisher sind keine unmittelbaren Cannabis-Vergiftungen bekannt geworden.

▶ **Komplikationen:** Bei ingestiver Einnahme wurden Vergiftungszustände mit Halluzinationen, gelegentlich auch Herz-Kreislauf-Krisen beschrieben.
▶ **Therapie:** Die Therapie erfolgt symptomatisch. Bei paranoid-halluzinatorischem Erleben werden Benzodiazepine (z.B. Lorazepam 2 mg oder Diazepam 5–10 mg) und ggf. Haloperidol 5–10 mg i.v. verabreicht.

GHB/GBL (»Liquid Ecstasy«)

Im Gegensatz zu Ecstasy wirkt Liquid Ecstasy (γ-Hydroxybuttersäure [GHB]) eher dämpfend. Es wird oral konsumiert.

▶ **Komplikationen:** Bewusstlosigkeit bis zum Atemstillstand
▶ **Therapie:** partielles Antidot Physostigmin (1–4 mg, langsam i.v.) (Bastigkeit 2003)

Hyoscyamin

Hyoscyamin ist ein Belladonna-Alkaloid. Es ist unter anderem im Stechapfel und in der Engelstrompete enthalten.

▶ **Komplikationen:** anticholinerges Syndrom (Mundtrockenheit, Mydriasis, Harn-

verhalt, Tachykardie, Krampfanfälle, Halluzinationen)
▶ **Therapie:** Antidot Physostigmin (1–4 mg, langsam i.v.) (Siebein 2003)

Lysergsäurediethylamid (LSD)

▶ **Komplikationen:** Die gravierendste Komplikation bei der LSD-Intoxikation ist eine paranoid-halluzinatorische Psychose, ggf. mit psychotischer Suizidalität.
▶ **Therapie:** Die Anxiolyse ist vor allem dringlich, womöglich durch ein vertrauensbildendes Gespräch (*talk down*). Gegebenenfalls müssen 10 mg Diazepam i.v. (manchmal mehrmals) verabreicht werden. Bei ausgeprägter psychotischer Symptomatik sind 1- bis 2-mal 5 mg Haloperidol i.v. (auch zusätzlich) indiziert.

8.2.4 Psychotrope Substanzen

Carbamazepin

Carbamazepin wird zum Schutz gegen zerebrale Krampfanfälle verabreicht. Diese Substanz kann daher auch missbraucht werden.

▶ **Komplikationen:** Intoxikationssymptom sind vor allem Bewusstseinsstörungen, Bewegungsstörungen (Augen), Verwirrtheit Hyper- und Hyporeflexie, zerebrale Krampf anfälle und Herzrhythmusstörungen.
▶ **Therapie:** Eine Magenspülung unter Aspirationsschutz kann versucht werden. Aut grund des enterohepatischen Kreislaufs de Substanz erscheint die repetitive Aktivkoh le-Gabe über mehrere Stunden sinnvo eine Hämoperfusion ist zu überlegen. Dä rüber hinaus kann nur symptomatisch the rapiert werden.

Nicotin

▶ **Komplikationen:** An Intoxikationssymptomen kommen Übelkeit, Schwindel, Kopfschmerzen, Speichelfluss, Tremor, Muskelzuckungen, Durchfälle, Rhythmusstörungen, Krampfanfälle und Atemlähmung vor. Dosis letalis etwa 40 mg (= 4 Zigaretten oral).
▶ **Therapie:** Magenspülung ist zu erwägen, Aktivkohle ist angezeigt. Darüber hinaus kann nur symptomatisch (Diazepam) therapiert werden.

Trizyklische Antidepressiva

Oft wird Doxepin missbraucht.

▶ **Komplikationen:** Es treten bei Intoxikationen zunächst Erregungszustände auf, die dann in Somnolenz übergehen.
▶ **Therapie:** Es ist insbesondere auf die kardiovaskuläre Situation zu achten. Eine Magenspülung unter sicherem Aspirationsschutz ist zu erwägen, die Gabe von Aktivkohle ist bis zu zwölf Stunden nach Ingestion noch zu empfehlen. Häufig treten Rhythmusstörungen und Krampfanfälle auf. Psychiatrisch imponieren delirante Syndrome, die auf den anticholinergen Effekten (Mundtrockenheit, Mydriasis, Harnverhalt, Tachykardie) beruhen. Intensivüberwachung ist nötig, als Antidote fungieren Natriumhydrogencarbonat und Physostigmin.

8.3 Schwierigkeiten und Komplikationen

Viele Drogenabhängige sind polytoxikoman. So sind auch bei akuten Überdosierungen meist mehrere Sucht- oder Suchtersatzstoffe beteiligt. Dies führt dazu, dass sich auch das klinische Bild verwischen kann. Heroin z. B. wird nicht selten mit Cocain vermischt (»Speedball«). Viele Abhängige nehmen regelmäßig Benzodiazepine und zusätzlich, sobald verfügbar, Heroin. Mit Methadon substituierte Patienten konsumieren zusätzlich Heroin, Cannabis und Alkohol.

So kann eine Opiat-induzierte Atemdepression wegen der gleichzeitig vorhandenen ZNS-Stimulanzien mit mittelweiten oder gar mydriatischen Pupillen einhergehen.

Bewusstlose Patienten sind besonders durch pulmonale Komplikationen gefährdet, wie dem akuten Lungenversagen (ARDS), ausgelöst durch Kreislaufschock, Hypoxie und/oder Aspiration. Dies kann möglicherweise durch eine frühzeitige PEEP-Beatmung verhindert werden, weshalb die Indikation zur Intubation und Beatmung großzügig gestellt werden sollte.

Ein **akutes Nierenversagen** droht dem Patienten einerseits durch Hypovolämie und Kreislaufschock, anderseits durch Verstopfung der Nierentubuli durch Myoglobin. Eine frühzeitige Harnalkalisierung sowie eine gute Diurese (> 200 ml/h) können dies verhindern. Ein durch Rhabdomyolyse entstehendes Kompartmentsyndrom bedarf frühzeitig der chirurgischen Intervention.

Zu den notwendigen **Laboruntersuchungen** gehören die Bestimmung der Elektrolyte, der Leber- und Nierenparameter, der Kreatinkinase, der Blutgase und ein Blutbild.

Cave: Zum Schutz des medizinischen Personals ist an die hohe Infektionsrate von Drogenabhängigen mit Hepatitis und HIV zu denken und auch dementsprechend zu handeln.

Die **toxikologische Analytik** kann für die Diagnose des Drogennotfalles, insbesondere des unklaren Komas, hilfreich sein. Se-

Anhang

rum- und Urin-Konzentration der relevanten Substanz korrelieren in Abhängigkeit von der individuellen Gewöhnung mit dem Ausmaß der Intoxikation.

Das Ausmaß der **therapeutischen Maßnahmen** ist immer vom klinischen Bild bestimmt.

Literatur

Bastigkeit M. Rauschdrogen – Drogenrausch: Eigenschaften, Wirkung und Notfallbehandlung. Wien: Stumpf & Kossendey 2003.

Braun J, Preuss R (Hrsg). Klinikleitfaden Intensivmedizin. 7. Aufl. München: Urban & Fischer 2009.

Freye E. Kokain, Ecstasy, Amphetamine und verwandte Designerdrogen. 2. Aufl. Ebelsbach: Diomed 2005.

Hiebler A, Zilker T. Der Drogennotfall. In: Tretter F, Bussello-Spieth S, Bender W (Hrsg). Therapie von Entzugssyndromen. Berlin, Heidelberg, New York: Springer 1994; 257–65.

McCord J, Jneid H, Hollander JE, de Lemos JA, Cercek B, Hsue P, Gibler WB, Ohman EM, Drew B, Philippides G, Newby LK; American Heart Association Acute Cardiac Care Committee of the Council on Clinical Cardiology. Management of cocaine-associated chest pain and myocardial infarction: a scientific statement from the American Heart Association Acute Cardiac Care Committee of the Council on Clinical Cardiology. Circulation 2008; 117: 1897–907 (http://circ.ahajournals.org).

Siebein R (Hrsg). Vergiftung! Was tun? Laichingen: ALIUD® PHARMA 2003.

Weilemann LS, Mutschler E. Vergiftungen. In: Gerok W, Huber C, Meinertz T, Zeidler H. Innere Medizin. Referenzwerk für den Facharzt. 11. Aufl. Stuttgart: Schattauer 2007.

Wolff HP, Weihrauch TR. Internistische Therapie 2010. 18. Aufl. München: Urban & Fischer 2010.

9 Medikamentenliste

Michael Rath

Acamprosat

Präparat: Campral®

Chemie: Acamprosat ist ein acetyliertes Homotaurin-Derivat.

Verabreichungsform: Tabletten mit jeweils 333 mg

Indikation: Unterstützung der Aufrechterhaltung der Abstinenz bei Alkoholabhängigkeit. Acamprosat war lange die wichtigste zugelassene Substanz in Deutschland für diese Indikation. Die Behandlung mit Acamprosat sollte unmittelbar nach der Entgiftung beginnen und darf auch im Falle eines Rezidivs nicht abgebrochen werden. Eine Acamprosat-Behandlung ist nur im Rahmen eines therapeutischen Gesamtkonzeptes, das auch begleitende psycho- und soziotherapeutische Maßnahmen einschließt, angezeigt.

Dosierung: Bei Patienten bis zu 60 kg KG: 2-mal 2 Tabletten zu 333 mg/d. Bei Körpergewicht über 60 kg: 3-mal 2 Tabletten zu 333 mg/d. Empfohlen wird die Aufteilung auf drei Tagesdosen.

Anwendungsdauer: Die empfohlene Behandlungsdauer beträgt ein Jahr.

Wirkungen: Acamprosat hat eine rückfallprophylaktische Wirkung bei Alkoholkranken. Die Abstinenzrate ist nach Ergebnissen der PRAMA-Studie (Sass et al. 1994) nach einem Jahr etwa doppelt so hoch wie bei mit Placebo behandelten Probanden.

Nebenwirkungen: Gastrointestinale Nebenwirkungen sind Diarrhö sowie seltener Übelkeit, Erbrechen und Bauchschmerzen. Als dermatologische Nebenwirkungen treten am häufigsten Juckreiz, in Einzelfällen makulopapulöse Erytheme, selten Erythema multiforme auf. Auch Schwindel, Benommenheit und Schlafstörungen wurden beobachtet. Gelegentlich kam es zu Störungen der sexuellen Erregbarkeit, wobei es sich hier prinzipiell um ein häufiges Phänomen der Postentzugsphase handelt.

Wechselwirkungen: bisher nicht bekannt

Kontraindikationen: Hyperkalzämie, Niereninsuffizienz (Serumkreatinin-Konzentration > 120 µmol/l), schwere Leberinsuffizienz (Child C), Schwangerschaft und Stillzeit. Bei Patienten mit Nephrolithiasis in der Vorgeschichte sollte eine sorgfältige Überwachung erfolgen.

Wirkmechanismus: Das pharmakologische Wirkungsprofil von Acamprosat ist noch nicht hinreichend geklärt (Littleton et al. 1996). Es ist chemisch mit dem im ZNS vorkommenden Neuromodulator Homotaurin verwandt und hat vorwiegend erregungshemmende Wirkungen im ZNS. Acamprosat hemmt die exzitatorische Wirkung von Glutamat und verstärkt die hemmende Wirkung von GABA und Taurin. Auch die Expression früher Gene sowie die Expression von Genen, die für Untereinheiten von Rezeptoren für exzitatorische Aminosäuren wie L-Glutamat kodieren, werden durch Acamprosat beeinflusst.

Pharmakokinetik: Acamprosat wird im Gastrointestinaltrakt langsam und in mäßigem Umfang resorbiert. Die Resorption unterliegt erheblichen interindividuellen Schwankungen. Die Bioverfügbarkeit ist mit ca. 11 % niedrig. *Steady-State*-Plasmaspiegel werden erst am siebten Einnahmetag erreicht. Die Halbwertszeit beträgt im *steady state* 21 Stunden. Metaboliten werden nicht gebildet. Die Elimination erfolgt ausschließlich renal.

Klinische Betrachtungen: Acamprosat wurde 1989 in Frankreich zugelassen. Zahlreiche europaweit durchgeführte klinische Studien bestätigen die rückfallprophylaktische Wirkung und gute Verträglichkeit. Mit Ausnahme einer in England durchgeführten Studie zeigten alle Untersuchungen hinsichtlich der Abstinenzrate eine signifikante Überlegenheit von Acamprosat gegenüber Placebo. Fünf Studien umfassten einen Behandlungszeitraum von 5 Monaten und einen medikamentenfreien Nachbeobachtungszeitraum von weiteren 6–12 Monaten.

Im klinischen Alltag sind Compliance-Probleme zu erwähnen. Als Grund für die unregelmäßige Einnahme geben Patienten häufig an, keine Wirkung zu verspüren und äußern nicht selten Unmut über die Häufigkeit der Einnahme (3-mal tägl.). Ausführliche Aufklärung über die Wirkungsweise ist hier erforderlich.

Benzodiazepine

Indikationen: Panikattacken, generalisierte Angststörung, Angst- und Unruhezustände im Rahmen von schizophrenen, affektiven Erkrankungen und Persönlichkeitsstörungen, Epilepsien, Schlafstörungen, Spasmen der Skelettmuskulatur, Initialbehandlung psychosomatischer Krankheiten, Narkoseeinleitung, Kurzzeitanästhesie.

In der angelsächsischen Literatur wurde und wird überwiegend das Benzodiazepin Diazepam zur Behandlung des schweren Alkoholentzugssyndroms empfohlen (z.B. Naranjo u. Sellers 1986; Sellers et al. 1983; in neuerer Zeit z.B. Bayard et al. 2004). In Deutschland ist Diazepam nicht offiziell zur Behandlung des Alkoholentzugs zugelassen, sondern nur das Benzodiazepin Dikaliumclorazepat (*off label use*).

Wirkungen: sedativ bzw. hypnotisch, muskelrelaxierend, antikonvulsiv, antiaggressiv

Nebenwirkungen: Sedierung, Atemdepression, Abhängigkeitssyndrom, muskuläre Schwäche, Doppelbilder, Dysarthrie und Ataxie, Schwindelzustände, Übelkeit, Kopfschmerzen, Libidominderung, Zyklusstörungen, Appetitsteigerung mit Gewichtszunahme. Nach schneller *intravenöser Verabreichung* wurden Blutdruckabfall, Atemdepression und selten Herzstillstand beobachtet. Bei *chronischer Einnahme* kann es zu Verstimmungen, affektiver Verflachung, Beeinträchtigung der Initiative, Appetitlosigkeit, kognitiven Leistungseinbußen und extremer muskulärer Schwäche mit Reflexverlust kommen. Besonders bei älteren Patienten und bei Gabe *höherer Dosen* sind paradoxe Phänomene wie Agitiertheit, Erregung, Euphorie, Schlaflosigkeit und Reizbarkeit möglich.

Wechselwirkungen: Bei gleichzeitiger Einnahme von zentralwirksamen Pharmaka und Alkohol kommt es zur gegenseitigen Wirkungsverstärkung. Benzodiazepine verstärken die Wirkung von Muskelrelaxanzien, Analgetika und Lachgas. Bestimmte Benzodiazepine werden durch Cimetidin verzögert abgebaut. Wechselwirkungen mit zentral wirkenden Antihypertonika, β-Rezeptoren-Blockern und Antikoagulanzien sind möglich sowie in Art und Umfang nicht vorhersehbar.

Anhang

Kontraindikationen: Als *absolute* Kontraindikation gilt die Myasthenia gravis. Außerdem ist die Gabe von Benzodiazepinen kontraindiziert bei Intoxikationen mit sedierenden Substanzen, Analgetika oder Psychopharmaka, bei Vorliegen eines akuten Engwinkelglaukoms, einer Benzodiazepin-Überempfindlichkeit oder eines Schlafapnoe-Syndroms. *Relative* Kontraindikation ist das Vorliegen einer Mehrfachabhängigkeit.

Wirkmechanismus: Benzodiazepine reagieren mit einer spezifischen Bindungsstelle am $GABA_A$-Rezeptor. Die Bindung an diesen Rezeptor löst eine allosterische Veränderung desselben aus, mit dem Ergebnis einer effektiveren Stimulierbarkeit durch GABA. Die Folge ist eine Zunahme der Offenwahrscheinlichkeit der Chlorid-Kanäle und damit eine verstärkte Hemmung der Zelle. Benzodiazepin-Bindungsstellen sind in besonders hoher Anzahl an den $GABA_A$-Rezeptoren des limbischen Systems vorhanden, dort befindet sich der Hauptwirkort der Benzodiazepine (Tab. 9-1).

Klinische Betrachtungen: Benzodiazepine sind wirksame Medikamente zur Behandlung des Alkoholentzugssyndroms. In Vergleichsuntersuchungen mit Clomethiazol haben sie sich zum Teil als ebenbürtig, teilweise als unterlegen erwiesen (Soyka 1995). Eine Kombination mit anderen sedierenden Substanzen sollte nicht erfolgen, da sich die Wirkungen der einzelnen Substanzen potenzieren. Mit der Behandlung sollte erst begonnen werden, wenn der Blutalkoholspiegel unter 1 ‰ abgefallen ist. Bei schweren Leberfunktionsstörungen werden vor allem Benzodiazepin-Derivate wie Diazepam und Chlordiazepoxid, die durch das hepatische mikrosomale System oxidiert werden, langsamer verstoffwechselt. Andererseits kann Alkohol über eine Enzyminduktion den Abbau von Benzodiazepinen beschleunigen.

Tab. 9-1 Einteilung von Benzodiazepinen nach Wirkpotenz bzw. Rezeptoraffinität

Wirkstoff	Rezeptoraffinität (Ki)
Lorazepam	1,5
Lormetazepam	2,5
Flunitrazepam	3
Alprazolam	10
Flurazepam	16
Bromazepam, Temazepam, Oxazepam	30–50
Clobazam	170
Prazepam	300

Vorteile von Benzodiazepinen in der Entzugsbehandlung sind:
* stark sedierende Wirkung
* ausgeprägte antikonvulsive Wirkung
* antidelirante Wirkung
* große therapeutische Breite und geringe Toxizität
* in allen Applikationsformen verfügbar
* rascher Wirkungseintritt

Nachteile von Benzodiazepinen in der Entzugsbehandlung sind:
* kein ausreichend antihalluzinatorischer Effekt
* Abhängigkeitspotenzial
* Potenzierung der Wirkung anderer sedierender und atemdepressiver Substanzen
* hohe interindividuelle Unterschiede in der Wirksamkeit
* schlechte Steuerbarkeit

Diazepam
Präparate (Beispiele): Valium®, Diazepam-ratiopharm®

Chemie: Diazepam gehört zu den 1,4-Benzodiazepinen.

Verabreichungsformen (Beispiele):

* Diazepam-ratiopharm®: Tabletten mit 2, 5 und 10 mg; Tropfen, 1 ml (20 Tr.) enthält 10 mg Diazepam; Injektionslösung, eine Ampulle (2 ml) enthält 10 mg Diazepam; Suppositorien mit 5 und 10 mg
* Diazepam Desitin®: Rektaltube mit 5 und 10 mg
  Eine intramuskuläre Gabe ist wegen der schlechten Absorption nicht sinnvoll.

Dosierung: Als Entzugsmedikation werden initial maximal 10 mg Diazepam 2-stündlich, als Erhaltungsdosis dann 30–80 mg/d, verteilt auf drei bis vier Einzeldosen, gegeben.

Anwendungsdauer: Die Anwendungsdauer richtet sich nach der Klinik der Alkoholentzugssymptome. Sie sollte so kurz wie möglich gehalten werden, in der Regel nicht länger als 10 bis maximal 20 Tage. Die Beendigung erfolgt ausschleichend.

Pharmakokinetik: Diazepam wird nach peroraler Gabe rasch und vollständig resorbiert (orale Bioverfügbarkeit 95 %), maximale Plasmaspiegel werden nach 30–120 Minuten erreicht. Bei rektaler Applikation erfolgt die Resorption ähnlich schnell, jedoch etwas weniger zuverlässig, maximale Serumspiegel werden bei dieser Applikationsform innerhalb weniger Minuten erreicht. Die Halbwertszeit beträgt 20–40 Stunden. Die Elimination erfolgt fast ausschließlich hepatisch. Als pharmakologisch aktive Metaboliten entstehen Nordazepam (HWZ 50–100 h) und Oxazepam (HWZ 4–15 h). Aufgrund der langen HWZ besteht ausgeprägte Kumulationsneigung. Im Alter kann die HWZ deutlich verlängert sein, bei Vorliegen einer Leberzirrhose kann sie das 2- bis 3-Fache betragen.

Dikaliumclorazepat

Präparat: Tranxilium®

Chemie: Dikaliumclorazepat gehört ebenfalls zu den 1,4-Benzodiazepinen.

Verabreichungsformen: Tabletten mit 20 und 50 mg; Kapseln mit 5, 10 und 20 mg; Injektionslösung, Ampullen mit 50 und 100 mg

Dosierung: Initial können 20 mg/h gegeben werden. Die Erhaltungsdosis beträgt ca. 60–160 mg/d und sollte auf zwei bis drei Einzelgaben verteilt werden.

Anwendungsdauer: Die Anwendungsdauer richtet sich nach der Klinik der Alkoholentzugssymptome. Sie sollte so kurz wie möglich gehalten werden, in der Regel nicht länger als 10 bis maximal 20 Tage. Die Beendigung erfolgt ausschleichend.

Pharmakokinetik: Es handelt sich um ein Prodrug, das im Magen pH-abhängig zu Nordazepam hydrolysiert wird. Diese Substanz wird nach oraler Gabe rasch und vollständig resorbiert. Maximale Plasmaspiegel werden nach weniger als 60 Minuten erreicht. Die Eliminationshalbwertszeit beträgt 50–100 Stunden.

Lorazepam

Präparat (Beispiel): Tavor®

Chemie: 7-Chlor-5-(2-chlorphenyl)-2,3-dihydro-3-hydroxy-1H-1,4-benzodiazepin-2-on

Verabreichungsformen: Tabletten mit 0,5, und 2,5 mg; Tabs mit 2 mg; Expidet Plättchen mit 1 und 2,5 mg; Injektionslösung, eine Ampulle (1 ml) enthält 2 mg Lorazepam

Dosierung: Initial können 1–2 mg gegeben werden; 0,5–2,5 mg in zwei bis drei Tagesdosen, ein bis zwei Ampullen i.m. oder i.v. (Verdünnung 1 : 1).

Anwendungsdauer: Die Anwendungsdauer richtet sich nach der Klinik der Alkoholentzugssymptome. Sie sollte so kurz wie möglich gehalten werden, in der Regel nicht länger als 10 bis maximal 20 Tage. Die Beendigung erfolgt ausschleichend.

Pharmakokinetik: Lorazepam wird vom Körper schnell und fast vollständig nach oraler, sublingualer, intravenöser und intramuskulärer Applikation aufgenommen. Der Wirkungseintritt liegt bei wenigen Minuten nach intravenöser Injektion, 30–45 Minuten nach oraler/sublingualer Applikation sowie bei bis zu einer Stunde nach intramuskulärer Injektion. Für Patienten, die unzureichend schlucken können bzw. nicht schlucken wollen (Notfallmedizin), stehen mit Tavor® Expidet® (Deutschland) bzw. Temesta® Expidet® (Schweiz, Österreich) sublinguale Verabreichungsformen zur Verfügung. Die sublinguale Form wird gleich schnell wie die Tabletten aufgenommen. Die Wirkungsdauer beträgt ca. 6–12 Stunden. Die Halbwertszeit liegt zwischen 11 und 18 Stunden. Es gibt keine aktiven Metaboliten. Für die Entzugsbehandlung ist dieses Benzodiazepin besonders gut geeignet.

Buprenorphin

Präparat: Subutex®, Suboxone®

Chemie: Subutex® enthält als Wirkstoff nur Buprenorphin, bei Suboxone® ist zum besseren Schutz gegen missbräuchliche Verwendung noch der Opiatantagonist Naloxon hinzugefügt.

Verabreichungsform: Subutex®-Sublingualtabletten mit 0,4, 2 bzw. 8 mg Buprenorphin; Suboxone®-Sublingualtabletten mit 2 bzw. 8 mg Buprenorphin und 0,5 mg bzw. 2 mg Naloxon

Indikation: Substitutionstherapie bei Opioid-Abhängigkeit im Rahmen medizinischer, sozialer und psychotherapeutischer Maßnahmen, insbesondere für die Substitutionstherapie von Opioid-Abhängigen mit kürzerer Dauer der Suchterkrankung und weniger verfestigten Suchterkrankten

Dosierung: Initialdosis 1–2 Sublingualtabletten zu 2 mg Buprenorphin, Erhaltungsdosis: max. 24 mg Buprenorphin

Wirkungen: Buprenorphin bindet mit hoher Affinität an µ-Opioidrezeptoren und wirkt dort als Partialagonist. Am κ-Opioidrezeptor wirkt Buprenorphin als partieller Agonist und sehr wirksamer Antagonist. Buprenorphin weist einen sogenannten Ceiling-Effekt (Sättigungseffekt) für die Atemdepression auf, d.h. dass eine Dosissteigerung kaum eine Erhöhung des Risikos einer Atemdepression bewirkt. Buprenorphin gilt bei Überdosierung als sicherer im Vergleich zu anderen Opioiden, vor allem nach abgeschlossenem Opioid-Entzug.

Nebenwirkungen: → Opiate (Kap. 7)

Kontraindikationen: Es gelten die üblichen Kontraindikationen für zentral wirksame Analgetika.

Pharmakokinetik: Buprenorphin wird aufgrund seiner hohen Lipophilie im Körper gespeichert und nur langsam aufgrund seiner trägen Rezeptorkinetik sowie seines desenterohepatischen Kreislaufs ausgeschieden. Es hat nach oraler Gabe eine schlechte Bioverfügbarkeit, bedingt durch einen ausgeprägten First-Pass-Effekt. Buprenorphin-Wechselwirkungen sind wegen der Interaktion mit dem CYP-System mit zahlreichen Medikamenten möglich. Die Ausscheidung erfolgt zum überwiegenden Teil über die Gallenblase und damit über die Fäzes und nur zu etwa 10 bis 30 % über die Nieren und damit über den Urin. Die Plasmahalbwertzeit für Buprenorphin liegt zwischen 3 und 44 Stunden. Wegen der lang anhaltenden Rezeptorbindung korreliert die Wirkdauer nicht unmittelbar mit den Blutkonzentrationen oder

der Plasmahalbwertszeit von Buprenorphin. Die Wirkdauer ist mit 24 bis 69 Stunden mindestens ebenso lang wie die von Methadon.

Bupropion

Präparat: Zyban®
Chemie: Bupropion gehört zu den Phenethylaminen und ist nahe verwandt mit dem Amphetamin.
Verabreichungsform: Retardtabletten 150 mg
Indikationen: Bupropion ist ein selektiver Noradrenalin- und Dopaminwiederaufnahme-Hemmer. Es zählt zu den atypischen Antidepressiva; darüber hinaus findet es auch Verwendung als Mittel zur Raucherentwöhnung.
Dosierung: Eine Retardtablette Zyban® enthält 150 mg Bupropion. In Absprache mit dem Arzt beginnt der Patient die Einnahme von Bupropion 7–14 Tage vor dem Rauchstoppdatum. Diese Zeit braucht die Substanz, um ihre Wirkung zu entfalten. In den ersten 6 Tagen wird eine Retardtablette eingenommen, ab dem siebten Tag steigert man auf zwei Tabletten täglich.
Anwendungsdauer: Die Anwendungsdauer beträgt im Allgemeinen 7–12 Wochen.
Wirkungen: Zwei placebokontrollierte Studien konnten signifikante Effekte von Bupropion nachweisen: Hurt et al. (1997) sahen einen dosisabhängigen Effekt, der nach 6 Monaten bei täglich mindestens 300 mg Bupropion mit 19 % Abstinenz gegenüber 11 % Abstinenz für Placebo lag. Jorenby et al. (1999) verglichen die Abstinenzraten nach 6 Monaten auch mit der von Nicotinpflastern und fanden Abstinenzraten von 34,8 % bei Behandlung mit Bupropion, 38,8 % bei der Kombinationsbehandlung mit Bupropion und Nicotinpflaster, 21,3 % bei Behandlung mit Nicotinpflaster und

18,8 % bei Behandlung mit Placebo. Aufgrund des doch häufigen Auftretens von unerwünschten Ereignissen sind jedoch noch weitere Untersuchungen notwendig.
Nebenwirkungen: Bupropion unterscheidet sich in seinem Nebenwirkungsprofil sehr von den meisten anderen Antidepressiva, weil vor allem typische Nebenwirkungen von Psychostimulanzien vorkommen. Am häufigsten werden Mundtrockenheit und Schlaflosigkeit genannt. Weitere Nebenwirkungen können unter anderem sein: Kopfschmerzen, Benommenheit, Appetitlosigkeit, Gelenk- und Muskelschmerzen, Zittern, Angst, Konzentrationsstörungen, Verwirrtheit. Außerdem kann Bupropion Priapismus auslösen sowie Hypertonien und Tachykardien bewirken. Besonders zu beachten ist eine evtl. sich entwickelnde Suizidalität unter der Gabe von Bupropion. Bei längerer oder häufiger Anwendung kann ein Suchtverhalten nicht gänzlich ausgeschlossen werden. In einer Studie der Innsbrucker Universitätsklinik wurde herausgefunden, dass etwa 6 % aller Probanden ein »High«-Gefühl durch Bupropion bekamen.
Wechselwirkungen: Unter der Einnahme von Bupropion können epileptische Anfälle auftreten. Daher sollten Medikamente, die ebenfalls diese Nebenwirkung besitzen, möglichst gemieden werden. Dazu zählen Corticoide, Antimalariamittel, Chinolon-Antibiotika, Antihistaminika, Tramadol und Theophyllin. Bupropion führt zu einer Wirkungsverstärkung von β-Rezeptoren-Blocker und Antiarrhythmika sowie trizyklischen Antidepressiva und Neuroleptika.
Kontraindikationen: Da Bupropion in geringem Maße Epilepsien hervorrufen kann, darf es bei diesen Anfallsleiden

und Zuständen, die das Risiko dafür erhöhen, nicht eingesetzt werden. Dazu zählen unter anderem die Einnahme bestimmter Arzneimittel, exzessiver Alkoholkonsum, Drogensucht und Gehirntumoren. Auch eine manische Depression, Bulimie oder Magersucht sind Gründe, die gegen eine Behandlung sprechen. Bei Allergien auf Bupropion muss das Präparat abgesetzt werden. Außerdem gelten folgende weitere Kontraindikationen: gleichzeitige Einnahme von MAO-Hemmern, Leberzirrhose, Schwangerschaft und Stillzeit.

Wirkmechanismus: Bei Bupropion wird die Reuptake-Hemmung der Transmitter Noradrenalin, Serotonin und Dopamin als Wirkmechanismus bei der Raucherentwöhnung postuliert.

Pharmakokinetik: Bupropion wird vor allem durch CYP 2B6 in der Leber abgebaut. Da dieses Enzym beim Metabolismus der meisten anderen Antidepressiva keine Rolle spielt, kann es mit fast allen Antidepressiva problemlos kombiniert werden, um etwa zu starke Sedation oder sexuelle Funktionsstörungen auszugleichen. Andererseits hemmt Bupropion das Enzym CYP 2D6, welches am Abbau sehr vieler Antidepressiva beteiligt ist (insbesondere Venlafaxin), weswegen es die Plasmakonzentration anderer Antidepressiva erhöhen kann.

Klinische Betrachtungen: Etwa ⅓ (30–39 %) der Nicotinsüchtigen, die dieses Medikament unter ärztlicher Anweisung einnehmen, sind nach einem Jahr noch immer abstinent. Eine ganze Reihe von Untersuchungen zur Wirksamkeit mit ähnlichen Ergebnissen liegt inzwischen vor. Aufgrund der Nebenwirkungen, vor allem der Krampfanfälle und der als paradoxe Wirkung einzustufenden, in Einzelfällen auftretenden erhöhten Suizidalität (mit auch eingetretenen Todesfäl-

len), gilt es aber nicht mehr als Therapie der Wahl zur Raucherentwöhnung. Vielmehr muss der jeweilige Einzelfall auch im Hinblick auf therapeutische Alternativen genau geprüft werden und der Patient während der Behandlung fachpsychiatrisch gut begleitet sein.

Buspiron

Präparat (Beispiel): Anxut®

Chemie: Buspiron ist ein Pyrimidinylpiperazin-Derivat aus der Gruppe der Azapirone.

Verabreichungsformen: Tabletten mit 5 und 10 mg Buspiron

Indikationen: Angst- und Spannungszustände, innere Unruhe. Aufgrund der langen Wirklatenz kann die Substanz bei akuten Angstzuständen nicht eingesetzt werden. Da eine Abhängigkeitsentwicklung bisher nicht beobachtet wurde, ist Buspiron vor allem bei Patienten mit einer Angststörung und gleichzeitig vorliegendem erhöhtem Abhängigkeitsrisiko indiziert.

Dosierung: Initiale Gabe von 3-mal 5 mg/d. Bei Bedarf kann die Tagesdosis auf 20–30 mg gesteigert werden. Mehr als 60 mg/d sollten nicht eingenommen werden. Die Einzeldosis von 30 mg sollte nicht überschritten werden.

Anwendungsdauer: In Abhängigkeit von der klinischen Symptomatik. Buspiron weist kein Suchtpotenzial auf.

Wirkungen: In pharmakologischen Tests zeigte sich ein gemischtes anxiolytisch-antidepressives Wirkprofil. Es bestehen weder sedierende noch muskelrelaxierende oder antikonvulsive Effekte.

Nebenwirkungen: Schwindel, Kopfschmerzen, Nervosität, Schlaflosigkeit, Übelkeit, Diarrhö, Magenbeschwerden. Beeinträchtigungen des Reaktionsvermögens können, auch wenn sich in ex-

Anhang

perimentellen und klinischen Studien bisher kein Hinweis hierauf fand, letztlich nicht ausgeschlossen werden.

Wechselwirkungen: Eine Kombination mit MAO-Hemmern ist wegen der Gefahr einer hypertensiven Krise nicht zu empfehlen. Über die gleichzeitige Einnahme mit anderen zentralwirksamen Medikamenten, Antihypertensiva, Antidiabetika, Antikoagulanzien, Kontrazeptiva und Herzglykosiden liegen bisher keine ausreichenden Erfahrungen vor.

Kontraindikationen: Leber- und Niereninsuffizienz, akute Intoxikationen, Myasthenia gravis, Engwinkelglaukom. Die Einnahme in der Stillzeit ist kontraindiziert. In der Schwangerschaft muss eine strenge Indikationsstellung erfolgen.

Wirkmechanismus: Buspiron wirkt agonistisch an 5-HT$_{1A}$-Rezeptoren. Dieser Subtyp von Serotonin-Rezeptoren wird vor allem in den Raphekernen, im Hippocampus und im frontalen Kortex gefunden. Bei Stimulation der Rezeptoren kommt es durch Öffnung von Kalium-Kanälen zu einer Hyperpolarisation des Neurons. Die Substanz wirkt an den somadendritischen 5-HT$_{1A}$-Autorezeptoren im Raphebereich als voller Agonist, an den postsynaptischen Rezeptoren im Hippocampus als partieller Agonist. Durch die Stimulation der Autorezeptoren im Bereich der Raphekerne dämpft Buspiron die Aktivität serotonerger Neuronensysteme. Hierdurch wird offenbar der scrotonerge Input vom Nucleus raphe dorsalis zum septohippocampalen System gehemmt und somit ein anxiolytischer Effekt bewirkt. Buspiron hat außerdem eine mäßiggradige Affinität zu D$_2$-artigen Rezeptoren, die Aktivität noradrenerger und cholinerger Neuronengruppen wird gesteigert. Die Substanz hat keine Affinität zur Benzodiazepin-Bindungsstelle und bindet nicht an GABA-Rezeptoren.

Pharmakokinetik: Buspiron wird nach oraler Gabe relativ schnell resorbiert. Die Substanz ist durch einen hohen First-Pass-Metabolismus gekennzeichnet. Sie wird in der Leber in einen ebenfalls anxiolytisch wirkenden Metaboliten (1-Pyrimidinyl-piperazin) umgewandelt. Die Halbwertszeit beträgt 2–3 Stunden.

Klinische Betrachtungen: Nach Ergebnissen von Tollefson et al. (1992) und Kranzler et al. (1994) scheint Buspiron bei Alkoholabhängigen vor allem auf Angstsymptome und Craving, in geringerem Ausmaß auch auf die Alkoholaufnahme zu wirken. In einer von Bruno (1989) an 50 ambulant behandelten Patienten durchgeführten achtwöchigen placebokontrollierten Doppelblindstudie waren Drop-out-Rate und Craving in der Gruppe der mit Buspiron behandelten Patienten im Vergleich zur Placebogruppe geringer.

Carbamazepin

Präparate (Beispiele): Tegretal®, Timonil®

Chemie: Es handelt sich um ein Iminostilben-Derivat mit Strukturähnlichkeiten zum Imipramin.

Verabreichungsformen: Tabletten und Suspension. Mit der Suspension ist eine raschere Aufsättigung erreichbar, dieser ist beim Einsatz von Carbamazepin in der Behandlung des Alkoholentzugssyndroms der Vorzug zu geben.

Indikationen: Epilepsien, Trigeminus-Neuralgie, genuine Glossopharyngeusneuralgie, schmerzhafte diabetische Neuropathie, nichtepileptische Anfälle bei multipler Sklerose, Alkoholentzugssyndrom, Anfallsprophylaxe im Alkohol- und Benzodiazepinentzug, Phasenprophylaxe affektiver und schizoaffektiver Erkrankungen (hier nicht Mittel der ersten Wahl)

Dosierung: Beim Alkoholentzugssyndrom initial 3-mal 200 mg/d, bis die kritische Phase überwunden ist, dann tägliche Reduktion in 100-mg-Schritten. Bei antikonvulsiver, antimanischer und phasenprophylaktischer Verwendung sollten Serumspiegel zwischen 6 und 1 µg/l angestrebt werden; hierzu sind meist Dosen zwischen 400 und 1 600 mg/d erforderlich.

Anwendungsdauer: Generell sollte nicht zu früh mit der Reduzierung begonnen werden, um den Patienten keinem unnötigen Krampfrisiko auszusetzen.

Wirkungen: antikonvulsiv, leicht vegetativ stabilisierend, gering sedierend, ADH-ähnlich

Nebenwirkungen (Mattern 1994): Im Allgemeinen gilt Carbamazepin als gut verträglich, allerdings treten bei bis zu 30 % der Patienten in den ersten Tagen, vor allem bei rascher Aufdosierung (die allerdings wegen des Anfallsschutzes nötig ist), Nebenwirkungen auf, die die Patienten in einem Ausmaß beeinträchtigen können, dass sie das Präparat nicht mehr weiter einnehmen wollen oder aber es aus medizinischer Notwendigkeit abgesetzt werden muss. Krämer (1989) spricht von 5 % derartiger Fälle, im eigenen Patientengut sahen wir dies jedoch noch öfter. Folgende Nebenwirkungen sind relevant:

gastrointestinal: In 40% der Fälle kommt es zu einem Anstieg der γ-GT, in 7 % zu einem Anstieg der alkalischen Phosphatase (AP). Auch Hepatitiden mit und ohne Leberzellnekrosen sind beschrieben, mutmaßlich als dosisunabhängige idiosynkratische Reaktion, außerdem gelegentlich Übelkeit und Erbrechen.

hämatologisch: Bei 10 % der Patienten treten passagere reversible Leukopenien (meist Neutropenien) auf, in 2 % der Fälle sind diese persistierend; bei ebenfalls 2 % ist mit meist leicht ausgeprägten Thrombopenien zu rechnen. Das Risiko für eine aplastische Anämie wird mit 1 : 20 000–50 000 angegeben, Agranulozytosen sollen noch seltener auftreten. Ebenfalls bekannt: Hb-Abfall, Verminderung der Erythrozytenzahl, Zunahme des mittleren Erythrozytenvolumens (MCV).

neurotoxisch: Am häufigsten wird von den Patienten über Schwindel (gelegentlich auch mit Nystagmus) geklagt, dies auch in einem Ausmaß, dass die medikamentöse Compliance reduziert ist. Ebenso sind hier Sehstörungen, Müdigkeit, Kopfschmerzen, Ataxie und extrapyramidale Bewegungsstörungen (v. a. bei Älteren) zu nennen. Zwar sind diese Nebenwirkungen voll reversibel, aber mit einer Inzidenz von 18–56 % (Krämer 1989) zum einen häufig, zum anderen sind sie für die Patienten subjektiv sehr belastend.

dermatologisch: Allergische Hautveränderungen (makulöse bzw. makulopapulöse Exantheme) treten bei 3–15% der Patienten auf, meist in den ersten 1–2 Wochen. Seltene schwere Komplikationen (exfoliative Dermatitis, Stevens-Johnson-, Lyell-Syndrom) erfordern ein sofortiges Absetzen.

endokrinologisch: Immer wieder beobachtbar sind (meist milde) Hyponatriämien, T_3- und T_4-Spiegel-Absenkungen (ohne TSH-Veränderung).

Wechselwirkungen: Carbamazepin wird durch das Cytochrom-P_{450}-System, hierbei vor allem CYP 3A4, metabolisiert, gleichzeitig induziert es in erheblichem Ausmaß diese hepatischen Enzyme. Dies erfordert bei längerer Gabe zum einen

215

Spiegelkontrollen, zum anderen wird der Abbau verschiedener anderer Substanzen erheblich beschleunigt, unter anderem Kontrazeptiva (!), Theophyllin, Digoxin und Doxycyclin. Suchtmedizinisch bedeutsam ist die raschere Metabolisierung von Methadon. Die Plasmaspiegel von Neuroleptika und trizyklischen Antidepressiva sinken unter Carbamazepin. Der Abbau von Carbamazepin wird aber auch durch eine Vielzahl anderer Substanzen (u. a. Fluoxetin, Valproinsäure, Cimetidin und Verapamil) gehemmt. Unter gleichzeitiger Gabe von Carbamazepin und Fluoxetin wurden Parkinson-Syndrome beobachtet, in einem Einzelfall auch ein Serotonin-Syndrom. Die Kombination von Carbamazepin und Lithium führte vereinzelt zu neurotoxischen Symptomen.

Routineuntersuchungen: Blutbild- und Elektrolytkontrollen sind wegen der oben beschriebenen Risiken regelmäßig erforderlich. Bei Leukopenien unter 2 000 Leukozyten/mm³ bzw. Granulopenien unter 1 000 Granulozyten/mm³ sollte das Präparat abgesetzt werden, ebenso bei einem Hämatokrit-Wert von weniger als 32 %, einem Hämoglobin-Wert von unter 11 g/dl, einer Thrombopenie unter 80 000 Thrombozyten/mm³ sowie beim Auftreten von Petechien oder Purpurablutungen.

Kontraindikationen: Am wichtigsten sind hier schwere Leberfunktionsstörungen, Knochenmarkschädigungen, kardiale Überleitungsstörungen und die akute intermittierende Porphyrie. Wegen einer Strukturähnlichkeit vor allem zu Imipramin sollte Carbamazepin nicht bei Patienten mit einer Allergie auf Trizyklika eingesetzt werden. Ebenso ist die Kombination mit MAO-Hemmern kontraindiziert (daher 14 Tage vor der Verordnung von Carbamazepin absetzen).

Wirkmechanismus (Melton et al. 1993; Rezvanfard et al. 2009; Sarker et al. 2010): Carbamazepin wie auch sein Hauptmetabolit sollen im glutamatergen System die präsynaptische Glutamat-Freisetzung hemmen, dies wahrscheinlich über die Blockade von spannungsabhängigen Natrium-Kanälen. Die dadurch bewirkte Membranstabilisierung würde dadurch zu einer Hemmung der Erregbarkeit von Neuronen und der Erregungsausbreitung führen. Außerdem werden Anti-Kindling-Effekte diskutiert. Die trizyklische Molekülstruktur könnte darüber hinaus die aus der Behandlung von bipolaren Störungen bekannten stimmungsstabilisierenden Wirkeffekte erklären. Des Weiteren werden Veränderungen im GABAergen, serotonergen und cholinergen System berichtet.

Pharmakokinetik (Mattern 1994): Carbamazepin wird nach oraler Applikation in Tablettenform langsam resorbiert (max. Plasmaspiegel nach etwa 8 Stunden); bei der Suspension erfolgt dies rascher (2–3 Stunden). Bei Retardpräparaten liegen die maximalen Plasmaspiegel erst nach 14 Stunden vor. Der proteingebundene Anteil ist mit 72–83 % weitgehend konstant; der freie und somit therapeutisch relevante Anteil entspricht dem Carbamazepin-Spiegel im Liquor. Die Halbwertzeit beträgt bei Einmalgabe 36 Stunden, sinkt bei mehrwöchiger Gabe auf 19 Stunden und liegt bei Dauertherapie bei etwa 12 Stunden. Die Metabolisierung erfolgt hepatisch (Cytochrom P_{450}) als wirksamer Metabolit entsteht Carbamazepin-10,11-epoxid (Halbwertzeit 5–8 Stunden). Nur 1–2 % werden unverändert renal ausgeschieden. Die postmetabolische Elimination erfolgt zu 72 % über den Urin, zu 28 % über die Fäzes.

Klinische Betrachtungen: In der Suchtmedizin bestand die Hauptindikation vo

Anhang

Carbamazepin bisher in der Prophylaxe von Krampfanfällen beim Alkohol- bzw. Benzodiazepin-Entzug, insbesondere bei einer positiven Anfallsanamnese, gesteigertem Reflexstatus oder allgemeinen Zeichen neuromuskulärer Übererregbarkeit. Gleiches galt für Entzüge bei Alkohol-Hypnotika-Abhängigkeit und für Entzüge bei hoch dosiertem Konsum von hochprozentigem Alkohol. Nach einer Untersuchung von Herzmann (1999) sank die Häufigkeit von Alkoholentzugsanfällen bei Anwendung von Carbamazepin von 15 auf 4 %. Nach klinischer Erfahrung wurde Carbamazepin bei leicht- bis mittelschweren Alkoholentzugssyndromen auch als Monotherapeutikum eingesetzt, was bei schweren Entzügen jedoch nicht ausreichend ist. Den Vorteilen von Carbamazepin (zuverlässige antikonsulvive Wirkung, gute Steuerung, kein Suchtpotenzial, mäßige Vigilanzminderung, geringe Nebenwirkungsrate bei Kurzzeitanwendung) stehen jedoch auch Nachteile (keine antidelirante Wirkung, kein antipsychotischer Effekt, keine Sedierung, keine parenterale Darreichungsform, nur mäßige Dämpfung der vegetativen Entzugssymptomatik) gegenüber. Da es mit Oxcarbazepin inzwischen einen Carbamazepin-Abkömmling mit deutlich besserer Verträglichkeit gibt, hat dieser im klinischen Alltag der Entzugsbehandlungen Carbamazepin inzwischen weitgehend verdrängen können. Nichtsdestotrotz ist die publizierte Datenlage zu Oxcarbazepin relativ uneinheitlich. Barron und Roberts (2010) konnten keine eindeutige Wirksamkeit nachweisen, während Croissant et al. (2009) Oxcarbazepin – in Kombination mit Tiaprid – in einem RCT eine gute Wirksamkeit bescheinigen konnten.

Clomethiazol

Präparat: Distraneurin®

Chemie: Clomethiazol ist ein Derivat des Thiazolanteils des Thiamins (Vitamin B_1). Es ist leicht basisch und lipophil.

Verabreichungsformen: Kapseln mit je 192 mg Clomethiazol; Mixtur, 1 ml (31,5 mg Clomethiazol) enthält 50 mg Clomethiazolhemiedisilat

Indikationen: Schlafstörungen, Alkoholentzugsyndrom, Delirium tremens, Eklampsie, Status epilepticus, Kombinationsnarkotikum

Dosierung: Oral in Kapseln, z. B. initial bei Alkoholentzugssyndrom 4- bis 5-mal 2 Kapseln täglich, kurzzeitig. Bei besonders gelagerten Fällen (oral behandelbares Volldelir) bis maximal 24 Kapseln alle 24 Stunden. Die Mixtur mit etwa 4- bis 5-mal 10 ml (1 Messlöffel) ist beim Erfordernis eines raschen Wirkungseintritts angezeigt.

Die Applikationsintervalle sollen möglichst nicht kürzer als 2–3 Stunden sein. Zu Beginn, bei sehr starkem Dämpfungsbedarf, kann einige Male der Abstand 1 Stunde betragen.

> **Cave:** Möglichst erst ab 0,0 ‰ Atemalkohol-Konzentration verabreichen, evtl. ab 1,0 ‰ bei gravierender Entzugssymptomatik oder zwingender Delirprophylaxe.

Anwendungsdauer: Die Anwendungsdauer richtet sich nach der Klinik der Alkoholentzugssymptome. Sie sollte so kurz wie möglich gehalten werden, in der Regel nicht länger als 10 bis maximal 20 Tage. Die Beendigung erfolgt ausschleichend.

Wirkungen: sedierend, antikonvulsiv, hypnotisch, vegetativ stabilisierend

Nebenwirkungen: Bei höheren Dosierungen sind Hypotonie, Bradykardie und Atemdepression möglich. Eine allergische Re-

Anhang

aktion tritt gelegentlich als Gesichts-, Augen- oder Nasenbrennen auf. Magenreizung, Sodbrennen, erhöhtes Asthma-Auslöserisiko wurden berichtet. Die Anwendung der Mixtur begünstigt hypersekretorische Reaktionen der oberen Atemwege bei höheren Dosierungen. Bei den Filmtabletten wurden Ösophagusulzera beobachtet.

Wechselwirkungen: Bei gleichzeitiger Einnahme von anderen psychotrop wirkenden Substanzen, v.a. Anxiolytika, Hypnotika oder Alkohol kann es zu schwer abschätzbaren, u.U. massiven Wirkungsverstärkungen kommen (Benkert u. Hippius 2011). Generell ist zu beachten, dass Kaffee, schwarzer Tee, Antacida, Adsorbenzien und weitere Stoffe die Aufnahme von Medikamenten beeinflussen können. Unter Cimetidin sind Wirkungsverstärkungen und -verlängerungen möglich (Benkert u. Hippius 2011).

Risikokonstellationen: Atemwegserkrankungen, Begleiterkrankungen mit stark reduziertem Allgemeinzustand, erhöhte γ-GT (Halbwertszeit!), chronische Bronchitis, Asthma bronchiale, Hypotonie, Hypokaliämie

Cave: Bei einer γ-GT > 200 U/ml tritt erfahrungsgemäß eine deutliche Halbwertszeitverlängerung auf, daher sind am zweiten bzw. dritten Tag die Dosierungen zu überprüfen.

Es besteht ein deutliches Abhängigkeitsrisiko bei süchtig disponierten Personen.

Kontraindikationen: Akute Alkohol-, Schlafmittel-, Analgetika- und Psychopharmaka-Intoxikationen stellen eine Kontraindikation dar, ebenso eine respiratorische Insuffizienz bzw. eine obstruktive Lungenerkrankung wegen der Gefahr einer Atemdepression (Benkert u. Hippius

2011). Als *Gegenanzeigen* werden genannt: Verdacht auf Schlafapnoe-Syndrom, zentral verursachte Atemstörungen, akute Intoxikationen und vorbestehende Abhängigkeit von Alkohol und anderen psychotropen Substanzen; hereditäre Fructose-Intoleranz; eingeschränkte Atemfunktion (z.B. bei Asthma bronchiale) oder akute Bronchial- bzw. Lungenerkrankungen; Distraneurin-Mixtur (wegen Gehalt an Levomenthol): Patienten mit Asthma bronchiale oder anderen Atemwegserkrankungen.

Wirkmechanismus: Die Erforschung der Wirkweise von Clomethiazol ist wegen der guten Marktposition des Präparates nur noch von akademischem Interesse, das seinerseits wieder an Forschungsparadigmen orientiert ist. Es ist daher relativ wenig zur aktuellen Forschung zur Clomethiazol-Wirkung zu sagen: Es ist bekannt, dass Clomethiazol mit dem *GABA-System* interagiert. Allerdings sind direkte, starke Interaktionen nicht nachgewiesen. Weder eine starke Rezeptorbindung noch eine deutliche Veränderung des GABA- oder Glutamat-Spiegels im Gehirn ist beobachtet worden. Einflüsse auf den Chlorid-Strom und auch auf Calcium sind nachgewiesen. Nervenzellen werden durch Clomethiazol hyperpolarisiert und zeigen so eine geringere Entladungsbereitschaft. Es werden also durch Clomethiazol inhibitorische Prozesse verstärkt (Ögren 1986). Auch das *Dopamin-System* wird gehemmt, möglicherweise durch die Verstärkung der GABAergen Hemmung dieses Systems.

Pharmakokinetik: Clomethiazol wird rasch in der Leber *metabolisiert* (Allgen et al 1963). Bei enteraler Gabe von Kapseln wird nach 30 Minuten die maximale Serumkonzentration erreicht, bei der Mixtur ist dies schon nach 15 Minuten der Fall. Bei Plasmakonzentrationen von 1 µg/ml tritt der hypnotische Effekt ein. Etwa 50 Minuten später ist der Plasmawert auf 50 % gesunken. Nach etwa 3½ Stunden ist bei Lebergesunden, nach etwa 8 Stunden bei Leberkranken die Ausscheidung beendet. Eine Leberschädigung durch Clomethiazol ist nicht bekannt. Der Blutammoniakspiegel wird positiv beeinflusst. Die *Elimination* erfolgt durch die Niere.

Klinische Betrachtungen: Clomethiazol ist gemäß den AWMF-Leitlinien Mittel der ersten Wahl in der Therapie des Alkoholentzugssyndroms. In der Gruppe der sedierend wirkenden Substanzen ist die Wirksamkeit bei deliranten Syndromen vor allem im Vergleich mit Neuroleptika besser im Hinblick auf die Delirdauer und auf die Letalität (Athen 1986). Eine neuere Studie (Bonnet et al. 2011) belegte die Gleichwertigkeit von Clomethiazol mit einem Benzodiazepin, eine andere (Caputo u. Bernardi 2010) beschreibt Clomethiazol und Benzodiazepine ebenfalls als ähnlich wirksam im Alkoholentzug. Es ist an dieser Stelle darauf hinzuweisen, dass Benzodiazepine in den USA die Standardmedikation für mittelschwere bis schwere Entzüge darstellen, während Clomethiazol seitens der Herstellerfirma nie auf den US-amerikanischen Markt eingeführt wurde, was wiederum zur Folge hat, dass der größte Teil der international publizierten Studien zur medikamentösen Strategie im Alkoholentzug sich einerseits mit Benzodiazepinen befasst und andererseits Clomethiazol häufig gar nicht erst erwähnt. Methodisch zuverlässige Studien (Busch u. Schröder-Rosenstock 1994), die eine bessere Wirksamkeit von neueren Medikamenten wie etwa von Clonidin ausweisen, fehlen noch. Auch bei Medikamentenentzugsdelirien empfiehlt sich die Therapie mit Clomethiazol.

Die Gesamtkomplikationsrate, die beispielsweise im psychiatrisch-stationären Setting bei der typischen Alkoholikerpopulation zu erwarten ist, dürfte bei etwa 1 % liegen, bei der die Übernahme in eine internistische Station wegen Komplikationen durch Clomethiazol, wegen schwerster deliranter Entgleisung des Alkoholentzugssyndroms oder wegen schwerer internistischer Begleiterkrankungen erforderlich ist.

Vorteile von Clomethiazol für die Entzugsbehandlung sind:
- sehr guter sedierender Effekt
- sehr guter antideliranter Effekt
- sehr guter antikonvulsiver Effekt
- sehr gute vegetative Stabilisierung (HF und RR)
- gute Steuerbarkeit wegen kurzer Halbwertszeit
- mehrfache Verabreichungsformen
- geringe Nebenwirkungsrate

Nachteile von Clomethiazol für die Entzugsbehandlung sind:
- Missbrauchspotenzial
- Abhängigkeitspotenzial
- hypersekretorische Effekte in den Atemwegen
- Hypotonie bei hohen Dosen
- Bradykardie bei hohen Dosen

Clonidin

Präparate (Beispiele): Paracefan®, Catapresan®

Chemie: Clonidin ist ein Phenyliminoimidazol-Derivat.

Verabreichungsformen:
- Paracefan®: Tabletten mit 0,1 mg Clonidin; Injektionslösung, eine Ampulle enthält 0,15 mg Clonidin-HCl

Anhang

• **Catapresan®:** Tabletten mit 0,075, 0,15 und 0,3 mg Clonidin-HCl; Injektionslösung, eine Ampulle enthält 0,15 mg Clonidin-HCl

Indikationen: Die Rote Liste® (2012) nennt als Indikation »leichte bis schwere Hypertonie (mit Einschränkungen beim Phäochromozytom), Bluthochdruck, sofern nicht durch ein Phäochromozytom bedingt«. Der α_2-blockierende Wirkmechanismus bietet über die Blutdruck- und Herzfrequenzsenkung hinaus durch die verminderte Freisetzung von Noradrenalin auch Vorteile im Sinne einer psychovegetativen Entspannung, die beim Entzug dämpfender Substanzen (Alkohol, Benzodiazepine, Opiate) durchaus erwünscht sein kann. Für den Einsatz beim akuten Opiatentzugssyndrom (Gold et al. 1978; Honey et al. 2009; Lipmann u. Spencer 1978) gibt es ebenso positive Belege wie für den Einsatz beim akuten Alkoholentzugssyndrom (Lê et al. 2004; Murzyk et al. 2011; Stanley et al. 2005). Außerdem gibt es Einsatzmöglichkeiten beim Giles-de-la-Tourette-Syndrom und in der Intensivmedizin, die hier nicht weiter von Interesse sind.

Dosierung: *Im Opiat-Entzug*: 3-mal 0,1 mg, bei Bedarf ist eine Steigerung bis 0,8 mg in vier bis sechs Einzeldosen möglich. *Zur intensivmedizinisch überwachten Therapie des akuten Alkoholentzugssyndroms*: Gabe individuell in Abhängigkeit von der Dämpfung der Entzugssymptomatik. Im Allgemeinen gelten folgende Dosierungsempfehlungen: Beginn mit einer Bolus-Injektion von 0,15–0,6 mg (in Einzelfällen bis zu 0,9 mg) Clonidin-HCl innerhalb von 10–15 Minuten. Zur Weiterbehandlung sind im Mittel täglich 1,8 mg Clonidin-HCl i. v. erforderlich (Schwankung individuell 0,3 bis über 4 mg), in Extremfällen können Tagesdosen um 10 mg Clonidin-HCl notwendig werden. Nach Beseitigung der Entzugssymptome sollte das Medikament stufenweise reduziert und innerhalb von 3 Tagen abgesetzt werden. Es wird empfohlen, die Patienten nach Beendigung der Therapie noch 6 Stunden zu beobachten.

Anwendungsdauer: in Abhängigkeit von der klinischen Symptomatik (Hypertonie, Tachykardie, innere Unruhe)

Wirkungen: Blutdruck- und Herzfrequenzsenkend, sedierend, analgetisch

Nebenwirkungen: Bei Behandlungsbeginn kann es relativ häufig zu Sedierung und Mundtrockenheit kommen. Gelegentliche Nebenwirkungen sind Blutdruckabfall und Bradykardie (bei einem Abfall des Blutdrucks unter 90 mm Hg systolisch bzw. der Pulsfrequenz unter 55/min sollte die Dosis reduziert werden), außerdem Obstipation, Übelkeit, Erbrechen, Kopfschmerzen, Schwindel, Parästhesien, Parotisschmerz, sexuelle Funktionsstörungen, allergische Reaktionen mit Hautrötung und Pruritus. Selten wurden Schlafstörungen, depressive Verstimmungen, Wahrnehmungsstörungen, Sinnestäuschungen, Albträume, Akkommodationsstörungen, Gewichtszunahme und Gynäkomastie beobachtet. In Einzelfällen kam es (anfänglich oder bei schneller intravenöser Injektion) zu Blutdruckanstieg, Verstärkung einer bestehenden Herzinsuffizienz und zu Miktionsstörungen. Vorbestehende Herzrhythmusstörungen (AV-Blockierung oder -Dissoziation) können durch Clonidin verstärkt werden.

Wechselwirkungen: Weitere Verstärkung des blutdrucksenkenden Effektes durch andere Antihypertonika. Verstärkung der Herzfrequenzsenkung und Überleitungsverlangsamung durch β-Rezeptoren-Blocker und Herzglykoside. Die blutdrucksenkende Wirkung kann durch trizyklische Antidepressiva vermindert werden. Durch zentral dämpfende Pharmaka und Alkohol wird die sedierende Wirkung verstärkt.

Kontraindikationen: Clonidin darf nicht gegeben werden bei Vorliegen eines Sick-Sinus-Syndroms, ausgeprägter Bradykardie oder Hypotonie, endogener Depression sowie in der Schwangerschaft und Stillzeit. *Relative* Kontraindikationen sind koronare Herzkrankheit, fortgeschrittene arterielle Verschlusskrankheit, AV-Block II. und III. Grades, Thrombangiitis obliterans, Niereninsuffizienz und die gleichzeitige Anwendung ähnlich wirkender Stoffe (Alpha-Methyldopa, Guanfacin, Guanabenz, Reserpin).

Wirkmechanismus: Clonidin hemmt die Catecholamin-Freisetzung durch seine zentrale und periphere antisympathotone α_2-adrenerge Wirkung. Hauptangriffspunkt im ZNS ist der Locus coeruleus, welcher Afferenzen aus nahezu allen sensorischen Systemen erhält und als durch Angst- und Stressreize erregbares Alarmsystem des Gehirns gilt. Die Aktivität des Locus coeruleus wird durch Opiate gehemmt. Im Opiat-Entzug kommt es zu einer enthemmten elektrischen Aktivität der Neurone des Locus coeruleus (mit typischen vegetativen Symptomen des Opiat-Entzugs in der Folge), die durch Clonidin wirksam unterdrückt werden kann. Auch diejenigen vegetativen Symptome des Alkoholentzugs, die auf eine überschießende noradrenerge Aktivität zurückzuführen sind, werden durch Clonidin gehemmt.

Pharmakokinetik: Clonidin wird nach peroraler Applikation rasch und nahezu vollständig resorbiert. Maximale Plasmaspiegel werden bei oraler Gabe nach 1–4 Stunden erreicht, bei parenteraler Gabe tritt die Wirkung nach etwa 10–15 Minuten ein. Der proteingebundene Anteil wird mit 30–40 % angegeben. Die Eliminationshalbwertszeit beträgt 10–20 Stunden und ist bei niereninsuffizienten Patienten verlängert. Pharmakologisch aktive Metaboliten entstehen nicht. Clonidin wird zu 60 % unverändert renal eliminiert, der Rest wird hepatisch verstoffwechselt.

Klinische Betrachtungen: Bei Einsatz im Rahmen des Opiatentzugssyndroms werden durch Clonidin insbesondere Muskelkrämpfe und Schmerzen günstig beeinflusst, weniger stark beeinflusst werden hingegen Craving, depressive Syndrome, Schlafstörungen sowie Erbrechen und Diarrhö (Ladewig u. Stohler 1994).

In placebokontrollierten Studien konnte die positive Beeinflussung verschiedener Alkoholentzugssymptome, vor allem Blutdruck- und Herzfrequenzerhöhung, nachgewiesen werden. Zusätzlich wurde auch ein gewisser Effekt auf Angst, Unruhe, Tremor und andere Symptome festgestellt (Soyka 1995).

Stehen Blutdruck- und Pulserhöhung beim Alkoholentzugssyndrom im Vordergrund, so ist die Gabe von Clonidin in vielen Fällen ausreichend. Aufgrund der fehlenden antikonvulsiven, antidelirogenen und antipsychotischen Potenz hat sich Clonidin jedoch nicht generell in der Behandlung des Alkoholentzugssyndroms durchgesetzt, häufig wird die Kombination mit Clomethiazol, Benzodiazepinen und Neuroleptika erforderlich. Von intensivmedizinischer und anästhesiologischer Seite wird die hoch dosierte, intravenöse Clonidin-Gabe unter intensivmedizinischen Bedingungen als Basistherapie zur Behandlung des schweren Alkoholentzugssyndroms empfohlen.

Anhang

Vorteile von Clonidin in der Entzugsbehandlung sind:
* fehlendes Suchtpotenzial
* keine bronchiale Hypersekretion
* keine Atemdepression
* keine stark sedierende Wirkung

Nachteile von Clonidin in der Entzugsbehandlung sind:
* kein antikonvulsiver Effekt
* keine ausreichend antipsychotische Wirkung
* kardiodepressive, blutdrucksenkende Wirkung

Disulfiram

Präparat: Antabus® (über internationale Apotheke aus Österreich erhältlich), Esperal® (über internationale Apotheke aus Frankreich erhältlich)

Chemie: Der enzymatische Abbau von Alkohol erfolgt zweistufig: über die Alkoholdehydrogenase zum Acetaldehyd, von hier über die Acetaldehyddehydrogenase zu Essigsäure (welche an Coenzym A gebunden und im Citratzyklus verstoffwechselt oder zur Fettsynthese verwendet wird).

Indikation: Behandlung der Alkoholabhängigkeit

Wirkungen: Disulfiram hemmt die Acetaldehyddehydrogenase, wodurch es zu einem erhöhten Spiegel von Acetaldehyd kommt, was vom Patienten als Unverträglichkeitsreaktion erlebt wird. Dies wird als *Acetaldehyd-Syndrom* (→ unten) bezeichnet und besteht in einer vegetativen Übererregung.

Nebenwirkungen:
* *häufig*: Müdigkeit, unangenehmer Mund- oder Körpergeruch (nach Knoblauch), Schweregefühl im Kopf, diffuse Oberbauchbeschwerden
* *selten*: Hepatotoxie, Kopfschmerzen, Verstopfung oder Durchfälle, Allergien, Polyneuropathien, Optikusneuropathie, Depression, Verwirrtheitszustände, maniforme Psychosen und paranoid-halluzinatorische Psychosen, Anstieg der Transaminasen-Aktivität
* *sehr selten*: Ataxie, Dysarthrie (Überdosierung), Laktacidose

Wechselwirkungen: Medikamente wie Phenytoin, Paraldehyd, Metronidazol, Isoniazid, Benzodiazepine oder orale Antikoagulanzien dürfen nicht gleichzeitig mit Antabus® eingenommen werden, da mit diesen Stoffen verschiedene, teilweise toxische Wechselwirkungen auftreten können. Bei gleichzeitiger Gabe von oralen blutzuckersenkenden Mitteln kann in Einzelfällen eine schwere Stoffwechselstörung (Laktacidose) begünstigt werden. *Abschwächung* bzw. *Aufhebung der Disulfiram-Alkohol-Reaktion* durch Barbiturate, Antihistaminika, Phenothiazine, Chlorprothixen, Thioxanthene, Haloperidol, ACTH.

Kontraindikationen: Koronare Herzkrankheit, schwerwiegende Herzrhythmusstörungen, Kardiomyopathie, zerebrale Durchblutungsstörungen, fortgeschrittene Arteriosklerose, Ösophagusvarizen, Hyperthyreose, erstes Trimenon der Schwangerschaft, medikamentös gestützte Rückfallprophylaxe. *Relative* Kontraindikationen sind nicht alkoholbedingte Depressionen, Psychosen, schwere Hypotonie, nicht kompensierte Leberzirrhose, Arzneimittelmissbrauch und -abhängigkeit, Polyneuropathie, Asthma bronchiale, Magen- und Darmulzera, Epilepsie. Bei stillenden Müttern wird von der Verwendung abgeraten.

Acetaldehyd-Syndrom

Symptome: Gesichtsrötung, warme Haut, Palpitationen, Übelkeit, Erbrechen, Diarrhö, Parästhesien, Schläfrigkeit, Atemnot, Reifengefühl um den Thorax, Tachykardie, Blutdruckanstieg oder -abfall, Schwindel, pochender Kopfschmerz. Die klinische Beschreibung eines Acetaldehyd-Syndroms nach Alkoholkonsum und vorheriger Antabus®-Überdosierung findet sich unter anderem bei Becker et al. (1995).

Auftreten: Ein Acetaldehyd-Syndrom kann sich noch Tage nach der letzten Disulfiram-Einnahme beim Alkoholkonsum entwickeln, und zwar bereits ab einer Menge von 3 g reinem Ethanol (z.B. in 80 ml Bier mit 5%). Patienten haben sogar von einer Acetaldehyd-Reaktion nach dem Konsum von sogenanntem »alkoholfreiem« Bier (das ja nicht alkoholfrei ist, sondern nur max. 0,5% Alkoholgehalt hat) berichtet.

Notfalltherapie: Formepizol wirkt als Antidot, ist in Deutschland aber nicht zugelassen. Bei ausreichend hoher Disulfiram-Dosierung tritt die Reaktion bei Alkoholkonsum rasch, meist innerhalb von 10–30 Minuten auf, mitunter noch schneller. Leichte Reaktionen mit Flash klingen nach etwa 60 Minuten wieder ab, allgemeines Unwohlsein bleibt aber über einen mehrstündigen Zeitraum erhalten.

Maßnahmen: Bei leichten bis mittelschweren Fällen einer Acetaldehyd-Reaktion ist ein abwartendes Verhalten ausreichend. Die meisten Symptome klingen innerhalb von einigen Stunden ab. Bei einer schweren Acetaldehyd-Reaktion zielen die allgemeinmedizinischen Maßnahmen vor allem darauf ab, die Kreislauf- und Herzfunktionen zu sichern. Schwere Acetaldehyd-Reaktionen sind meist nur nach Einnahme von mehr als 500 mg Disulfiram täglich und einer deutlichen Alkoholmenge zu befürchten.

Disulfiram kann die zerebrale Krampfschwelle senken.

Doxepin

Präparat (Beispiel): Aponal®

Chemie: Doxepin gehört zu den trizyklischen Antidepressiva.

Verabreichungsformen: Dragees mit 5, 10 und 25 mg; Tabletten mit 50 und 100 mg; Tropfen, 10 mg = 20 Tropfen = 1 ml; Injektionslösung, eine Ampulle (2 ml) enthält 25 mg Doxepin-HCl

Indikationen: depressive Syndrome, Angstsyndrome, leichte Entzugssyndrome bei Alkohol-, Medikamenten- oder Drogenabhängigkeit, Unruhe, Angst, Schlafstörungen, funktionelle Organbeschwerden

Dosierung: Die optimale Dosierung im Rahmen der Entzugsbehandlung beträgt 3-mal 25–75 mg/d. Bei höheren Dosierungen treten häufig kardiovaskuläre Komplikationen auf. Die Höchstdosis von 300 mg/d sollte nicht überschritten werden.

Anwendungsdauer: In Abhängigkeit von der klinischen Symptomatik (depressive Verstimmungen, Schlafstörungen, innere Unruhe). Hinzuweisen ist dabei aber auf das Problem, dass Doxepin wegen seines Wirkprofils als trizyklisches Antidepressivum (**cave:** Herabsetzung der Krampfschwelle und des delirogenen Potenzials) nur bei leichtem Alkoholentzug und auch da nur bei Patienten ohne diese Komplikationen in der Vorgeschichte angezeigt ist.

Wirkungen: antidepressiv, sedierend und auch anxiolytisch

Nebenwirkungen:
- *häufig:* Müdigkeit, Benommenheit, Schwindel, Schwitzen, Tremor, Obstipation, passagerer Anstieg der Leberenzymaktivität, Hypotonie, orthostatische Dysregulation, Tachykardie, Akkommodationsstörungen und verstopfte oder trockene Nase

Anhang

- *gelegentlich*: Hautausschläge, Verwirrtheitszustände und Delirien (besonders bei älteren Patienten), Durstgefühl, Ejakulations- und Erektionsstörungen
- *selten*: Parästhesien, Leberfunktionsstörungen, Galactorrhö, Kollapszustände und Harnsperre. In Einzelfällen kann es zu zerebralen Krampfanfällen, Glaukomanfällen, Leukopenie, Agranulozytose und Thrombozytopenie kommen. Außerdem können Erregungsleitungsstörungen und Verstärkung einer bestehenden Herzinsuffizienz auftreten. Das Vorkommen hypomaner Syndrome unter oder nach Beendigung einer antidepressiven Therapie ist möglich. Bei Patienten mit einer bipolaren affektiven Störung kann bei antidepressiver Behandlung ein »Umkippen« in die manische Phase erfolgen.

Wechselwirkungen: Durch Enzyminduktoren wie Phenobarbital, Carbamazepin, Östrogenpräparate usw. werden trizyklische Antidepressiva (TZA) stärker metabolisiert. Auch Alkohol und Nicotin können zu einem beschleunigten Abbau führen. Eine Kombination mit zentral dämpfenden Pharmaka und Alkohol verstärkt den sedierenden Effekt. Unter neuroleptischer Behandlung kann es zu einer Enzymhemmung mit Anstieg der Plasmakonzentration der Antidepressiva kommen. Zusätzliche Gabe von Antihypertonika verstärkt den hypotonen Effekt. Clonidin, Guanethidin und Guanethidin-ähnliche blutdrucksenkende Mittel sollten nicht mit Antidepressiva kombiniert werden, da sich ihre blutdrucksenkende Wirkung abschwächt. Die Kombination von TZA und Sympathomimetika kann zu hypertensiven Krisen führen. TZA sollten nicht mit Antiarrhythmika vom Chinidin-Typ kombiniert werden. Die Gabe zusammen mit Digitalisglykosiden erhöht die Gefahr von Rhythmusstörungen. Die Kombination von TZA und Anticholinergika kann zu Erregungszuständen bis hin zu deliranten Syndromen führen. Irreversible MAO-Hemmer sollten 14 Tage vor Therapiebeginn abgesetzt werden.

Kontraindikationen: *Absolute* Kontraindikationen sind eine bekannte Überempfindlichkeit gegen Dibenzoxepine, akute Intoxikationen mit zentral dämpfenden Pharmaka und Alkohol, akuter Harnverhalt, akute Delirien, Prostatahypertrophie mit Restharnbildung, paralytischer Ileus, und unbehandeltes Engwinkelglaukom. *Anwendungsbeschränkungen* bestehen bei Prostatahypertrophie ohne Restharnbildung, schweren Leberschäden, erhöhter Krampfbereitschaft, Störungen der Blutbildung, hirnorganischem Psychosyndrom und kardialer Vorschädigung, insbesondere Erregungsleitungsstörungen. Bei Patienten, bei denen eine Senkung des Blutdrucks auf alle Fälle vermieden werden muss, darf Doxepin nur unter sorgfältiger Kontrolle der hämodynamischen Parameter angewendet werden.

Wirkmechanismus: Doxepin ist neben Amitriptylin der wichtigste Vertreter der Antidepressiva mit dämpfender Wirkung. Doxepin hemmt die Noradrenalin-Rückaufnahme etwas stärker als die Rückaufnahme von Serotonin. Hervorzuheben ist auch die histaminantagonistische Wirkung.

Pharmakokinetik: Trizyklische Antidepressiva sind lipophile Substanzen, die nach oraler Applikation nahezu vollständig aus dem Magen-Darm-Trakt resorbiert werden. Sie werden vor Erreichen der eigentlichen Wirkorte mit großer interindividueller Variabilität in der Leber metabolisiert. Die Halbwertszeit von Doxepin beträgt 15–20 Stunden, die des aktiven Metaboliten Desmethyldoxepin das 2- bis 4-Fache. Die Eliminierung erfolgt über den enterohepatischen Kreislauf.

Klinische Betrachtungen: Doxepin kann bei leichten Alkohol-, Benzodiazepin- und Opiatentzugssymptomen gegeben werden. Problematisch erscheint, dass hierbei gerade zu Beginn hohe Dosen erforderlich sind und somit ein erhöhtes Risiko kardiotoxischer Komplikationen vorliegt. Bei Patienten mit Krampfanfällen oder Delirien in der Anamnese sollte Medikamenten mit antikonvulsiver und antideliranter Wirkung der Vorzug gegeben werden. Im Opiat-Entzug beeinflusst Doxepin vor allem Stimmung, Energielosigkeit und das Verlangen nach Opiaten positiv, während die noradrenerg vermittelten vegetativen Entzugssymptome im Vergleich zu Clonidin weniger gut supprimiert werden.

Haloperidol

Präparat (Beispiel): Haldol®-Janssen

Chemie: Haloperidol gehört zur Gruppe der Butyrophenone. Hierbei handelt es sich um Piperidin-Derivate, die Verwandtschaft zum Pethidin zeigen, aber keine narkotischen Effekte haben.

Verabreichungsformen: Tabletten mit 1, 2, 5, 10 und 20 mg; Lösung, 1 ml = 20 Tropfen = 2 mg; Injektionslösung, eine Ampulle (1 ml) enthält 5 mg Haloperidol; Haldol®-Janssen Decanoat Injektionslösung, 1-ml-Amp. mit 50 mg Haloperidol, 3-ml-Amp. mit 150 mg Haloperidol

Indikationen: Akute psychotische Syndrome mit Wahn, Halluzinationen, Denkstörungen, Ich-Störungen, kataton-stuporöse und manische Syndrome, chronisch verlaufende endogene und exogene Psychosen und psychotische Residualzustände, delirante und andere exogen-psychotische Syndrome, Rezidivprophylaxe bei chronisch rezidivierenden Psychosen, psychomotorische Erregungszustände. In der Neurologie wird Haloperidol bei dyskinetischen Syndromen und Tic-Erkrankungen angewandt.

Dosierung: In der Entzugsbehandlung müssen mitunter 15 mg Haloperidol täglich verordnet werden, manchmal sind Dosen bis 4-mal 8 mg/d erforderlich. Auch die intramuskuläre oder intravenöse Gabe von bis zu 3-mal 5–10 mg/d ist möglich. Diese Dosierung sollte nicht überschritten werden, da kardiovaskuläre Beeinträchtigungen der im Entzug ohnehin kreislaufmäßig belasteten Patienten zu befürchten sind.

Anwendungsdauer: In Abhängigkeit von der deliranten und/oder psychotischen Symptomatik. Ein zu frühes Absetzen sollte vermieden werden, da die Symptomatik erfahrungsgemäß vor allem abends und nachts noch einmal oder auch mehrere Male rezidivieren kann.

Wirkungen: Haloperidol ist ein hochpotentes Neuroleptikum mit guter antipsychotischer Wirkung. Außerdem bestehen eine antiemetische sowie eine gering sedierende Wirkung.

Nebenwirkungen:

* *extrapyramidalmotorische Symptome*: Frühdyskinesien, Parkinsonoid, Akathisie, Spätdyskinesien, malignes neuroleptisches Syndrom
* *kardiovaskuläre Nebenwirkungen*: Erregungsleitungsstörungen, Tachykardie, Hypotonie, orthostatische Regulationsstörungen
* *anticholinerge Wirkungen*: z. B. Miktionsstörungen, Obstipation, paralytischer Ileus, Akkommodationsstörungen, Sekretionsstörungen der Speichel- und Schweißdrüsen, Tachykardie, Engwinkelglaukomauslösung, delirante Syndrome

Anhang

225

- *Wirkungen auf das hämatopoetische System:* passagere Leukopenien oder Leukozytosen mit Linksverschiebung, Eosinophilien, relative Monozytosen, relative Lymphozytosen, *äußerst selten* Agranulozytosen
- *endokrine Begleitwirkungen:* Anstieg der Prolactin-Sekretion, Störungen des Menstruationszyklus bis zur Amenorrhö, Galaktorrhö, Libidominderung, gestörte Erektionsfähigkeit, Aspermie, Störungen des Glucosestoffwechsels, Gewichtszunahme. Außerdem können Grand-Mal-Anfälle auftreten, wobei zerebrale Vorschädigungen, Behandlungsbeginn mit hohen Dosen, schneller Dosisanstieg und abruptes Absetzen hoher Dosen für das Auftreten zu disponieren scheinen.
- *weitere mögliche Nebenwirkungen:* Cholestase, Arzneimittelexantheme, depressive Syndrome, zu Beginn einer Behandlung Müdigkeit und Einschränkungen der Konzentrationsfähigkeit, Störungen der Thermoregulation, in Einzelfällen Auftreten von Thrombosen

Wechselwirkungen (mod. nach Benkert u. Hippius 2011): Es gibt Hinweise, dass es zwischen Neuroleptika und Kaffee, schwarzem Tee, manchen Fruchtsäften, Milch, Antacida, Adsorbentia und Cholestyramin zu Komplexbindungen und so, aufgrund einer verminderten Absorption, zu einer Wirkungseinschränkung kommen kann. Daher wird eine Einnahme in zeitlichem Abstand von mindestens 2 Stunden zu diesen Stoffen empfohlen. Durch Enzyminduktoren wird der Abbau des Neuroleptikums beschleunigt. Dies gilt in besonderer Weise für Raucher durch die Induktion des Cytochrom-P_{450}-Systems, dabei vor allem des Isoenzyms CYP 1A2. Eine Abbauhemmung kann durch verschiedene Pharmaka, wie selektive Serotoninwiederaufnahme-Hemmer, Propranolol, Ovulationshemmer und Chloramphenicol erfolgen. Bei Kombination mit zentral dämpfenden Pharmaka und Alkohol kommt es zu einer gegenseitigen Wirkungsverstärkung. Die Kombination mit Lithium führt zu einer gegenseitigen Plasmaspiegelerhöhung mit einem erhöhten Risiko neurotoxischer Nebenwirkungen.

Kontraindikationen: *Absolute* Kontraindikationen sind akute Intoxikationen mit zentral dämpfenden Pharmaka und Alkohol. *Anwendungsbeschränkungen* bestehen bei kardiovaskulären Erkrankungen, schweren Leberfunktionsstörungen, Stenosen im Magen-Darm-Trakt, ausgeprägter Hypotonie, orthostatischer Dysregulation, depressiven Syndromen, Stammhirnerkrankungen, Niereninsuffizienz, Prolactin-abhängigen Tumoren, Phäochromozytom, chronischen Atembeschwerden und Asthma, Engwinkelglaukom und Blasenentleerungsstörungen mit Restharn.

Wirkmechanismus: Neuroleptika rufen eine Dopaminrezeptoren-Blockade hervor und verringern dadurch die Wirksamkeit von Dopamin als Überträgersubstanz. Haloperidol antagonisiert vornehmlich D_2-artige Rezeptoren, die Bindung an D_2-Rezeptoren ist etwa 10- bis 20-mal stärker als an D_3- oder D_4-Rezeptoren. In schwächerem Ausmaß werden auch 5-HT_2- und α_1-Rezeptoren blockiert.

Pharmakokinetik: Haloperidol wird relativ vollständig aus dem Magen-Darm-Trakt absorbiert. Die orale Bioverfügbarkeit liegt jedoch aufgrund des hohen First-Pass-Effektes nur bei 50–70 %. Maximale Plasmaspiegel werden nach 1–6 Stunden erreicht. Nach intramuskulärer Injektion erfolgt eine schnellere Absorption. Die HWZ beträgt etwa 20 Stunden

Der wichtigste Metabolisierungsschritt ist die *N*-Desalkylierung am Piperidinring. Metaboliten von Haloperidol wirken offenbar auch dopaminerg, allerdings in geringerer Ausprägung als die Muttersubstanz. Die Eliminierung erfolgt über den enterohepatischen Kreislauf.

Klinische Betrachtungen: Hauptindikation für die Anwendung von Haloperidol in der Entzugsbehandlung sind psychotische Symptome im Rahmen von prädeliranten oder deliranten Syndromen. Eine Cochrane-Analyse aus dem Jahr 2007 zur Frage des Einsatzes von Antipsychotika bei Delirien (Lonergan et al. 2007), wobei hier allerdings auch Delirzustände anderer Genese als der des Alkohol- oder Benzodiazepin-Entzugs einbezogen wurden, sieht einen gleichwertigen Effekt von eher niedrig dosiertem Haloperidol mit den atypischen Neuroleptika Olanzapin und Risperidon sowie eine Überlegenheit gegenüber Placebo bezüglich Dauer und Schwere des Delirs. Bei höheren Dosierungen würden öfter extrapyramidalmotorische Symptome als unerwünschte Nebenwirkung zu verzeichnen sein. Außerdem kommt Haloperidol häufig bei Unruhe- und Verwirrtheitszuständen von Patienten mit alkoholbedingter Demenz oder Wernicke-Korsakow-Syndrom zum Einsatz.

In der Entzugsbehandlung spielen viele der genannten Nebenwirkungen eher eine untergeordnete bis keine Rolle. So zeichnen sich delirante Patienten gegenüber denen, die wegen einer endogenen Psychose neuroleptisch behandelt werden, durch eine erheblich geringere Anfälligkeit für extrapyramidalmotorische Symptome (EPMS) aus. Die endokrinen Effekte haben wegen der kurzen Dauer der Behandlung keine praktische Bedeutung. Auch die Senkung der Anfallsschwelle hat bei antikonvulsiv wirkender Comedikation nicht die zunächst zu erwartende Bedeutung. Kardiale Probleme werden in der klinischen Praxis selten beobachtet.

Bei Gabe in der Entzugsbehandlung in Kombination mit Clomethiazol sollte die Gabe der beiden Medikamente etwa 1–2 Stunden versetzt sein. Eine effektive medikamentöse Therapie der halluzinatorischen Symptomatik mit konsekutiver Verminderung der Unruhe ermöglicht eine Einsparung von sedierenden Substanzen (Funke 1994).

Naltrexon

Präparat: Nemexin®, Adepend®

Chemie: nahezu reiner Opiat-Antagonist ohne sonstige pharmakologische Eigenwirkung

Verabreichungsform: Filmtabletten mit 50 mg Naltrexon-HCl

Indikation: In Deutschland ist Nemexin® nur für die medikamentöse Unterstützung bei der psychotherapeutisch-psychologisch geführten Entwöhnungsbehandlung Opiat-Abhängiger nach erfolgter Opiat-Entgiftung zugelassen. Zur Behandlung Alkoholabhängiger war Naltrexon in den USA bereits seit 1995 unter dem Handelsnamen »Revia®« auf dem Markt. Eine relativ positive Studienlage, so auch eine Cochrane-Studie (Rösner et al. 2010; Srisurapanont u. Jarusuraisin 2005) mit einer 36%igen Senkung des Rückfallrisikos, und ermutigende Erfahrungen aus anderen europäischen Ländern (u. a. Österreich) führten schließlich im Mai 2010 auch in Deutschland zur Zulassung von Naltrexon bei Alkoholabhängigkeit, und zwar im Rahmen eines umfassenden Therapieprogramms zur Reduktion des Rückfallrisikos, als unterstützende Behandlung in

Anhang

der Abstinenz und zur Minderung des Cravings. Zu beachten ist, dass die Zulassung von Adepend® auf die Behandlung der Alkoholabhängigkeit beschränkt ist, während das wirkstoffgleiche Nemexin® indikationsgemäß nur bei Opiatabhängigen verordnet werden kann.

Dosierung: Übliche Initial- und Erhaltungsdosis: 50 mg/d oral. Das Dosierungsschema kann wegen der langen Rezeptordissoziationshalbwertszeit variiert werden, z. B. Montag und Mittwoch jeweils 100 mg, Freitag 150 mg Naltrexon.

Anwendungsdauer: Beim Einsatz als Abstinenzhilfe im Rahmen der Behandlung alkoholkranker Patienten ist an einen Behandlungszeitraum von bis zu einem Jahr zu denken, wobei die Studienlage auf eine größere Wirkung in den ersten Monaten hinzuweisen scheint (Srisurapanont u. Jarusuraisin 2005).

Wirkungen: Naltrexon hemmt kompetitiv die Bindung von Opioiden an die Opioid-Rezeptoren (vor allem μ-Rezeptoren). Die Substanz wird als nahezu reiner Opioid-Antagonist angesehen. Zwar gibt es Hinweise auf eventuelle agonistische Effekte, diese sind jedoch nicht klinisch signifikant. Die durch Alkohol induzierten positiven Gefühle (Euphorisierung) werden indirekt unterdrückt. Eine Tablette Naltrexon zu 50 mg ist ausreichend, um etwa 25 mg Heroin i. v. für 24 Stunden zu blockieren. Toleranzphänomene, Missbrauch und Abhängigkeit wurden unter Naltrexon bisher nicht beobachtet.

Nebenwirkungen:
- *häufig:* gastrointestinale Störungen wie Aktivitätserhöhung der Lebertransaminasen, Diarrhö, Übelkeit, Erbrechen, Bauchkrämpfe und Obstipation. Außerdem können Schlafstörungen, Angstzustände, Antriebsschwäche, Gelenk- und Muskelschmerzen sowie Kopfschmerzen auftreten.
- *selten:* Niedergeschlagenheit, Reizbarkeit, Benommenheit, Appetitlosigkeit, verzögerte Ejakulation, Potenzstörungen, Hautrötung, Schüttelfrost, Thoraxschmerzen, Schweißausbrüche und gesteigerter Tränenfluss
- *sehr selten:* Entwicklung einer reversiblen idiopathischen thrombozytopenischen Purpura. Die Reaktionsfähigkeit kann beeinträchtigt werden, in verstärktem Maße in Kombination mit Alkohol.

Wechselwirkungen: Durch die Blockade von Opiat-Rezeptoren mit Naltrexon wird bei der Verabreichung kleinerer Mengen von Opioiden deren Wirkung vermindert (z. B. Opioid-haltige Hustenmittel, Antidiarrhoika oder Analgetika). Werden in Notfallsituationen Opioid-Analgetika benötigt, kann die zur Analgesie erforderliche Dosis höher sein. Die dabei auftretende Atemdepression und andere Symptome können verstärkt sein und länger andauern, daher besteht in diesen Fällen Überwachungspflicht. Bei Verabreichung hoher Dosen von Opiaten besteht Lebensgefahr, da hier die antagonistische Wirkung von Naltrexon durchbrochen werden kann. Die Gabe von Naltrexon führt bei Opiat-Abhängigen zur Auslösung eines Entzugssyndroms.

Kontraindikationen: Bekannte Überempfindlichkeit gegen Naltrexon, schwere Leberfunktionsstörungen, akute Hepatitis. Patienten, die Opioid-Analgetika erhalten oder Opioid-abhängige Patienten ohne erfolgte Entgiftung dürfen ebenso wie Patienten mit Opiat-Nachweis im Urin oder mit akuten oder im Naloxon-Test nachgewiesenen Opiatentzugssymptomen nicht mit Naltrexon behandelt werden. Naltrexon sollte nicht während

Anhang

Schwangerschaft und Stillzeit eingesetzt werden. In Tierversuchen wurden in sehr hohen Dosen embryozide Wirkungen beobachtet.

Wirkmechanismus: Die Opiat-Rezeptoren werden blockiert, hierdurch sollen insbesondere Craving-Anfälle, bei denen Belohnungsgefühle oder -wünsche eine Rolle spielen könnten, seltener auftreten.

Pharmakokinetik: Naltrexon wird nach oraler Gabe rasch und vollständig aus dem Magen-Darm-Trakt absorbiert. Es unterliegt einem hohen First-Pass-Metabolismus, wobei als Hauptmetabolit 6-β-Naltrexol entsteht, welcher ebenfalls Opiat-antagonistisch wirkt. Das außerdem gebildete Noroxymorphon mit schwach agonistischer Wirkung ist klinisch nicht von Bedeutung. Maximale Plasmakonzentrationen werden nach etwa einer Stunde erreicht. Die Halbwertszeit von Naltrexon im Plasma beträgt etwa 4 Stunden, die von 6-β-Naltrexol etwa 13 Stunden. Der proteingebundene Anteil liegt bei etwa 21%. Die Halbwertszeit der Opiat-Rezeptoren-Blockade durch Naltrexon liegt zwischen 72 und 108 Stunden. Die Ausscheidung erfolgt hauptsächlich renal in glucuronidierter Form.

Klinische Betrachtungen: Naltrexon ist seit längerem zur Unterstützung der Entwöhnung bei Opiat-Abhängigen zugelassen, mit der nun erfolgten Zulassung von Adepend® wird das wahrscheinlich wirksamste Präparat zur Behandlung der Alkoholabhängigkeit offiziell verschreibungsfähig. Naltrexon reduzierte sowohl das Craving (Volpicelli et al. 1992) als auch die Anzahl der konsumierten Drinks (O'Malley et al. 1992). Die begleitenden psychotherapeutischen Maßnahmen hatten einen erheblichen Einfluss auf den Therapieerfolg (O'Malley et al. 1992). Als Kritikpunkte der Studien müssen allerdings die Auswahl einer sehr »breiten« Rückfalldefinition sowie die relativ kurze Untersuchungszeit von jeweils 12 Wochen erwähnt werden. Die Angabe einer optimalen Behandlungsdauer mit Naltrexon scheint aufgrund der individuell unterschiedlichen Entwöhnungsverläufe schwierig zu sein. In klinischen Studien (so z.B. Anton et al. 2006) führte bei Alkoholabhängigen eine engmaschig ärztlich begleitete Behandlungsdauer von 12–16 Wochen zu signifikant positiven Effekten, in Einzelfällen kann eine längere Behandlung sinnvoll sein.

Opiate

Die in der Suchttherapie bedeutsamen Opiate sind Methadon bzw. Levomethadon. Zur Pharmakologie und zu den Wirkungen der Opiate → Tabelle 9-2 (S. 230). Differenzialdiagnostisch sind auch die Entzugssymptome zu beachten (Tab. 9-3, S. 230).

Methadon und Levomethadon

Chemie: Methadon (6-Dimethylamino-4,4-diphenylheptan-3-on-[59]-hydrochlorid) existiert in drei Formen: als linksdrehendes Levomethadon, als rechtsdrehendes Dextromethadon, als Racemat D,L-Methadon.

Verabreichungsformen: Methadon kann sowohl flüssig (als Fertigarzneimittel unter dem Namen Polamidon®, Wirkstoff Levomethadon) als auch in Tablettenform unter dem Handelsnamen Methaddict® an den Patienten abgegeben werden. Die flüssige Form kann auch in öffentlichen und in Krankenhausapotheken durch einen entsprechend qualifizierten Apotheker unter Beachtung betäubungsmittelrechtlicher Vorschriften selbst hergestellt werden, liegt dann aber wie in der Tablettenform als Racemat aus linksdre-

Tab. 9-2 Wirkungen der Opiate und Opioide

Wirkung	Wirkort
Analgesie	limbisches System (ZNS), Rückenmark
Sedierung	limbisches System (ZNS)
Anxiolyse	limbisches System (ZNS)
Euphorie	limbisches System (ZNS)
Atemdepression	Atemzentrum (ZNS)
Übelkeit	Brechzentrum (ZNS)
Hustendämpfung	Hustenzentrum (ZNS)
Miosis	Kerngebiet des Nervus oculomotorius (ZNS)
Bradykardie, Blutdruckabfall	Kerngebiet des Nervus vagus (ZNS)
Obstipation	submuköse Rezeptoren (Darm)
Verzögerte Magenentleerung	submuköse Rezeptoren (Magen)
Verzögerte Gallenblasenkontraktion, Gallenkolik	submuköse Rezeptoren, glatte Muskulatur (Gallenblase)
Harnverhalt, Ureterkolik	glatte Muskulatur (Urogenitaltrakt)
Hautjucken	Histamin-Freisetzung (bei Methadon gering)
Schweißausbrüche	?
Schlafstörungen	?

Tab. 9-3 Entzugssymptome bei Opiat Abhängigkeit

• Hypertonus	• Schnupfen/Niesen	• Appetitlosigkeit
• Tachykardie	• Tränenfluss	• Abgeschlagenheit
• erhöhte Temperatur	• Übelkeit	• Schwindel
• Tachypnoe	• Erbrechen	• Kopfschmerz
• Mydriasis	• Bauchkrämpfe	• Unruhe
• Gänsehaut	• Diarrhö	• Schlaflosigkeit
• Tremor	• Muskelschmerzen	• Gier nach Opiaten

hender und rechtsdrehender Form vor, wobei zu beachten ist, dass praktisch nur die linksdrehende Form Opiat-Wirkung zu entfalten vermag. Flüssiges Methadon muss gemäß dem Betäubungsmittelrecht durch den Zusatz von Fruchtextrakten, Sirup usw. in eine nicht injizierbare Form gebracht werden, um einen entsprechenden Missbrauch zu unterbinden.

Indikationen: stärkste Schmerzen wie bei Tumor, Nervenentzündung oder Wundstarrkrampf; Substitution im Rahmen der Behandlung der Opiat-Abhängigkeit

Tab. 9-4 Nebenwirkungen bei Substitution mit Methadon

- Depression
- Adynamie
- Nervosität
- Gliederschmerzen
- gastrointestinale Nebenwirkungen
- Libidoverlust
- Potenzstörungen
- Schlafstörungen
- Schwitzen
- Obstipation

Dosierung: durchschnittlich ca. 100 mg des Methadons (D,L-Methadon) für die substituierten Patienten; vorzugsweise orale Applikation, auch als Brausetabletten erhältlich (in der Praxis trinken lassen!)

Anwendungsdauer: Kann stark variieren, bei einigen Patienten muss von der Notwendigkeit einer lebenslangen Substitution ausgegangen werden.

Wirkungen: Starke Sedierung, Analgesie; außerdem unter anderem Hyperhidrosis, Euphorie, Miosis, Obstipation; Gefahr einer unter Umständen vital bedrohlichen Atemdepression. Die *Wirkzeit* (HWZ ca. 24 h) ist kürzer als bei Morphin, die analgetische Wirkung jedoch bis zu 2-mal so hoch wie Morphin. Die *Wirkstärke* des L-Methadons ist etwa 2-mal so hoch wie die des D,L-Methadons. Die *Absetzerscheinungen* dauern

ungefähr 4-mal so lange wie bei Morphin ohne Unterschied zwischen der L- und der D,L-Form.

Nebenwirkungen: → Tabelle 9-4
Wechselwirkungen: → Tabelle 9-5
Kontraindikationen: Behandlung von Kindern; Bewusstseinstrübungen, Störungen des Atemzentrums und der Atemfunktion, erhöhter Hirndruck, erhöhte zerebrale Krampfbereitschaft, Schockzustände, Hypoparathyreoidismus

Wirkmechanismus: Opiate und Opioide besetzen Opiat-Rezeptoren (korrekter: Opioid-Rezeptoren), wobei hier zwischen drei verschiedenen Typen von Opioid-Rezeptoren zu unterscheiden ist: Die My-Rezeptoren finden sich vor allem im Thalamus und im Hirnstamm und sind verantwortlich für die Morphin-induzierte Analgesie, die positiv verstärkenden Effekte der Opiate und Opioide sowie auch für die Abhängigkeit. Die Kappa-Rezeptoren sind im Hypothalamus, dem Hinterhorn des Rückenmarks und der Formatio reticularis zu finden und verursachen die Opioidtypischen Pupillenverengungen und Bewusstseinsveränderungen. Die Delta-Rezeptoren schließlich sind im Kortex, im limbischen System, dem Hypothalamus und einigen Rückenmarksregionen lokalisiert, sie sorgen vermutlich für eine Verstärkung der analgetischen und eu-

Tab. 9-5 Wechselwirkungen von Methadon mit anderen Medikamenten

Beschleunigter Abbau von Methadon durch	Verzögerter Abbau von Methadon durch	
- Rifampicin	- Cimetidin	- Antimykotika
- Phenytoin	- Chinidin	- Antiarrhythmika
- Phenobarbital	- β-Rezeptoren-Blocker	- Kontrazeptiva
- Carbamazepin	- Antidepressiva	

Anhang

231

phorisierenden Wirkung der Opiate und Opioide.

Pharmakokinetik: Auf die Halbwertszeit wurde bereits eingegangen. Es sollte noch darauf verwiesen werden, dass etwa 10 % der Menschen sogenannte *fast metabolizers* sind, die Methadon deutlich schneller abbauen. Bei den Betroffenen muss dann die Abgabe unter Umständen in zwei Tagesdosen erfolgen.

Vareniclin

Präparat: Champix®

Chemie: Vareniclin ist ein Abkömmling des Cytisins, einem Alkaloid des Goldregens.

Verabreichungsform: Filmtabletten mit 1 mg bzw. 0,5 mg Vareniclin

Indikation: Raucherentwöhnung

Dosierung: 1 mg bzw. 0,5 mg/d

Anwendungsdauer: Empfohlen wird ein Einnahmebeginn, noch während der Patient raucht. Dieser legt dann in den ersten 14 Tagen der Einnahme seinen Rauchstopp-Tag fest. Die weitere Einnahme wird für einen Zeitraum von 12 Wochen empfohlen.

Wirkungen: Vareniclin ist ein Partialagonist an einem Subtyp der Nicotin-Rezeptoren, der für eine suchterzeugende Wirkung des Nicotins mitverantwortlich zu sein scheint. Als Partialagonist stimuliert es einerseits den Rezeptor teilweise, wodurch die Entzugssymptome der Raucherentwöhnung minimiert werden, andererseits hemmt es die Effekte extern zugefügten Nicotins, womit zusätzliches Rauchen kaum wirksam würde.

Nebenwirkungen: Insbesondere Übelkeit, Kopfschmerz, Erbrechen, Blähungen und Schlafstörungen können auftreten. Ebenso wurde über abnormes Träumen, Geschmacksstörungen und weitere Nebenwirkungen berichtet. Fälle von Depression, Selbstmordgedanken und Selbstmord, Aggressivität und auffälligem Verhalten unter Vareniclin sind dokumentiert. Durch das Fehlen einer Langzeitstudie nach Einführung des Medikamentes kann man noch nicht von einer Vollständigkeit der Nebenwirkungen ausgehen. Da das Medikament bisher nur an herz- und kreislaufgesunden Personen mit entsprechender Rund-um-die-Uhr-Betreuung getestet wurde, ist nicht auszuschließen, dass weitere Nebenwirkungen auftreten können.

Wechselwirkungen: Eine deutliche Erhöhung des Wirkspiegels von Vareniclin bei gleichzeitiger Einnahme von Cimetidin ist beschrieben, bei Patienten mit schwerer Einschränkung der Nierenfunktion sollte die gleichzeitige Gabe unterbleiben. Die Pharmakokinetik von Warfarin kann sich bei der Einnahme von Vareniclin verändern.

Kontraindikationen: Schwangerschaft. Relative Kontraindikationen könnten bei älteren Menschen, Patienten mit Herz- oder Lungenerkrankungen und anderen Leiden bestehen. Da in den vom Hersteller durchgeführten Studien einige Patientengruppen (noch) nicht berücksichtigt wurden, wird das Unternehmen zusätzliche Studien durchführen und die Anwendung des Arzneimittels bei diesen Patienten überwachen, um zu gewährleisten, dass die Nebenwirkungen genau ermittelt werden.

Pharmakokinetik: Vareniclin wurde spezifisch zur Raucherentwöhnung entwickelt und bindet mit hoher Affinität und Selektivität an den $\alpha_4\beta_2$-neuronalen nicotinergen Acetylcholin-Rezeptor. Es wirkt dort als partieller Agonist, also als Substanz mit sowohl agonistischer als auch antagonistischer Aktivität. Elektrophysiologische Studien in vitro und neurochemische Studien in vivo haben gezeigt, dass Vareniclin an den $\alpha_4\beta_2$-neuronalen nicotinergen Acetylcholin-Rezeptor bindet und eine über den Rezeptor vermittelte Aktivität stimuliert, welche aber signifikant schwächer ist als die von Nicotin. Vareniclin blockiert die Fähigkeit von Nicotin, den $\alpha_4\beta_2$-Rezeptor zu aktivieren und somit das mesolimbische Dopamin-System im zentralen Nervensystem zu stimulieren. Dies ist der neuronale Mechanismus, welcher der Verstärkung (Reinforcement) und Belohnung, die nach dem Rauchen verspürt wird, zugrunde liegt. Vareniclin ist hochselektiv und bindet um ein Vielfaches stärker an den $\alpha_4\beta_2$-Subtyp des Rezeptors als an andere bekannte nicotinerge Rezeptoren oder an nichtnicotinerge Rezeptoren und Transporter. Die Wirksamkeit in der Raucherentwöhnung beruht auf der partiellen agonistischen Aktivität von Vareniclin am $\alpha_4\beta_2$-nicotinergen Rezeptor, wo seine Bindung einen ausreichenden Effekt hervorruft, um die Symptome des Verlangens und des Entzugs (agonistische Aktivität) zu mildern, während gleichzeitig durch eine Verhinderung der Bindung von Nicotin an den $\alpha_4\beta_2$-Rezeptor (antagonistischer Effekt) der belohnende und verstärkende Effekt des Rauchens blockiert wird.

Klinische Betrachtungen: Vareniclin als partieller Nicotin-Agonist ist eine neue, vielversprechende Option zur Raucherentwöhnung. Die Zulassungsstudien zeigten, dass Vareniclin die Abstinenzchancen von Tabakrauchern verdreifacht. Jeder vierte Raucher hatte unter Vareniclin mit dem Rauchen aufgehört. Bisher sind Vergleichsstudien von Vareniclin mit der Nicotin-Ersatztherapie (Pflaster oder Kaugummi) nicht vorhanden. Ein direkter Vergleich beider Substanzgruppen wäre wichtig, liegt aber noch nicht vor. Wie der Abstinenzerfolg vom Vareniclin unter Alltagsbedingungen sein wird, müsste noch untersucht werden. Ein weiteres Problem könnte in dem häufigen Auftreten von Übelkeit (28 %) liegen; ob es deswegen zu häufigeren Abbruchraten in der Praxis kommt, müsste ebenfalls in Langzeit-Beobachtungen überprüft werden.

Literatur

Allgen LG, Linberg UH, Ullberg S. Tissue distribution, excretion and metabolism of Herminevrin. Nord Psykiat Tidskr 1963; 17: 13.

Anton RF, O'Malley SS, Ciraulo DA, Cisler RA, Couper D, Donovan DM, Gastfriend DR, Hosking JD, Johnson BA, LoCastro JS, Longabaugh R, Mason BJ, Mattson ME, Miller WR, Pettinati HM, Randall CL, Swift R, Weiss RD, Williams LD, Zweben A; COMBINE Study Research Group. Combined pharmacotherapies and behavioral interventions for alcohol dependence: the COMBINE study: a randomized controlled trial. JAMA 2006; 295: 2003–17.

Athen D. Vergleichende Untersuchung von Clomethiazol und Neuroleptika bei der Behandlung des Alkoholdelirs. In: Evans JG, Feuerlein W, Glatt MM, Kanowski S, Scott DB (Hrsg). Clomethiazol. München: Verlag für angewandte Wissenschaften 1986; 140–57.

Barrons R, Roberts N. The role of carbamazepine and oxcarbazepine in alcohol withdrawal syndrome. J Clin Pharm Ther 2010; 35: 153–67.

Bayard M, McIntyre J, Hill KR, Woodside J Jr. Alcohol withdrawal syndrome. Am Fam Physician 2004; 69: 1443–50.

Becker J, Desel H, Schuster HP, Kahl GF. Ethanolaufnahme nach Antabus®-Überdosierung: Acetaldehyd-induzierter kardiologischer Notfall. Ther Umsch 1995; 52: 183–7.

Anhang

Benkert O, Hippius H (Hrsg). Kompendium der psychiatrischen Pharmakotherapie. 8. Aufl. Berlin, Heidelberg, New York: Springer 2011.

Bonnet U, Lensing M, Specka M, Scherbaum N. Comparison of two oral symptom-triggered pharmacological inpatient treatments of acute alcohol withdrawal: clomethiazole vs. clonazepam. Alcohol Alcohol 2011; 46: 68–73.

Bruno F. Buspirone in the treatment of alcoholic patients. Psychopathology 1989; 22 (Suppl 1): 49–59.

Busch H, Schröder-Rosenstock K. Psychopathometrie des Alkoholentzugssyndroms. In: Tretter F, Bussello-Spieth S, Bender W (Hrsg). Therapie von Entzugssyndromen. Berlin, Heidelberg, New York: Springer 1994; 112–24.

Caputo F, Bernardi M. Medications acting on the GABA system in the treatment of alcoholic patients. Curr Pharm Des 2010; 16: 2118–25.

Croissant B, Loeber S, Diehl A, Nakovics H, Wagner F, Kiefer F, Mann K. Oxcarbazepine in combination with Tiaprid in inpatient alcohol-withdrawal – a RCT. Pharmacopsychiatry 2009; 42: 175–81.

Funke S. Neuroleptika. In: Tretter F, Bussello-Spieth S, Bender W (Hrsg). Therapie von Entzugssyndromen. Berlin, Heidelberg, New York: Springer 1994; 179–86.

Gold MS, Redmond DE Jr, Kleber HD. Clonidine in opiate withdrawal. Lancet 1978; 1: 929–30.

Herzmann CE. Zum Stellenwert des Carbamazepins bei stationärer Entzugsbehandlung von Alkoholabhängigen. In: Müller-Oerlinghausen B, Haas S, Stoll KD (Hrsg). Carbamazepin in der Psychiatrie. Stuttgart, New York: Thieme 1989; 63–8.

Honey BL, Benefield RJ, Miller JL, Johnson PN. Alpha2-receptor agonists for treatment and prevention of iatrogenic opioid abstinence syndrome in critically ill patients. Ann Pharmacother 2009; 43: 1506–11.

Hurt RD, Sachs DP, Glover ED, Offord KP, Johnston JA, Dale LC, Khayrallah MA, Schroeder DR, Glover PN, Sullivan CR, Croghan IT, Sullivan PM. A comparison of sustained-release bupropion and placebo for smoking cessation. N Engl J Med 1997; 337: 1195–202.

Jorenby DE, Leischow SJ, Nides MA, Rennard SI, Johnston JA, Hughes AR, Smith SS, Muramoto ML, Daughton DM, Doan K, Fiore MC, Baker TB. A controlled trial of sustained-release bupropion, a nicotine patch, or both for smoking cessation. N Engl J Med 1999; 340: 685–91.

Krämer G. Carbamazepin: Nebenwirkungen und Toxizität. In: Müller-Oerlinghausen B, Haas S, Stoll KD (Hrsg). Carbamazepin in der Psychiatrie. Stuttgart, New York: Thieme 1989; 223–43.

Kranzler HR, Burleson JA, Dellbocker FK, Barbor DF, Korner P, Braun J, Bohn MJ Buspirone treatment on angious alcoholics. A placebo-controlled trial. Arch Gen Psychiatry 1994; 51: 720–31.

Ladewig D, Stohler R. Das Opiatentzugssyndrom – Skalierung und medikamentöse Strategien. In: Tretter F, Bussello-Spieth S, Bender W (Hrsg). Therapie von Entzugssyndromen. Berlin, Heidelberg, New York: Springer 1994; 145–56.

Lê AD, Harding S, Juzytsch W, Funk D, Shaham Y. Role of alpha-2 adrenoceptors in stress-induced reinstatement of alcohol seeking and alcohol self-administration in rats. Psychopharmacology (Berl) 2005; 179: 366–73.

Lipman JJ, Spencer PS. Clonidine and opiate withdrawal. Lancet 1978; 2: 521.

Littleton J, al Quari M, Little H. The neurobiology of craving – potential mechanism for Acamprosate. In: Soyka M (ed). Acamprosate in Relapse Prevention of Alcoho

Anhang

lism. Berlin, Heidelberg, New York: Springer 1996; 27–46.

Lonergan E, Britton AM, Luxenberg J, Wyller T. Antipsychotics for delirium. Cochrane Database Syst Rev 2007; (2): CD005594.

Mattern C. Carbamazepin. In: Tretter F, Bussello-Spieth S, Bender W (Hrsg). Therapie von Entzugssyndromen. Berlin, Heidelberg, New York: Springer 1994; 194–206.

Melton AT, Antognini JF, Gronert GA. Prolonged duration of succinylcholine in patients receiving anticonvulsants: evidence for mild up-regulation of acetylcholine receptors? Can J Anaesth 1993; 40: 939–42.

Muzyk AJ, Fowler JA, Norwood DK, Chilipko A. Role of α2-agonists in the treatment of acute alcohol withdrawal. Ann Pharmacother 2011; 45: 649–57.

Naranjo CA, Sellers EM. Clinical assessment and pharmacotherapy of the alcohol withdrawal syndrome. Recent Dev Alcohol 1986; 4: 265–81.

O'Malley SS, Jaffe AJ, Chang G, Schottenfeld RS, Meyer RE, Rounsaville B. Naltrexone and coping skills therapy for alcohol dependence. A controlled study. Arch Gen Psychiatry 1992; 49: 881–7.

Ogren S. Wirkungsweise des Clomethiazol. In: Evans JG, Feuerlein W, Glatt MM, Kanowski S, Scott DB (Hrsg). Clomethiazol. München: Verlag für angewandte Wissenschaften 1986; 3–19.

Rezvanfard M, Zarrindast MR, Bina P. Role of ventral hippocampal GABA(A) and NMDA receptors in the anxiolytic effect of carbamazepine in rats using the elevated plus maze test. Pharmacology 2009; 84: 356–66.

Rote Liste® Service GmbH (Hrsg). Rote Liste® 2012. Frankfurt/Main: Rote Liste® Service GmbH 2012.

Sarker S, Weissensteiner R, Steiner I, Sitte HH, Ecker GF, Freissmuth M, Sucic S. The high-affinity binding site for tricyclic antidepressants resides in the outer vestibule of the serotonin transporter. Mol Pharmacol 2010; 78: 1026–35.

Sass A, Soyka M, Mann K, Ziegelgaensberger W. Relapse prevention by acamprosate: Results from a placebo-controlled study on alcohol dependence. Arch Gen Psychiatry 1996; 53: 673–80.

Sellers EM, Naranjo CA, Harrison M, Devenyi P, Roach C, Sykora K. Diazepam loading: simplified treatment of alcohol withdrawal. Clin Pharmacol Ther 1983; 34: 822–6.

Srisurapanont M, Jarusuraisin N. Opioid antagonists for alcohol dependence. Cochrane Database Syst Rev 2005; (1): CD001867.

Soyka M. Die Alkoholkrankheit – Diagnose und Therapie. Weinheim: Chapman & Hall 1995.

Stanley KM, Worrall CL, Lunsford SL, Simpson KN, Miller JG, Spencer AP. Experience with an adult alcohol withdrawal syndrome practice guideline in internal medicine patients. Pharmacotherapy 2005; 25: 1073–83.

Tollefson GD, Montague-Clouse J, Tollefson SL. Treatment of comorbid generalized anciety in a recently detoxified alcoholic population with a selective serotonergic drug (buspirone). J Clin Psychopharmacol 1992; 12: 19–26.

Volpicelli JR, Alterman AI, Hayashida M, O'Brien CP. Naltrexone in the treatment of alcohol dependence. Arch Gen Psychiatry 1992; 49: 876–80.

Anhang

10 Drogenlexikon

10.1 Grundaspekte

Michael Rath

Das hier dargestellte Drogenlexikon soll einige wichtige Informationen zu einer Auswahl von Drogen wiedergeben und nicht als umfangreiches Nachschlagewerk fungieren. Ausführlichere Informationen bieten allgemein Geschwinde (2007), soziokulturell Schmidbauer und Scheid (2004) und zu illegalen Drogen Parnefjord (2005).

Im Folgenden werden die Drogen alphabetisch aufgeführt. Die meisten andersartigen Einteilungsversuche sind nicht zufriedenstellend.

Im Falle einer akuten Vergiftung empfiehlt sich der Anruf bei einem der Suchtnotrufe (→ Kap. 11).

einzelner Getränke ist unterschiedlich, Bier hat etwa 4–5 % Alkoholgehalt, Wein etwa 8 %.

Wirkungen: biphasisches dosisabhängiges Wirkprofil; Entspannung, Anregung
Nebenwirkungen: Übelkeit, Erbrechen, Schwindel, Ataxie, Enthemmung, Aggressionssteigerung
Entzugssymptomatik: → Tabelle 10-1
Therapeutische Nutzung: extern zur Durchblutungsförderung (z. B. Einreibungen mit Franzbranntwein), Schmerzlinderung und Kühlung (z. B. bei Sportverletzungen, Insektenstichen); intern bei Methanol-Vergiftungen und zur Unterbrechung eines Prädelirs, wobei Letzteres eine sehr umstrittene Maßnahme darstellt, da hierzu auch deutlich besser geeignete Medikamente zur Verfügung stehen.

10.2 Alphabetische Darstellung

Michael Rath

Alkohol

Herstellung: Vergärung von Kohlenhydraten, Destillation für Schnäpse bzw. Branntweine
Summenformel: C_2H_5OH
Anwendungsformen: Alkohol wird getrunken, in gewissen Szenen wird er auch intravenös appliziert. Der Alkoholgehalt

Tab. 10-1 Alkoholentzugssymptome

Körperlich	Psychisch
• Tremor	• Konzentrations- und Auffassungsstörungen
• Hyperhidrosis	
• Hypertonie	• Nervosität, innere Unruhe
• zerebrale Krampfanfälle	
	• Craving (starkes Verlangen des Süchtigen nach seiner Droge)
	• Reizbarkeit
	• Stimmungsschwankungen, Depressivität
	• Schlafstörungen

Anhang

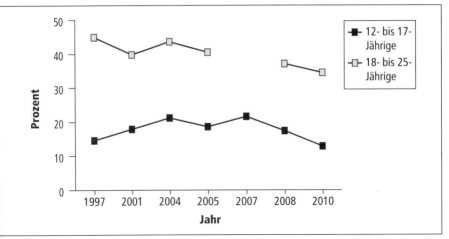

Abb. 10-1 Regelmäßiger Alkoholkonsum bei Jugendlichen und jungen Erwachsenen von 1997 bis 2010 (nach BZgA 2011)

Nachweis: Alkohol kann je nach aufgenommener Menge noch Stunden in der Ausatemluft und im Blut nachweisbar sein. Der Nachweis im Urin ist mittels Ethylglucuronid sogar noch nach einigen Tagen möglich.

Pharmakokinetik: Die maximale Blutalkohol-Konzentration wird durchschnittlich nach einer Stunde erreicht. Der Alkohol wird im ersten Schritt durch die Alkoholdehydrogenase (ADH) abgebaut, der Acetaldehyd metabolisiert. Anschließend wird der Acetaldehyd durch die Acetaldehyddehydrogenase (ALDH) abgebaut. Von der ADH und der ALDH existieren jeweils vier Klassen an Isoenzymen. Abbau pro Stunde ca. 0,1–0,2 ‰.

Epidemiologie: In Deutschland gibt es etwa 1,3 Mio. Alkoholabhängige und etwa 9,5 Mio. konsumieren Alkohol in gesundheitlich riskanter Form (Die Drogenbeauftragte der Bundesregierung 2011). Sowohl bei den 12- bis 17-Jährigen als auch bei den 18- bis 25-Jährigen geht der regelmäßige Alkoholkonsum langfristig zurück (Abb. 10-1) (BZgA 2011a). Allerdings ist das Rauschtrinken (der Konsum von mindestens 5 Gläser Alkohol in sehr kurzer Zeit) noch immer verbreitet. Es sind zwar auch hier leichte Rückgänge zu verzeichnen, allerdings kann hieraus auf keine generelle Trendwende geschlossen werden (Die Drogenbeauftragte der Bundesregierung 2011).

Amphetamine

Amphetamine stellen die Hauptgruppe der Stimulanzien oder »Aufputschmittel« dar, zu denen außerdem unter anderem Ephedrin sowie Abmagerungs- und Schlankheitsmittel (z. B. Recatol, Mirapront N, Antiadipositum) gehören. Letztere werden hier nicht weiter besprochen. Die Methamphetamine werden ausführlicher unter »Ecstasy« besprochen.

Herstellung: Amphetamine werden synthetisch unter eher geringem Aufwand hergestellt. Benzylmethylketon dient häufig als Ausgangsstoff. Für die illegale Produktion wird Phenylaceton oder Methylamin als Ausgangsstoff verwendet. Untergrundlaboratorien verwenden gerne Ephedrin-Medikamente (z. B. Schnupfenmittel) als Ausgangsstoff für die Herstellung von Methamphetaminen (Ecstasy).

Summenformel: $C_9H_{13}N$

Anwendungsformen: Der Konsum erfolgt über Tabletten, intravenös, durch Rauchen und nasal über pulverisiertes Amphetamin.

Wirkungen: Etwa 30 Minuten nach oraler Einnahme Aktivierung, Gefühl der Stärke und Leistungsfähigkeit, für einige Stunden auch objektiv ein Leistungshoch nachweisbar. Häufig mehrtägiger Gebrauch mit anschließendem »Crash«, bei dem zum Teil tagelange Schlafperioden auftreten können, aber auch Phasen der Übererregung mit Schlafstörungen mit der Versuchung, Beruhigungs- und Schlafmittel einzunehmen. Appetithemmung tritt auf. Bei *chronischem Gebrauch* entwickeln sich nur geringgradige Phänomene der körperlichen Abhängigkeit (kein gravierendes Entzugssyndrom).

Nebenwirkungen: Zu den gravierenden Nebenwirkungen muss die Amphetaminpsychose gezählt werden, bei der vor allem wahnhafte Zustandsbilder auftreten (Verfolgungswahn). Optische und akustische Halluzinationen wurden beschrieben.

Entzugssymptomatik: Die Entzugssymptome beim Absetzen nach chronischem Gebrauch sind Symptome der Funktionsminderung wie Müdigkeit, Antriebslosigkeit, Depression, Bradykardie, Hypotonie usw.

Therapeutische Nutzung: Amphetamine werden nur bei hyperaktiven Kindern verwendet. Eine Suchtanbahnung dadurch wird von den meisten Experten eher nicht angenommen.

Nachweis: Im Urintest etwa 3 Tage nachweisbar. Der Nachweis hängt vom pH-Wert ab, zur »Urinkosmetik« verwenden Drogenbenutzer gerne Ascorbinsäure (Vitamin C), um den Urin anzusäuern und damit die Nachweisbarkeit zu verkürzen.

Pharmakokinetik: Amphetamine werden nach oraler Einnahme gastrointestinal nahezu vollständig resorbiert. Die Plasmahalbwertszeit von z. B. D-Amphetamin beträgt ungefähr 10 Stunden, es dauert also etwa 2 Tage, bis der Stoff aus dem Organismus völlig eliminiert ist.

Epidemiologie: Man schätzt für Deutschland ca. 100 000–500 000 Konsumenten. Schweden hat ein starkes Amphetamin-Problem seit den 1920er Jahren. Neuerdings gibt es wieder prozentual zunehmend Einsteiger mit Amphetaminen während der Konsum von Ecstasy nicht weiter zunimmt.

Benzodiazepine

Die Benzodiazepine sind eine besonders janusköpfige Substanzgruppe: Sie sind einerseits hervorragende Mittel im klinischen Einsatz, andererseits aber auch besonders beliebte Substanzen in der Missbraucher-Szene mit einem erheblichen Abhängigkeitspotenzial. Die gegenwärtig bedeutendste Abhängigkeitsproblematik im Medikamenten-Sektor Deutschland ist daher auch mit den Benzodiazepinen verknüpft. Es werden in Deutschland jährlich 48,4 Mio. Packungen an Benzodiazepinen, Benzodiazepin-Derivaten und Benzodiazepin-ähnlichen Substanzen verkauft; dies entspricht einem Apothekenumsatz von 342 Mio. Euro (Zahlen von 2003; Glaeske 2004). Hier ist nur auf folgende »Hits« hinzuweisen:

* *Flunitrazepam* wird von Polytoxikomanen in Tablettenform als Heroin-Ersatz in vielfältiger Weise missbraucht. Vo

Anhang

allem bei der Einnahme mehrerer Tabletten gleichzeitig kann ein paradoxer Rauschzustand auftreten, bei dem die Konsumenten wie bei einem pathologischen Alkoholrausch agieren. Es schließt sich häufig eine Amnesie an.

- *Diazepam* hat nach den Veränderungen durch die 10. BtMÄndV (1998) gegenüber dem früher von Drogenabhängigen präferierten Flunitrazepam erheblich an Bedeutung in der Drogenszene gewonnen und ist insbesondere auch bei substituierten Patienten häufig im (unerwünschten) Beikonsum anderer psychotroper Substanzen nachweisbar.
- *Lorazepam* ist weiterhin ein Hit in der arrivierten Szene der Medikamentmissbraucher.

Prinzipiell werden aber alle Benzodiazepine, die lokal verordnet werden, auch entsprechend missbraucht. Spezialisten sind allerdings die polytoxikomanen Opiat-Abhängigen, die immer wieder Trends setzen.

Cannabis

Herstellung: Cannabis wird aus Teilen der Hanfpflanze gewonnen, Wirkstoff ist vor allem Delta-9-Tetrahydrocannabinol (THC).

Summenformel: Tetrahydrocannabinol (psychotroper Hauptwirkstoff der Hanfpflanze): $C_{21}H_{30}O_2$

Handelsformen:
Haschisch (Harz der Hanfstaude) in Form von braunen, harzartigen Plättchen mit einem Wirkstoffgehalt von ca. 5 % Tetrahydrocannabinol (THC)
Marihuana (Blüten und zerkleinerte Blätter) als grünes getrocknetes Gras mit einem THC-Gehalt von 3–20 %
Der Wirkstoffgehalt der verschiedenen Pflanzenarten hängt von der Sonnenscheindauer, den Bodenverhältnissen,

dem Geschlecht, der Höhe der Pflanze usw. ab. Höchste Konzentrationen werden in den Pflanzenspitzen gemessen, dort sind sie in der Regel doppelt so hoch konzentriert wie in den anderen Pflanzenteilen (Stängel, Blätter). In Deutschland bei Faserhanf gemessene Konzentrationen betragen in den Pflanzenspitzen maximal 0,6 % THC.

Anwendungsformen: Rauchen mit Tabak in Zigaretten (Joints) oder in Pfeifen, Teezubereitung, Kuchen, Süßigkeiten. Es werden etwa 3–7 mg pro Konsumepisode appliziert, was in der Wirkung annäherungsweise etwa 2–3 halbe Liter Bier entspricht.

Wirkungen: Denken verlangsamt, Konzentrationsstörungen; Lachen, gehobene Stimmung, Gereiztheit, (Kaninchenauge), Pupillen eher weit, abwesend, unruhig und unkonzentriert. Nach Langzeiteinnahme soll ein amotivationales Syndrom auftreten.

Nebenwirkungen: Unruhe, akute Verwirrtheit, Gesicht und Augen gerötet, Schlaflosigkeit, psychotische Zustände möglich, ebenso bei entsprechender Disposition eine häufigere Manifestation von Psychosen aus dem schizophrenen Formenkreis

Entzugssymptomatik: Angstzustände, Unruhe, keine schwerwiegende Symptomatik

Therapeutische Nutzung: Diskutiert wird die medizinische Verwendung von THC unter anderem bei Anorexie und Kachexie, als Antiemetikum (z. B. bei Chemo- oder Radiotherapie), zur Glaukombehandlung und bei verschiedenen Autoimmunerkrankungen (Morbus Crohn, Colitis ulcerosa, Multiple Sklerose) sowie beim Tourette-Syndrom.

Nachweis: Nachweismöglichkeiten für den Konsum von Cannabis bestehen in erster Linie durch Tests in Schweiß, Blut und

Anhang

Urin. Haartests sind aufwendig und zudem mit diversen Unsicherheiten in der Auswertung behaftet. Durch Schweißtests können sich Hinweise auf einen akuten Konsum ergeben, eine forensische Belastbarkeit ist damit jedoch nicht gegeben. Ein Nachweis im Blut oder im Urin ist bei einmaligem Konsum bis zu 12 Tage später noch möglich. Nach höherem (oralem) oder regelmäßigem Gebrauch kann dies bis zu 6 Wochen lang noch erkennbar sein. Bei ehemaligen Cannabiskonsumenten kann ein rascher Abbau von Fettgewebe (beispielsweise durch Sport oder Krankheit) ein während der Abstinenz gegenüber der Droge falsch positives Resultat liefern.

Pharmakokinetik: THC wird in gut 8 Stunden über den Darm, die Niere und oxidativ über die Leber (Cytochrom-P_{450}-System) abgebaut. Da THC schwer wasser-, aber sehr gut fettlöslich ist, lagern sich die nicht psychoaktiven Reststoffe im Fettgewebe des Körpers ein und sind dadurch noch längere Zeit nachweisbar.

Epidemiologie: In Deutschland soll es ca. 2,4 Mio. Cannabis-Konsumenten geben und etwa 380 000 Menschen sollen Cannabis missbräuchlich konsumieren (www.dhs.de). Der Anteil der 12- bis 17-Jährigen und der 18- bis 25-Jährigen, die mindestens 1-mal im Leben Cannabis konsumiert haben (Lebenszeitprävalenz), nimmt ab (Abb. 10-2). Bei männlichen Jugendlichen und jungen Erwachsenen ist der Cannabis-Konsum weiter verbreitet als bei weiblichen (BZgA 2011b).

Cocain

Herstellung: Cocain wird aus den Blättern des in den lateinamerikanischen Ländern beheimateten Cocastrauchs gewonnen. Der Cocainalkaloid-Anteil der Blätter beträgt 0,5–1 %. Die höchsten Konzentrationen werden vor allem in Peru festgestellt. Die geernteten Blätter werden am Boden ausgebreitet, getrocknet und dann immer wieder angefeuchtet und mit den Füßen trocken gestampft. Zur Cocain-Extraktion wird dann in Zementbehältern Wasser und Schwefelsäure zugesetzt. Nach etwa 24 Stunden wird dieser Brei gestampft und Kerosin, Kalk und andere Chemikalien beigemischt. Dadurch entsteht die Kokapaste (*coca pasta*). Durch Beimischung von beispielsweise Ether, Aceton und Ammoniak wird die Kokabase hergestellt. Das Cocain entsteht dann durch Beigabe von Salzsäure. Es hat einen Reinheitsgrad von über 95 % (»Schnee«)

Chemie: Chemisch wird Cocain als Benzoylmethylecgonin bezeichnet und besitzt strukturelle Ähnlichkeiten mit Scopolamin und Atropin.

Summenformel: $C_{17}H_{21}NO_4$

Handelsformen: weißes Pulver bzw. Kristalle

Anwendungsformen: schnupfen, rauchen, schlucken (Hydrochlorid), spritzen

Wirkungen: Cocain ist das potenteste natürlich vorkommende ZNS-Stimulans. In der pharmakologischen Wirkung ist es den synthetisch hergestellten Amphetaminen sehr ähnlich: gesteigertes Selbstwertgefühl, euphorische Stimmung, Produktivität und »Kreativität«, es wird viel geredet (»Kokolores« reden), geringes Schlafbedürfnis, wenig Appetit, weite Pupillen.

Nebenwirkungen: Cocain-Psychose, Gereiztheit, optische Halluzinationen; Depressionen, Angst, Wahnvorstellungen, Apathie, Verwirrtheit, Angetriebenheit, lange Schlafperioden, Schlaf- und Appetitlosigkeit, Krämpfe

Entzugssymptomatik: → Tabelle 10-2

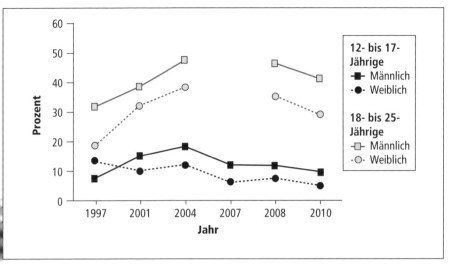

Abb. 10-2 Lebenszeitprävalenz des Cannabis-Konsums bei Jugendlichen und jungen Erwachsenen von 1997 bis 2010 (nach BZgA 2011)

Tab. 10-2 Entzugssymptomatik Cocain

- depressive Verstimmungen
- Ängstlichkeit
- Müdigkeit
- psychomotorische Unruhe
- psychomotorische Verlangsamung
- Albträume
- Schlafstörungen
- übermäßiges Schlafbedürfnis
- gesteigerter Appetit
- Craving

Therapeutische Nutzung: Cocain ist das älteste bekannte chemisch definierte Lokalanästhetikum und dient als Leitsubstanz für viele synthetische Lokalanästhetika, so z. B. Lidocain, Scandicain oder Benzocain. Für Operationen am Auge ist Cocain nach der deutschen Betäubungsmittelverordnung immer noch zugelassen.

Nachweis: Nachweismöglichkeiten für den Konsum von Cocain bestehen in erster Linie durch Tests in Schweiß, Blut und Urin. Haartests sind aufwendig und zudem mit diversen Unsicherheiten in der Auswertung behaftet. Durch Schweißtests können sich Hinweise auf einen akuten Konsum ergeben, eine forensische Belastbarkeit ist damit jedoch nicht gegeben. Cocain kann im Blut für etwa einen Tag, im Urin für etwa 2–4 Tage nachgewiesen werden.

Pharmakokinetik: Cocain wird gastrointestinal, vaginal, rektal und nasal resorbiert, die freie Base (»Crack«) ist hitzeresistent, kann geraucht werden und wird dann rasch und vollständig pulmonal resorbiert. Cocain wird rasch und nahezu vollständig durch Plasma- und Lebercholinesterasen zum inaktiven Metaboliten Ecgoninmethylester hydrolysiert. Weniger als 10 % werden unverändert im Urin ausgeschieden. Die Plasmahalbwertszeit beträgt für Cocain eine bis anderthalb Stunden.

Anhang

241

Besonderheiten: Crack (*freebase, Cocaine M*; zu Klümpchen verbackene Kristalle)

Epidemiologie: Es wird geschätzt, dass in Deutschland ca. 100 000 bis ¼ Mio. Menschen Cocain konsumieren. Verlässlichere Zahlen gibt es leider nicht, da viele den Konsum verleugnen.

Coffein

Herstellung: Coffein ist ein Purin-Alkaloid, das natürlicherweise unter anderem in Kaffee, Tee, Guarana, Mate und Kakao vorkommt. Es ist eines der ältesten von Menschen genutzten Stimulanzien.

Summenformel: $C_8H_{10}N_4O_2$

Wirkungen: Coffein wirkt nicht auf Hirngefäße, aber auf das Herz. Im Gehirn wird vermutlich der Adenosin-Rezeptor blockiert. Dadurch wird der Turn-over von Noradrenalin, Dopamin, Acetylcholin, Glutamat und GABA erhöht. Durch die Hemmung des hemmenden Adenosins wirkt der Kaffee schließlich stimulierend. Nach chronischer Einnahme entsteht eine erhebliche Toleranz.

Pharmakokinetik: Coffein wird bei oraler Aufnahme schnell resorbiert, erreicht nach etwa 30 Minuten den maximalen Plasmaspiegel mit einer *Halbwertszeit* von etwa 3–5 Stunden. Die *Elimination* erfolgt vorwiegend über die Leber, sie ist nach etwa 7 Stunden abgeschlossen. Zigarettenrauchen beschleunigt die Elimination.

Ecstasy

Chemie: Kernpunkt von Ecstasy (XTC, Methamphetamine) ist, dass die Substanzen computerunterstützt gestaltet werden (»Designer-Drogen«) und in ihrem Wirkungsspektrum durch Ringsubstitution verändert werden.

Chemisch betrachtet sind folgende Substanzen für Drogenexperimentierer aktuell:

- MDMA = 3,4-Methylendioxymethamphetamin (das »eigentliche« Ecstasy)
- MDEA = 3,4-Methylendioxyethylamphetamin
- MDA = Methylendioxyamphetamin (Adam)
- MDE = Methylendioxyethylamphetamin (Eva)

Summenformel: $C_{11}H_{15}NO_2$ (MDMA)

Handelsformen: Breite Palette von kleinen Pillen mit phantasievollen Prägungen. Der Preis beträgt je nach Region und Angebot zwischen 5 und 25 Euro/Pille. Es werden Pillen mit Dosierungen ohne jeden Wirkstoff bis hin zu 170 mg/Tablette gehandelt.

Wirkungen: Stimulierend und »entaktogen«, d. h. den Bezug zu sich selbst und den eigenen Gefühlen steigernd, darüber hinaus auch das Gefühl der Nähe zu anderen (Wir-Gefühl) auslösend. Die Wirkdauer beträgt etwa 4–6 Stunden. Ecstasy wirkt überwiegend über eine Aktivierung des Serotonin-Systems (Reuptake-Blocker). Auch wurden aktivierende Effekte auf das Dopamin-System beobachtet.

Nebenwirkungen: »vom Scheitel bis zu Sohle«, mit Psychosen, zerebralen Komplikationen, Hyperthermie, Tachykardie, Hypertonus, Leberschäden, Nierenschä den

Entzugssymptomatik: Beobachtet werden in erster Linie psychische Entzugserschei nungen, nämlich eine depressive Stim mungslage, Anhedonie, Lethargie, Mü digkeit, psychomotorische Verände rungen (meist im Sinne einer Verlangsa mung, mitunter aber auch als Unruhe Appetitsteigerung, Veränderungen de Schlafes (Insomnie oder Hypersomnie bizarre oder unangenehme Träume sowie Craving nach der Substanz.

Therapeutische Nutzung: Eine therapeutische Nutzung von Ecstasy ist nicht gegeben, eine chemische Verwandtschaft zu therapeutisch genutzten Substanzen (v. a. bei der Behandlung der ADHS) ist aber vorhanden.

Nachweis: Im Blut ist der Konsum von Ecstasy für 7–34 Stunden nachweisbar, im Urin für 1–3 Tage.

Pharmakokinetik: Der Metabolismus von MDE verläuft durch N-Demethylierung, O-Desalkylierung, Desaminierung und Konjugation durch O-Methylierung und O-Glucuronierung. Bei der Umwandlung entsteht MDA. Letale Plasmaspiegel von 7 000 µg/l wurden gefunden (Thomasius 1999).

GHB/GBL (»Liquid Ecstasy«)

Es ist aufgrund des Szene-Jargons nicht immer klar, welche Substanz mit Liquid Ecstasy (γ-Hydroxybuttersäure [GHB] oder γ-Butyrolacton [GBL; Butyro-1,4-lacton]) eigentlich gemeint ist. Am häufigsten wird jedoch γ-Hydroxybuttyrat so benannt. Die Substanz wird auch mit »Liquid E« oder »Liquid X« bezeichnet.

Geschichte: GHB wurde erstmals um 1870 synthetisiert, zu Beginn der 1960er Jahre pharmazeutische Einführung als Narkotikum ohne analgetische Wirkung, wegen eher schlechter Steuerbarkeit und geringer therapeutischer Breite im medizinischen Bereich nur kurz von Bedeutung. In den 1980er Jahren zunehmende Verwendung in der amerikanischen Bodybuilding-Szene zum Muskelaufbau (stimuliert Wachstumshormone), seit den 1990er Jahren Konsum in der britischen Clubszene und im Homosexuellenmilieu, wenige Jahre später auch in Deutschland und der Schweiz nachweis-

bar. Seit GHB unter dem Betäubungsmittelgesetz steht, wovon die Vorstufe GBL trotz seiner Prodrug-Eigenschaften aus wirtschaftlichen Gründen und Industriestandortaspekten ausgenommen worden war, hat sich der Konsum fast völlig auf das sehr billig erhältliche GBL verlagert.

Herstellung: γ-Hydroxybuttersäure ist ein Derivat der γ-Aminobuttersäure (GABA). Aus γ-Butyrolacton und Natronlauge wird das gut wasserlösliche γ-Hydroxybuttersäure-Natrium gewonnen.

Chemie: bei Raumtemperatur flüssig, unter 15 °C kristallin, farblos, geruchlos, salzig schmeckend; in der Szene meist in Fläschchen angeboten

Summenformel: $C_4H_8O_3$

Handelsname: Somsanit®

Handelsformen: Spritzampullen (5 Stück à 10 ml), am Schwarzmarkt in 40-ml-Trinkfläschchen

Rechtslage: GHB wurde 2002 dem BtMG unterstellt, die Vorstufe (prodrug) GBL ebenso wie weitere GHB-Vorstufen aber nach kurzer Zeit auf Grund von Industrieinteressen wieder aus dem BtMG ausgegliedert. Der Handel mit bzw. die Weitergabe von GBL und anderen GHB-Prodrugs wird allerdings, wenn seitens des Verkäufers bzw. Abgebenden Konsumabsicht beim Abnehmer erkennbar war oder hätte erkannt werden können, nach dem Arzneimittelrecht geahndet.

Wirkungen: GHB und seine Vorstufe GBL haben eine dem Alkohol und den Benzodiazepinen in Teilen ähnliche Wirkung (sedativ, hypnotisch, narkotisch; außerdem leicht analgetisch und antidepressiv), was über den gemeinsamen Wirkort – den GABA-Rezeptor – erklärbar ist. Deutlicher scheint bei GHB bzw. GBL außerdem noch eine aphrodisierende bzw. libidosteigernde Wirkkomponente

Anhang

243

zu sein. Bereits nach kurzer Einnahme besteht ein hohes Suchtrisiko. Der Entzug ist ähnlich dem des Alkohols (wenige Stunden nach der letzten Einnahme Zittern, Schwitzen, Krämpfe bis hin zum Delirium mit starken akustischen und visuellen Halluzinationen).

Nebenwirkungen: Ähnlich wie bei Alkohol, Benzodiazepinen und Clomethiazol kann es zu rauschartigen Zuständen und Bewusstseinsveränderungen bis hin zu schweren Bewusstseinstrübungen kommen. Gelegentlich auftretende Myoklonien können durch Gabe von niedrigen Barbiturat-Dosen leicht beherrscht werden. Bei Patienten mit schweren Nierenfunktionsstörungen kann es zu einer Hypernatriämie und einer metabolischen Alkalose kommen, die nach Absetzen der Substanz reversibel ist.

Entzugssymptomatik: Bei längerem Gebrauch tritt eine psychische und dann auch eine physische Abhängigkeit sehr wahrscheinlich. Letztere äußert sich mit teils heftigen Entzugssymptomen wie starkem Schwitzen, Herzrasen und körperlicher Unruhe. Das klinische Bild ähnelt am ehesten einem schweren Alkohol- oder Benzodiazepin-Entzug. Zerebrale Krampfanfälle und Delirien können auftreten.

Therapeutische Nutzung: GHB ist auch als Somsanit® im Handel. Es steht in dieser Form nicht unter dem Betäubungsmittelrecht. Somsanit® ist ein intravenöses Narkotikum und wird bei Kaiserschnittentbindungen und in der Geburtsanästhesie genutzt. Außerdem findet es in der Unfallchirurgie und bei Risikofällen aller Art, lang dauernden Operationen, Patienten mit Leberschaden, Herzkatheterisierungen sowie in der Neurochirurgie und Kinderchirurgie Verwendung. Für Xyrem® besteht seit 2005 in Deutschland eine Zulassung in der Behandlung der Narkolepsie, untersteht aber dem Betäubungsmittelgesetz.

Nachweis: Der Nachweis kann wegen der weitgehenden Metabolisierung zu CO_2 und Wasser lediglich mit empfindlichen Messmethoden wie der Gaschromatographie im Serum oder Urin erfolgen. Die Nachweisdauer ist kurz, sie beträgt im Blut etwa 6 Stunden, im Urin ungefähr 12 Stunden.

Pharmakokinetik: Auch nach oraler Aufnahme erfolgt eine rasche Resorption und Verteilung. Die Wirkung setzt nach 10–15 Minuten ein, das Wirkungsmaximum ist nach 25–45 Minuten erreicht und hält – mit großen interindividuellen Schwankungen – etwa 1–2½ Stunden an.

Epidemiologie: GHB ist als Partydroge in der Diskothekenszene bei Jugendlichen populär. In den USA hat sich die Anzahl von GHB-Patienten in den Rettungsstellen innerhalb von 4 Jahren um das 20-Fache erhöht. Auch aus Schweden gibt es ähnliche Berichte. In Deutschland scheint es große regionale Unterschiede zu geben. GHB wird zunehmend in Kombination mit Alkohol auch dazu benutzt, Frauen sexuell gefügig zu machen (*date rape drug*). Durch die das Gedächtnis beeinflussende Wirkung können sich die Opfer unter Umständen nicht mehr genau an das Geschehene erinnern.

Heroin

Vergleiche auch die Eintragung unter »Opiate«.

Herstellung: Für 1 kg Rohopium wird der Opiumsaft von ca. 20 000 Mohnkapseln benötigt. Der Morphingehalt des Opiums liegt bei etwa 10–18 %. Das wichtigste Alkaloid des Opiums ist das Morphin. Aus 10 kg Rohopium kann 1 kg Morphinbase gewonnen werden. Das im Straßenhandel erhältliche Heroin setzt sich noch aus weiteren Wirkstoffen (z. B. Codein) zusammen, die zum Teil auch hinzugemischt werden. Für einen »Schuss« Heroin werden meist 10 mg Heroin benötigt (etwa 0,3 g Straßenheroin), beim Rauchen sind ca. 25 mg erforderlich.

Summenformel: $C_{21}H_{23}NO_5$

Handelsform: Heroin wird als Straßenheroin in kleinen Päckchen als Pulver angeboten. Das Pulver hat in der Regel eine Wirkstoff-Konzentration von 5 bis 30 %.

Anwendungsformen: Die intravenöse Verabreichung erfolgt vor allem in Deutschland. In England und in den Niederlanden wird bereits mehr auf Folie geraucht (*chasing the dragon*) oder es wird »gesnieft«. In den letzten Jahren gibt es auch in Deutschland diese Form des Konsums, vor allem wegen der Angst vor Infektionen durch intravenöse Injektion. Viele Konsumenten steigen wegen der höheren Kosten beim Rauchen und Sniefen auf intravenösen Konsum um. Beim Rauchen wird das Heroin in die Zigarette eingegeben. Beim Sniefen wird das Heroin wie das Cocain durch ein Papierröllchen (z. B. Geldschein) in die Nase eingezogen.

Wirkungen: zum Teil vom Grundzustand des Konsumenten (Set) und dem aktuellen Umfeld (Setting) abhängig, in der Regel aber beruhigend, entspannend, schmerzlösend, Bewusstseinsminderung, Pupillenverengung, Dämpfung der Darmmotorik, schlafanstoßend

Nebenwirkungen: Atemdepression, Verstopfung

Abhängigkeitspotenzial: Das Suchtpotenzial von Heroin ist sehr hoch, Dosissteigerung und körperliche Abhängigkeit treten in wenigen Monaten auf.

Entzugssymptomatik: Muskelschmerzen, Gliederschmerzen, Erbrechen, Durchfall, Kälteschauer, Schwitzen, Unruhe

Auffälligkeiten: Bei intravenöser Verabreichung gibt es Einstichstellen, Hinweise auf den Konsum sind Löffel, Zitronensäure (Ascorbinsäure) und Binde zum Venenstauen, auch Folien.

Nachweis: Die Stoffanalyse des Pulvers erfolgt über die Dünnschichtchromatographie (TLC) bzw. über die Gaschromatographie (GC). Diese Analysen sind für eine gerichtliche Einordnung der »nicht geringen Menge« wichtig, vor allem um zwischen Dealern und Konsumenten zu unterscheiden. Opiat-Konsum wird über Urinkontrollen nachgewiesen. Auch der Haartest kann vor allem für forensische Zwecke wichtige Hinweise geben. Heroin ist spezifisch schwer nachweisbar. Acetylmorphin kann 6–9 Stunden nachgewiesen werden, Morphin 2–3 Tage, Methadon 3 Tage. Die Nachweisgrenze von Standardtests liegt bei 100 mg/ml.

Wirkmechanismus: Heroin flutet bei intravenöser Injektion rasch im Gehirn an. Es bindet dort vor allem im Bereich des Hirnstamms (ventrales Tegmentum), insbesondere an Nervenzellen mit μ-Rezeptoren (es gibt noch κ-Rezeptoren und δ-Rezeptoren). Wird ein solcher Rezeptor von dem Heroin-Molekül besetzt, dann wird die Aktivität der Zelle gehemmt. Das Lusterleben kommt nun so zustande, dass an dieser Stelle im Hirnstamm ein hemmendes neurochemische System, nämlich das γ-Aminobuttersäure-System (GABA-System) wie beschrieben durch Opiate gehemmt wird. Auf diese Weise entsteht eine Enthemmung des nachgeschalteten Systems, das in diesem Fall das Dopamin-System ist. Dieses System ist, wie viele experimentelle Untersuchungen zeigen, vermutlich für das Lusterleben zuständig.

Folgeprobleme: Die Folgeprobleme akuten Heroin-Konsums sind letal ausgehende

Intoxikationen, vor allem wegen der Hemmung des Atemzentrums. Auch Lungenödeme und Embolien treten auf. Sehr rasch entsteht erfahrungsgemäß die psychische Heroin-Abhängigkeit. Diese kann sich auch nach Abstinenztherapien und nach jahrelanger Abstinenz sozusagen »im Hinterkopf« halten. Die stille Sehnsucht nach dem Kick nach der intravenösen Injektion bleibt vielleicht das ganze Leben erhalten. Bei anhaltendem Heroin-Konsum ergeben sich zahlreiche Folgestörungen, die im Wesentlichen auf die Umstände der Illegalität des Konsums zurückzuführen sind. Dies kann aber keine wesentliche Veranlassung dafür sein, das Heroin wieder als legal einzustufen.

Heroin-Programme: In extremen Problemregionen, wie sie in Zürich durch die offene Drogenszene am Bahnhof Letten und vorher durch den Plattspitz gegeben war und wo eine maximale Zahl an Drogenabhängigen mit Methadon qualifiziert versorgt ist, kann ein ärztlich kontrolliertes Abgabeprogramm hilfreich sein, die Heroin-Abhängigen allmählich zu stabilisieren und dann einem Methadon-Programm zuzuführen. Mittlerweile gibt es in Europa mehrere Heroin-Versuche und Programm-Angebote (Seidenberg et al. 1998).

Krypton

Bei Krypton handelt es sich um eine vor allem aus Bestandteilen der südostasiatischen Kratum-Pflanze bestehende Kräutermischung, die neben Coffein vorwiegend O-Desmethyltramadol (Metabolit des Tramadols) als Hauptwirkstoff enthält. Dieser besitzt als physiologischer, hepatogener Metabolit des Tramadols eine 2- bis 4-fach stärkere analgetische Wirkung als das Tramadol. Die Substanz wird am ehesten als »Teeaufguss« getrunken. Krypton wird noch nicht im Betäubungsmittelgesetz genannt.

Lysergsäurediethylamid (LSD)

Herstellung: LSD wird aus Indol-Alkaloiden des Mutterkorns gewonnen, das sind Sporenkapseln eines Pilzes, der auf Getreide (z. B. Roggen) vorkommt. LSD kann aber auch vollsynthetisch hergestellt werden. Die Synthese gelang 1938 (Fa. Sandoz). Die Substanz ist von der Herkunft dem Ergometrin, das in der Geburtshilfe verwendet wird, verwandt. LSD wird auch in Privatlabors hergestellt.

Summenformel: $C_{20}H_{25}N_3O$

Handelsformen: Kleine Tabletten, auch »Trips« genannt, mit 20–150 μg Wirkstoffgehalt, manche »Trips« beinhalten sogar 300 μg. Es gibt LSD auch in Kapseln und auf Löschpapier aufgeträgt. Der Konsum erfolgt oral, also durch Schlucken oder durch Zergehenlassen auf der Zunge. Auch das Eintauchen und Auflösen in Getränken wird beschrieben. Häufig sind Amphetamine oder Tollkirschenextrakte beigemengt. Nach kurzer Zeit ist eine Dosissteigerung erforderlich, um die gleiche Wirkung zu erzielen.

Wirkungen: LSD ist das potenteste Psychodysleptikum – bereits 25 μg können zu intensiven Räuschen führen, üblicherweise sind Mengen von etwa 50–100 μ erforderlich. Veränderungen der optischen Wahrnehmung mit scheinbar fluoreszierenden Farben stehen im Vordergrund, auch taktile Wahrnehmungsstörungen kommen vor. Veränderunge der Körperwahrnehmung treten auf manchmal mit der Folge, dass die Konsumenten glauben, fliegen zu können dieses auch versuchen und dann schwe stürzen. Weiterhin kommt es zu Veränderungen der Raumwahrnehmung mit Deformationen und Bewegungsillusionen, das Zeiterleben ist beeinträchtigt, akustische Reize scheinen sich in Farben umzuwandeln. Das Denken ist hochgradig aufgelockert, weswegen einige Konsumenten das Gefühl haben, »kreativ« zu sein. Stimmungsschwankungen können in rascher Folge auftreten. Der Konsument fühlt sich auf einer Reise (Trip).

Nebenwirkungen: Horrortrip, zeitliche und örtliche Desorientierung, schwere Halluzinationen, Wahnvorstellungen (Gefühl fliegen zu können mit tödlichen Abstürzen), Reizbarkeit, Unruhe, Angstpsychose, Verwirrtheit, Antriebssteigerung, Flashback (Nachhallpsychose), weite Pupillen. Nicht selten treten von Angst geprägte Trips auf, die als »Horrortrips« bezeichnet werden. Dieses Risiko wird gemindert, wenn LSD in einer als angenehm erlebten Gruppe konsumiert wird (Setting). Wenn sich der Konsument in einem psychisch unangenehmen Zustand befindet, ist ebenfalls zu befürchten, dass er in unangenehme Zustände kommt. Besonders gefürchtet sind Wahnbildungen (z.B. »Ich bin Jesus«), die mehrere Tage bis zu Wochen anhalten können und in der Regel einen stationären psychiatrischen Aufenthalt erforderlich machen. Es ist noch ungeklärt, ob eine psychotische Prädisposition beim Konsumenten vorliegen muss, damit er unter LSD psychotisch dekompensiert. Manche Künstler haben Hunderte von LSD-Trips eingenommen, ohne psychotisch zu werden. Manche, die psychotisch wurden, sind nach Absetzen des LSD nie mehr psychotisch geworden. Auch mehrere Monate nach dem letzten LSD-Trip können spontan »Nachräusche« (Flashbacks) auftreten.

Abhängigkeitspotenzial: Psychisch und vor allem physisch sind keine Abhängigkeiten berichtet worden, die klinisch relevant sind. LSD kann nicht ständig genommen werden, da dies mit einem einigermaßen geordneten Leben nicht vereinbar ist.

Entzugssymptomatik: tritt bei Halluzinogenen nicht auf

Therapeutische Nutzung: In der Vergangenheit war LSD zeitweise im Rahmen von psychotherapeutischen Behandlungen verwendet worden, weil man sich dadurch erhofft hatte, dass sich die Patienten mehr »öffnen« würden und der Therapeut dann besser »blockierte« Inhalte erkennen und mit dem Patienten bearbeiten könnte. In den 1950er Jahren war eine Behandlung der Alkoholabhängigkeit mit LSD versucht worden, die Ergebnisse blieben jedoch kontrovers. In jüngster Zeit wird über Erfolge in der Behandlung des Cluster-Kopfschmerzes mit LSD berichtet (Ergotamin, ein schon vor Jahrzehnten eingeführtes Kopfschmerz- und Migränemittel, ist chemisch nahe mit dem LSD verwandt).

Nachweis: im Blut für etwa 12 Stunden, im Urin für einen Tag

Wirkmechanismus: LSD ist ein Serotonin-Agonist und -Antagonist, außerdem sind Aktivierungen des noradrenergen Systems (Mydriasis, Puls- und Blutdruckanstieg) beschrieben.

Pharmakokinetik: Nach etwa 15 Minuten hat die Organ-Konzentration ihr Maximum erreicht, 2 Stunden nach der Einnahme sind bereits 90 % in der Leber zu wasserlöslichen Abbauprodukten des LSD metabolisiert, die überwiegend über den Stuhl und zum Teil auch über den Urin ausgeschieden werden. Nur 0,01 % der Substanz kommt im Gehirn an (Blut-Hirn-Schranke). Interessanterweise treten die psychischen Effekte erst

Anhang

etwa 1–2 Stunden nach der Einnahme auf. Es dürften daher LSD-Metaboliten die entscheidende Wirkung haben oder es sind nichtlineare Effekte in anderen neurochemischen Systemen des Gehirns zu betrachten.

Epidemiologie: In den 1960er Jahren kam diese Droge auf. In den frühen 1990er Jahren fand LSD gemeinsam mit Ecstasy in den Kreisen der Techno-Freaks zunehmendes Interesse. Die Anzahl der Konsumenten kann nicht genau angegeben werden.

Mescalin

Mescalin ist der Wirkstoff des Peyotl-Kaktus, der bei den Azteken und anderen indianischen Kulturen in religiösen Zusammenhängen verwendet wurde. Aldous Huxley hat in seinem Buch »Die Pforten der Wahrnehmung« (engl. 1954) die halluzinogenen Wirkungen beschrieben.

Auch diese Substanz hat in den nordamerikanischen subkulturellen Kreisen der 1960er Jahre als natürliche bewusstseinserweiternde Droge Furore gemacht.

Sie wird hier wegen ihrer geringen Bedeutung in Europa nicht weiter dargestellt.

Nicotin

Herstellung: Nicotin ist ein natürlich vorkommendes Alkaloid mancher Nachtschattengewächse, hier vor allem der Tabakpflanze, zum Schutz vor Schädlingen.

Summenformel: $C_{10}H_{14}N_2$

Handelsform: Eine Zigarette enthält zwischen 0,1 und 1,5 mg Nicotin, wovon ca. 70 % tatsächlich inhaliert werden und in die Blutbahn gelangen. Die letale Dosis bei intravenöser Zufuhr für Nicotin wird bei etwa 30–60 mg angegeben.

Wirkungen: Nicotin führt zu Aktivierung des antidiuretischen Hormons (ADH), leichten Reduktion des Muskeltonus, Reduktion des Hungergefühls, Zunahme der Herzfrequenz, Anstieg von Blutdruck und der Herzkontraktilität. Für die Toxizität des Zigarettenrauchs sind Kohlenmonoxid und Teerkondensate besonders wichtig.

Nebenwirkungen: Beim Verbrennen von Tabak werden insgesamt 4 000 Verbindungen freigesetzt, wobei vor allem teerhaltige Verbindungen kanzerogene Effekte haben. Pathologische Effekte sind Erhöhung der Fibrinogen-Konzentration, Verminderung der HDL-Konzentration, erhöhte Blutviskosität und Thrombozytenaggregationsfähigkeit. Gefäßschäden sind die wichtigste Langzeitschädigung.

Wirkmechanismus: Nicotin stimuliert im Gehirn nicotinische Acetylcholin-Rezeptoren. Sie sind vor allem in der Großhirnrinde lokalisiert. Chronische Nicotinzufuhr führt zu einer erheblichen Toleranz. Bemerkenswert ist die Inhibierung der Monoaminoxidase B (MAO-B) durch Nicotin. Interessanterweise ist daher möglicherweise die Inzidenz der Parkinson-Krankheit bei Rauchern geringer.

Epidemiologie: Etwa 30 % der erwachsenen Bevölkerung rauchen, wobei die Raucherquote bei den Männern bei 34 % und bei den Frauen bei 26 % liegt (Lambert 2011). Der Anteil der rauchenden Jugendlichen im Alter von 12–17 Jahren ist weiter rückläufig (Abb. 10-3). Er hat sich von 2001–2010 mehr als halbiert. Der Anteil der Jugendlichen, die noch nie geraucht haben, wird in der Studie des Jahres 2010 mit 68,1 % angegeben. Auch bei den 18- bis 25-Jährigen sinkt der Anteil rauchender Personen und nimmt der Anteil derjenigen, die noch nie geraucht haben, zu (BZgA 2011c). Verantwortlich für diesen seit 2001 deutlichen Rückgang des Tabakkonsums be-

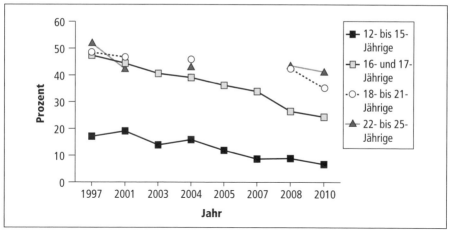

Abb. 10-3 Raucher-Quote bei Jugendlichen und jungen Erwachsenen von 1997 bis 2010 (nach BZgA 2011)

Jugendlichen sind die Präventionsmaßnahmen der letzten Jahre (BZgA 2011c). Der Tabak ist eine Basisdroge, die von fast allen Alkohol- und Heroin-Abhängigen konsumiert wird. Cannabis wird kaum von Nichtrauchern konsumiert. Somit hat Tabak offensichtlich ein hohes Abhängigkeitspotenzial und eine grundlegende Schrittmacherfunktion für Suchtentwicklungen. Aufgrund des hohen Abhängigkeitspotenzials und der Therapieresistenz, die sich mit Heroin vergleichen lässt, ist Tabak als »harte Droge« einzustufen.

Opiate (bzw. Opioide)

Der Ausdruck »Opiate« bezeichnet traditionell Opium, während der Ausdruck »Opioide« die halbsynthetischen und synthetischen Derivate von Opiaten bezeichnet. Es müsste daher einen dritten Oberbegriff geben, da es sowohl falsch ist, alle Opiate als Opioide zu bezeichnen wie auch die Opioide unter Opiate zu subsumieren. Dies wird auch in der ICD-10 (»Opioide«) wie in der DSM-IV (»Opiate«) unterschiedlich gehandhabt. Hier wird zur sprachlichen Vereinfachung der Term *Opiate im weiteren Sinne* gewählt. Das besonders problematische Heroin wird gesondert abgehandelt (→ oben).

Herstellung: Opiate werden aus Mohn gewonnen, es gibt kulturspezifisch unterschiedliche Verfahren der Weiterverarbeitung, Heroin wird synthetisch hergestellt.

Applikationsformen:
- *Heroin*: → oben
- *Opium, Rohopium*: Merkmale: braune Kugeln; Konsum durch Rauchen
- *Morphium*: Tabletten, Kapseln, Ampullen oder Klumpen
  Häufige therapeutisch verwandte Präparate sind Polamidon, Methadon, Codein und Fentanyl.

Wirkungen: beruhigend, entspannend, schmerzlösend, bewusstseinsmindernd, pupillenerweiternd

Nebenwirkung: Atemdepression

Anhang

249

Abhängigkeitspotenzial: sehr hoch, Dosissteigerung und körperliche Abhängigkeit in wenigen Monaten

Entzugssymptomatik: Muskelschmerzen, Gliederschmerzen, Erbrechen, Durchfall, Kälteschauer, Schwitzen, Unruhe

Auffälligkeiten: bei intravenöser Verabreichung Einstichstellen, Löffel, Zitronensäure als Zubereitungshilfen bei Heroin-Fixern

Pharmakokinetik: Opiate können sowohl oral, nasal als auch rektal, intravenös, intramuskulär oder subkutan verabreicht werden. Die Resorption erfolgt rasch. Bei oraler Gabe unterliegen die Opiate und Opioide einem hohen First-Pass-Effekt in der Leber, auch der weitere Abbau erfolgt hepatisch.

Epidemiologie: Hier lässt sich keine einheitliche Aussage treffen, da dieses Feld von den Opioid-haltigen Analgetika in der Schmerztherapie, z. B. bei Tumorpatienten, über Codein-haltigen Hustensaft (in der Pädiatrie z. B. bei starkem Reizhusten vielfach und mit guten Erfolgen eingesetzt) bis hin zur Opiat-Abhängigkeit mit ihren verschiedenen Facetten (Substitutionsbehandlung, illegaler Konsum usw.) reicht.

Phenylcyclohexylpiperidin

Herstellung: Phenylcyclohexylpiperidin (PCP; Phencyclidin, »Angel Dust«). Phenylcyclohexylpiperidin bzw. Phencyclidin ist vor allem in den USA verbreitet und wurde eigentlich als Anästhetikum entwickelt. Da es aber zu unerwünschten Nebenwirkungen wie Krampfanfällen und Halluzinationen kam, wurde das Mittel bald nach seiner Einführung wieder vom Markt genommen. PCP ist ein weißes, kristallines, gut wasserlösliches Pulver. »Angel Dust«, so ein Szenename von PCP, ist sehr billig herzustellen, dementsprechend günstig

zu erwerben und wird dadurch oft als eine »Armen-Droge« bezeichnet.

Summenformel: $C_{17}H_{25}N$

Wirkungen: Etwa 30 Minuten nach oraler Aufnahme tritt eine Enthemmung auf und bald stellen sich Halluzinationen ein.

Nebenwirkungen: Nystagmus, Ptosis, Analgesie, Ataxie, Muskelstarre, Halluzinationen, auch Somnolenz kann vorkommen, innere Unruhe, Magenkrämpfe, Konzentrationsstörungen, Desorientierung, psychotische Zustandsbilder. Nach längerem Gebrauch Depressionen.

Entzugssymptomatik: Es sind allenfalls psychische Entzugserscheinungen zu erwarten.

Pharmakokinetik: Etwa 80 % des Phencyclidins werden im menschlichen Organismus hydroxyliert und als Glucuronid im Harn ausgeschieden. Den hydroxylierten Metaboliten fehlt eine psychotische Wirkung.

Epidemiologie: Die Substanz wurde 1963 als dissoziatives Anästhetikum eingeführt, jedoch wegen seiner starken psychischen Nebenwirkungen bereits 2 Jahre später wieder vom Markt genommen. 1967 gab es erstmals in San Francisco in der Drogenszene eine missbräuchliche Verwendung, die Substanz geriet aber bald danach zunächst wieder in Vergessenheit. 1977 tauchte sie bei in Deutschland stationierten US-Streitkräften wieder auf und erfuhr von dort eine Verbreitung in Untergrundlaboratorien. In diesen wurden die Abwandlungen am Molekülgerüst vorgenommen, um die halluzinogene Wirkung zu verstärken. Derzeit sind mehr als 125 Phencyclidin-Derivate bekannt. In der Drogenszene spielt PCP aber wegen seiner schlecht berechenbaren Wirkung nur eine untergeordnete Rolle.

PCP war bei dem Massaker an einer Schule in San Diego 1979 von Bedeutung: Die Täterin soll während ihrer Amok-Tat unter dem Einfluss von PCP gestanden haben. Auch weitere Amokläufe und ähnliche rauschhafte Gewalttaten sollen sich unter dem Einfluss von PCP zugetragen haben.

Psilocybin

Es handelt sich hier um eine Substanz, die aus dem mexikanischen Psilocybe-Pilz extrahiert wird. Die klinische Relevanz ist eher gering. Es gibt aber in jugendlichen Subkulturen eine gewisse Menge von experimentellen Konsumenten dieses Stoffes.

Spice

Bei Spice handelt es sich um eine Mischung aus synthetischen Cannabinoiden sowie aus verschiedenen getrockneten Pflanzenteilen und Aromastoffen, die geraucht werden. Als Sorten werden beispielsweise Silver, Gold, Diamond, Tropical Synergy, Arctic Synergy und Genie angeboten.

Es wurden in diesen Mischungen synthetische Canabinoid-mimetische Wirkstoffe (CP-47,497, JWH-018, HU-210) nachgewiesen. Seit Ende 2008/Anfang 2009 ist der Handel mit Spice gesetzlich verboten.

10.3 Aktuelle synthetische Drogen

Felix Tretter

Die folgende Übersicht soll zur raschen Orientierung bei akuten Problemen mit unbekannten Drogen dienen. Die Akronyme sind meist am zuverlässigsten. Häufig sind sie aber auch falsch, da die Pillen bzw. Pulver andere Substanzen beinhalten, wie Partydrogen-Tests zeigen.

Von Bedeutung sind aktuell Substanzen, die als »Research Chemicals« oder »Legal Highs« im Verkehr sind.

Klinisch relevante Zustände sind Verwirrtheit, Erregungszustände, optische und auch Körperhalluzinationen, Verfolgungsideen, Wahnvorstellungen, Ängste, Schlafstörungen, die – u. U. trotz antipsychotischer Medikation (Olanzapin, Haloperidol) – mehrere Tage anhalten. Es besteht häufig eine punktuelle Amnesie.

Es bleibt wegen des raschen Wandels der Drogenmoden und der Decknamen nichts anderes übrig, als in speziellen Internetseiten nachzuschauen, wie dem Wikipedia-Lexikon (http://en.wikipedia.org/wiki), den Seiten bei der Europäischen Drogenbeobachtungsstelle (www.emcdda.europa.eu/publications/drug-profiles/synthetic-cathinones/de) und auch auf Szenen-Foren (www.eve-rave.ch; www.legalhighguides.com). Auch die Bayerische Akademie für Sucht- und Gesundheitsfragen bietet aktuelle Informationen (www.bas-muenchen.de).

Anhang

Akronym	Substanz	Szenen-Name	Bemerkungen
	Amphetamine		
PE	Methylphenylethylamin, Phenethyl-amin		stimulierend
	Metamfetamin (Methamphetamin)	»Crystal«	stimulierend
MDMA	3,4-Methylendioxy-*N*-methylamphet-amin	Ecstasy »Adam«	entaktogen
MDE	3,4-Methylendioxy-*N*-ethylamphet-amin	Ecstasy »Eve«	entaktogen
MDA	3,4-Methylendioxyamphetamin		
MDHOET	3,4-Methylendioxy-*N*-(2-hydroxyethyl)amphetamin		
	Halluzinogene Amphetamine	oft Akronym	
DOB	2,5-Dimethoxy-4-bromamphetamin		stärker psychedelisch, lange Wirkung
DOM	2,5-Dimethoxy-4-methylamphetamin		
2C-B	4-Brom-2,5-dimethoxyphenethylamin		
2C-I	2,5-Dimethoxy-4-iodphenethylamin		
4-FA	1-(4-Fluorphenyl)propan-2-amin		
	Piperazine	oft Akronym	halluzinogen
m-CPP	*m*-Chlorphenylpiperazin		
BZP	1-Benzylpiperazin		
MBZP	Methylbenzylpiperazin		
DBZP	Dibenzylpiperazin		
TFMPP	Trifluoromethylphenylpiperazin		
	Aminoindane	oft Akronym	halluzinogen
2C-B-Fly	1-(8-Brom-2,3,6,7-tetrahydrobenzodi-furan-4-yl)-2-aminoethanhydrochlorid		
	Tryptamine	oft Akronym	halluzinogen
AET	α-Ethyltryptamin		
AMT	α-Methyltryptamin		
4-Aceto-xy-DMT	4-Acetoxy-*N,N*-dimethyltryptamin		
	Cathinone	meist Akronyme	
	Methcathinon (Ephedron)		
	N,N-Dimethylcathinon (Metamfepra-mon)		

Anhang

Akronym	Substanz	Szenen-Name	Bemerkungen
	Ethylcathinon (Ethcathinon)		
4-MMC	4-Methylmethcathinon (Mephedron)		ähnlich MDMA und Cocain, problematische Nebenwirkungen (Herz/Kreislauf, Blutdruck), seit 2010 im österreichischen SMG
bk-PM-MA, PMMC	Methoxymethcathinon (Methedron)		
bk-MDMA	β-Keto-MDMA (Methylon)		
bk-MBDB	β-Keto-N-Methylbenzodioxolylpropylamin (Butylon)	»Mitseez«	
MDPV	Methylendioxypyrovaleron	(»Badesalz«)	schwere Psychosen
	Pyrrolidon-Derivate	meist Akronyme	
MOS	4-Methoxy-α-pyrrolidinopropiophenon		
MPHP	4-Methyl-α-pyrrolidinohexanophenon		
MPBP	4-Methyl-α-pyrrolidinobutyrophenon		
	Cannabinoide		
JWH-017, -018, -250	Naphthoylindole (z.B. JWH-018, JWH-073 und JWH-398) Benzoylindole (z.B. JWH-250)	»Spice« u.a.	nach dem Entdecker Hofmann benannt
HU-210	klassische Cannabinoide		
WIN-55			
AM-2201			
CB-25			
CP-47			
	Opioide	variabel	dämpfend
	Desmorphin		
	α-Methylfentanyl		
	o-Desoxy-methyltramadol		
	Synthetisches Cocain	Akronyme	stimulierend
pFBT	3-(p-Fluorbenzoyloxy)tropan		
	Dimethocain		
	Ergoline (LSD-ähnlich)	Akronyme	stark halluzinogen
PRO-LAD			
ETH-LAD			

Anhang

Literatur

Bundeszentrale für gesundheitliche Aufklärung (BZgA). Der Alkoholkonsum Jugendlicher und junger Erwachsener in Deutschland 2010. Kurzbericht zu Ergebnissen einer aktuellen Repräsentativbefragung und Trends. Köln: Bundeszentrale für gesundheitliche Aufklärung 2011a. www.bzga.de/forschung/studien-untersuchungen/studien/suchtpraevention (Zugriffsdatum: 04.03.2012).

Bundeszentrale für gesundheitliche Aufklärung (BZgA). Der Cannabiskonsum Jugendlicher und junger Erwachsener in Deutschland 2010. Ergebnisse einer aktuellen Repräsentativbefragung und Trends. Köln: Bundeszentrale für gesundheitliche Aufklärung 2011b. www.bzga.de/forschung/studien-untersuchungen/studien/suchtpraevention (Zugriffsdatum: 04.03.2012).

Bundeszentrale für gesundheitliche Aufklärung (BZgA). Der Tabakkonsum Jugendlicher und junger Erwachsener in Deutschland 2010. Ergebnisse einer aktuellen Repräsentativbefragung und Trends. Köln: Bundeszentrale für gesundheitliche Aufklärung 2011c. www.bzga.de/forschung/studien-untersuchungen/studien/suchtpraevention (Zugriffsdatum: 04.03.2012).

Die Drogenbeauftragte der Bundesregierung (Hrsg). Drogen- und Suchtbericht Mai 2011. Berlin: Bundesministerium für Gesundheit 2011.

Geschwinde T. Rauschdrogen. Marktformen und Wirkungsweisen. 6. Aufl. Berlin, Heidelberg, New York: Springer 2007.

Glaeske G. Psychotrope und andere Arzneimittel mit Missbrauchs- und Abhängigkeitspotenzial. In: Deutsche Hauptstelle für Suchtfragen (DHS) (Hrsg). Jahrbuch Sucht 2004. Geesthacht: Neuland 2003.

Lampert T. Rauchen – Aktuelle Entwicklungen bei Erwachsenen. Robert Koch-Institut Berlin (Hrsg). GBE kompakt 2(4). www.rki.de/gbe-kompakt (Stand: 24.05.2011).

Parnefjord R. Das Drogentaschenbuch. 4. Aufl. Stuttgart, New York: Thieme 2005.

Schmidbauer W, Scheid J v. Handbuch der Rauschdrogen. Frankfurt/Main: Fischer 2004.

Seidenberg A, Honegger U. Methadon, Heroin und andere Opioide. Medizinisches Manual für die ambulante opioidgestützte Behandlung. Bern: Huber 1998.

Thomasius R (Hrsg). Ecstasy – Wirkungen, Risiken, Interventionen. Stuttgart: Enke 1999.

11 Adressen

Felix Tretter

11.1 Deutschland[1]

Auf der Internetseite www.dhs.de finden sich unter der Rubrik »Einrichtungssuche« aktualisierte Listen von Einrichtungen für Suchtberatung sowie für -behandlung. Diese Datenbank enthält alle wichtigen Informationen zu den bundesweit über 1 800 ambulanten Suchtberatungsstellen und 800 stationären Suchthilfeeinrichtungen. Weitere Beratungsstellen und regionale Informations-Hotlines und Notrufe, die sich gemeinsam zur bundesweiten Sucht- und Drogen-Hotline zusammengeschlossen haben, sind auf der Internetseite www.sucht-und-drogen-hotline.de aufgeführt.

11.1.1 Informationszentralen, Selbsthilfegruppen und Beratungsstellen

AA Interessengemeinschaft e.V.

Anonyme Alkoholiker
Gemeinsames Dienstbüro
Waldweg 6,
84177 Gottfrieding-Unterweilnbach
Tel.: 08731 32573-0
Fax: 08731 32573-20
E-Mail:
aa-kontakt@anonyme-alkoholiker.de
Internet: www.anonyme-alkoholiker.de

AAS Interessensgemeinschaft e.V.

Anonyme Arbeitssüchtige
Postfach 1204, 77902 Lahr
E-Mail: info@arbeitssucht.de
Internet: www.arbeitssucht.de

akzept e. V.

Bundesverband für akzeptierende Drogenarbeit und humane Drogenpolitik
Südwestkorso 14, 12161 Berlin
Tel.: 030 82706946
Tel. + Fax: 030 8222802
E-Mail: akzeptbuero@yahoo.de
Internet: www.akzept.org

Al-Anon Familiengruppen Alateen

Selbsthilfegruppen für Angehörige und Freunde von Alkoholikern
Zentrales Dienstbüro
Emilienstr. 4, 45128 Essen
Tel.: 0201 773007
Fax: 0201 773008
E-Mail: zdb@al-anon.de
Internet: www.al-anon.de

Anonyme Ärzteselbsthilfegruppe der AA

Bahnhofstr. 36, 86971 Peiting
Tel.: 08861 6115
Fax: 08861 693241
E-Mail: samariterin@t-online.de

Anhang

---

1 Landesvorwahl: 0049

AS

Anonyme Sexaholiker Deutschland
Postfach 1262, 76002 Karlsruhe
Tel.: 0175 7925113
E-Mail: info@anonyme-sexsuechtige.de
Internet: www.anonyme-sexsuechtige.de

AWO

Arbeiterwohlfahrt Bundesverband e. V.
Heinrich-Albertz-Haus
Blücherstr. 62, 10961 Berlin
Tel.: 030 26309-0
Fax: 030 26309-32599
E-Mail: info@awo.org
Internet: www.awo.org

BAK Nord e. V.

Bund alkoholfrei lebender Kraftfahrer
Nord e. V.
Beratungsstelle
Repsoldstr. 4 Part./links, 20097 Hamburg
Tel.: 040 28055-389
Fax: 040 28055-373
E-Mail: info@bak-hamburg.de
Internet: www.bak-hamburg.de

Blaues Kreuz in Deutschland e. V. (BKD)

Bundeszentrale
Schubertstr. 41, 42289 Wuppertal
Tel.: 0202 62003-0
Fax: 0202 62003-81
E-Mail: bkd@blaues-kreuz.de
Internet: www.blaues-kreuz.de

Blaues Kreuz in der Evangelischen Kirche Deutschland Bundesverband e. V.

Selbsthilfeorganisation in der Suchtkrankenhilfe
Geschäftsstelle
Julius-Vogel-Str. 44, 44149 Dortmund
Tel.: 0231 58641-32
Fax: 0231 58641-33
E-Mail: bke@blaues-kreuz.org
Internet: www.blaues-kreuz.org

Bundesverband der Elternkreise suchtgefährdeter und suchtkranker Söhne und Töchter e. V.

Geschäftsstelle
Postfach 201423, 48095 Münster
Tel.: 0251 14207-33
Fax: 0251 60902-31
E-Mail: info@bvek.org
Internet: www.bvek.org

Bundesverband für stationäre Suchtkrankenhilfe e. V.

Wilhelmshöher Allee 273, 34131 Kassel
Tel.: 0561 779351
Fax: 0561 102883
E-Mail: buss@suchthilfe.de
Internet: www.suchthilfe.de

BVEK

Bundesverband der Elternkreise
suchtgefährdeter und suchtkranker Söhne
und Töchter e. V.
Geschäftsstelle
Postfach 201423, 48095 Münster
Tel.: 0251 14207-33
Handy: 0160 2961622
Fax: 0251 13302757
E-Mail: info@bvek.org
Internet: www.bvek.org

Anhang

BZgA

Bundeszentrale für gesundheitliche
Aufklärung
Ostmerheimer Str. 220, 51109 Köln
Tel.: 0221 8992-0
Fax: 0221 8992-300
E-Mail: poststelle@bzga.de
Internet: www.bzga.de

Deutscher Caritasverband e.V.

Bundesweite Koordinationsstelle
der Caritas
Selbsthilfe junger Abhängiger
Haus der Deutschen Caritas
Reinhardtstr. 13, 10117 Berlin
Tel.: 030 284447-38
Fax: 030 284447-33
E-Mail: marianne.kleinschmidt@caritas.de
Referat Basisdienste und Besondere
Lebenslagen
Lorenz-Werthmann-Haus
Karlstr. 40, 79104 Freiburg
Tel.: 0761 200-369
E-Mail: renate-walter-hamann@caritas.de
Internet: www.caritas.de

Deutscher Frauenbund für alkoholfreie Kultur e. V.

1. Vorsitzende, Marieanne Häuschen
Vegesacker Str. 87, 28217 Bremen
Tel.: 0421 84734724
E-Mail:
haeuschen@deutscher-frauenbund.de
Internet: www.deutscher-frauenbund.de

Freundeskreise für Suchtkrankenhilfe

Bundesverband e. V.
Untere Königsstr. 86, 34117 Kassel
Tel.: 0561 780413
Fax: 0561 711282
E-Mail: mail@freundeskreise-sucht.de
Internet: www.freundeskreise-sucht.de

Guttempler

... Selbsthilfe und mehr in Deutschland
Adenauerallee 45, 20097 Hamburg
Tel.: 040 245880
Fax: 040 241430
E-Mail: info@guttempler.de
Internet: www.guttempler.de

JES Bundesverband e.V.

Junkies | Ehemalige | Substituierte
Bundesweites Drogenselbsthilfenetzwerk
Wilhelmstr. 138, 10963 Berlin
Tel.: 030 690087-56
Fax: 030 690087-42
E-Mail: vorstand@jes-bundesverband.de;
dirk.schaeffer@dah.aidshilfe.de
Internet: www.jes-bundesverband.de;
www.jes.aidshilfe.de

Kreuzbund e.V.

Bundesgeschäftsstelle
Münsterstr. 25, 59065 Hamm
Tel.: 02381 67272-0
Fax: 02381 67272-33
E-Mail: info@kreuzbund.de
Internet: www.kreuzbund.de

Anhang

Narcotics Anonymous

Gemeinnützige internationale
Gemeinschaft von genesenden Süchtigen
NA Service Komitee
Postfach 111010, 64225 Darmstadt
E-Mail: info@narcotics-anonymous.de
Internet: www.narcotics-anonymous.de

11.1.2 Fachverbände

Caritas Suchthilfe e.V.

Bundesverband der Suchthilfeeinrich-
tungen im Deutschen Caritasverband
Geschäftsstelle
Karlstr. 40, 79104 Freiburg im Breisgau
Tel.: 0761 200-363
Fax: 0761 200-350
E-Mail: casu@caritas.de
Internet: www.caritas-suchthilfe.de

Deutscher Paritätische Wohlfahrtsverband – Gesamtverband e.V.

Oranienburger Str. 13–14, 10178 Berlin
Tel.: 030 24636-0
Fax.: 030 24636-110
E-Mail: info@paritaet.org
Internet: www.paritaet.org;
www.der-paritaetische.de

dg sps

Deutsche Gesellschaft für Suchtpsychologie
e. V.
Bundesgeschäftsstelle
Wörthstr. 10, 50668 Köln
Tel.: 0221 7757-156
Fax: 0221 7757-180
E-Mail: info@suchtpsychologie.de
Internet: www.suchtpsychologie.de

DHS

Deutsche Hauptstelle für Suchtfragen e. V.
Westenwall 4, 59065 Hamm
Tel.: 02381 9015-0
Fax: 02381 9015-30
E-Mail: info@dhs.de
Internet: www.dhs.de

DRK

Deutsches Rotes Kreuz e. V.
DRK-Generalsekretariat
Carstennstr. 58, 12205 Berlin
Tel.: 030 85404-0
Fax: 030 85404-450
E-Mail: drk@drk.de
Internet: www.drk.de

Fachverband Sucht e.V.

GCAA – German Council on Alcohol and
Addiction
Walramstr. 3, 53175 Bonn
Tel.: 0228 261555
Fax: 0228 215885
E-Mail: sucht@sucht.de
Internet: www.sucht.de

fdr

Fachverband Drogen und Rauschmittel
e. V.
Geschäftsstelle
Odeonstr. 14, 30159 Hannover
Tel.: 0511 18333
Fax: 0511 18326
E-Mail: mail@fdr-online.info
Internet: www.fdr-online.info

Anhang

GVS

Gesamtverband für Suchtkrankenhilfe im Diakonischen Werk der Evangelischen Kirche in Deutschland e. V.
Geschäftsstelle
Altensteinstr. 51, 14195 Berlin
Tel.: 030 84312355
Fax: 030 84418336
E-Mail: gvs@sucht.org
Internet: www.sucht.org

11.1.3 Forschungsinstitute

BAS Unternehmergesellschaft (haftungsbeschränkt)

Bayerische Akademie für Sucht- und Gesundheitsfragen
Landwehrstr. 60–62, 80336 München
Tel.: 089 530730-0
Fax: 089 530730-19
E-Mail: bas@bas-muenchen.de
Internet: www.bas-muenchen.de

DG|Sucht

Deutsche Gesellschaft für Suchtforschung und Suchttherapie e. V.
Kontaktadresse
Postfach 1453, 59004 Hamm
Tel.: 02381 4179-98
Fax: 02381 901530
E-Mail: dg-sucht@t-online.de
Internet: www.dg-sucht.de

IFT

Institut für Therapieforschung
Parzivalstr. 25, 80804 München
Tel.: 089 360804-0
Fax: 089 360804-49
E-Mail: ift@ift.de
Internet: www.ift.de

ZIS

Zentrum für Interdisziplinäre Suchtforschung der Universität Hamburg
c/o UKE, Klinik und Poliklinik für Psychiatrie und Psychotherapie
Geschäftsstelle
Martinistr. 52, 20246 Hamburg
Tel.: 040 7410-57902
E-Mail: meiboom@uke.uni-hamburg.de
Internet: www.zis-hamburg.de

11.2 Österreich[2]

11.2.1 Informationszentralen, Selbsthilfegruppen und Beratungsstellen

AA

Anonyme Alkoholiker
Zentrale Kontaktstelle Wien
Barthgasse 5, 1030 Wien
Tel.: 01 7995599
E-Mail: info@anonyme-alkoholiker.at
Internet: www.anonyme-alkoholiker.at

Anhang

2 Landesvorwahl: 0043

Al-Anon Familiengruppen Alateen

Selbsthilfegruppe für Angehörige und
Freunde von Alkoholikern
Innsbruckerstr. 37/2, 6600 Reutte
Tel. + Fax: 05672 72651
E-Mail: info@al-anon.at
Internet: www.al-anon.at

Anton-Proksch-Institut

Stiftung Genesungsheim Kalksburg
Stiftungsadresse: Mackgasse 7–11,
1230 Wien
Postadresse: Gräfin-Zichy-Str. 6, 1230 Wien
Tel.: 01 88010-0
Fax: 01 88010-77
E-Mail: info@api.or.at
Internet: www.api.or.at

Blaues Kreuz in Österreich

(Alkohol- und Medikamenten-
abhängigkeit)
Geschäftsstelle, Herr Dieter Reichert
Quergasse 1, 4600 Wels
Handy: 0699 14651901
E-Mail: info@blaueskreuz.at
Internet: www.blaueskreuz.at

Caritas Österreich

Albrechtskreithgasse 19–21, 1160 Wien
Tel.: 01 48831-0
E-Mail: office@caritas-austria.at
Internet: www.caritas.at

Elternkreis Drogengefährdeter und Drogenabhängiger

Kontaktadresse sowie Vermittlung von
Einzelgesprächen
c/o Oskar Rummer
Hämmerlestr. 37f, 6800 Feldkirch
Tel.: 05522 70871

Fonds Gesundes Österreich

ein Geschäftsbereich der Gesundheit
Österreich GmbH
Kontakt- und Förderstelle für
Gesundheitsförderung und Prävention
Aspernbrückengasse 2, 1020 Wien
Tel.: 01 8950400
Fax: 01 8950400-20
E-Mail: fgoe@goeg.at
Internet: www.fgoe.org

Grüner Kreis

Verein zur Rehabilitation und Integration
suchtkranker Personen
Zentralbüro (Zustelladresse):
2872 Mönichkirchen 25
Tel.: 02649 8306
Fax: 02649 8307
E-Mail: office@gruenerkreis.at
Vereinssitz: Hermanngasse 12, 1070 Wien
Tel.: 01 5269489
Fax: 01 5269489-4
E-Mail : ambulanz.wien@gruenerkreis.at
Internet: www.gruenerkreis.at

Suchthilfe Wien gGmbH

Rotenmühlgasse 26, 1120 Wien
Tel: 01 8101301
Fax: 01/8101301-9
E-Mail: office@suchthilfe.at
Internet: www.suchthilfe.at

Anhang

Sucht- und Drogenkoordination Wien gGmbH

Modecenterstr. 16/Erdgeschoss
Eingang: Döblerhofstr. 10A, 1030 Wien
Tel.: 01 4000-87387
Fax: 01 4000-9987380
E-Mail: contact@sd-wien.at
Internet: www.drogenhilfe.at

11.2.2 Fachverbände

ÖVDF

Österreichischer Verein für
Drogenfachleute
Radetzkystr. 31/7, 1030 Wien
Tel.: 01 88010-3200
Fax: 01 88010-93200
E-Mail: oevdf@oevdf.at
Internet: www.oevdf.at

PSD

Psychosoziale Dienste in Wien
Modecenterstr. 14/B/4, 1030 Wien
Tel.: 01 4000-53020
Internet: www.psd-wien.at

11.2.3 Forschungsinstitut

Anton-Proksch-Institut

Suchtpräventionsdokumentation und
Suchtpräventionsforschung
Gräfin-Zichy-Str. 6, 1230 Wien
Tel.: 01 88010-2950
Fax: 01 88010-2956
E-Mail: sucfodoc@api.or.at
Internet: www.api.or.at

11.3 Schweiz[3]

11.3.1 Informationszentralen, Selbsthilfegruppen und Beratungsstellen

ada-zh

Angehörigenvereinigung
Drogenabhängiger Zürich
Geschäfts- und Beratungsstelle
Seefeldstr. 128, Postfach, 8034 Zürich
Tel.: 044 3848015
Fax: 044 3848016
E-Mail: info@ada-zh.ch
Internet: www.ada-zh.ch

AASRI

Alcooliques Anonymes de la Suisse
Francophone
CP5, 1211 Genève
Tel. + Fax: 022 3443322
Zentrale Dienststelle der Deutschen
Schweiz
Wehntalerstr. 560, 8046 Zürich
Tel. + Fax: 044 3701383
Hotline: 0848 848885 (24 h)
Fax: 044 37013
E-Mail: info@anonyme-alkoholiker.ch
Internet: www.aasri.org

Anhang

---

3 Landesvorwahl: 0041

Alkohol- und Suchtberatung

Gesundheitsamt
Aegeristr. 56, 6300 Zug
Tel.: 041 7283516
Fax: 041 7282463
E-Mail: gesundheitsamt@zg.ch
Internet: www.zug.ch/fsp

at

Arbeitsgemeinschaft Tabakprävention
Schweiz
Haslerstr. 30, 3008 Bern
Tel.: 031 59910-20
Fax: 031 59910-35
E-Mail: info@at-schweiz.ch
Internet: www.at-schweiz.ch

Blaues Kreuz der deutschen Schweiz

Geschäftsstelle
Lindenrain 5, Postfach 8957, 3001 Bern
Tel.: 031 30058-63
Fax: 031 30058-65
E-Mail: info@blaueskreuz.ch
Internet: www.blaueskreuz.ch

Blaues Kreuz Basel-Stadt

Beratungs- und Präventionsstelle
Alkohol und Sucht
Peterskirchplatz 9, 4051 Basel
Tel.: 061 2615613
E-Mail: info@blaueskreuzbasel.ch
Internet: www.blaueskreuzbasel.ch

Das Selbsthilfezentrum der Stiftung Pro Offene Türen der Schweiz

Professionelle Hilfe zur Selbsthilfe
Jupiterstr. 42, 8032 Zürich
Tel.: 043 2888888
E-Mail: info@selbsthilfecenter.ch
Internet: www.selbsthilfecenter.ch

11.3.2 Fachverbände

BAG

Bundesamt für Gesundheit
3003 Bern
Tel.: 031 3222111
Fax: 031 3233772
Internet: www.bag.admin.ch

Dargebotene Hand

Schweizer Verband
Geschäftsstelle
Zähringerstr. 53, Postfach 835, 3000 Bern 9
Tel.: 031 30191-91
Fax: 031 30191-57
E-Mail: verband@143.ch
Internet: www.143.ch

Fachverband Sucht

Weinbergstr. 25, 8001 Zürich
Tel.: 044 26660-60
Fax: 044 26660-61
E-Mail: info@fachverbandsucht.ch
Internet: www.fachverbandsucht.ch

Anhang

Sucht Info Schweiz

Avenue Ruchonnet 14, Postfach 870, 1001
Lausanne
Tel.: 021 32129-11
Fax: 021 32129-40
E-Mail: info@sucht-info.ch
Internet: www.sucht-info.ch

11.3.3 Forschungsinstitut

ISGF

Institut für Sucht- und Gesundheits-
forschung Zürich
Konradstr. 32, Postfach, 8031 Zürich
Tel.: 044 44811-60
Fax: 044 44811-70
E-Mail: isgf@isgf.uzh.ch
Internet: www.suchtforschung.ch

Anhang

Sachverzeichnis

A

ABCD-Schema 198
Abhängigkeit 3 f.
– Diagnose 65
– mehrfache 53
– psychische 5
Abhängigkeitspotenzial verschiedener psychoaktiver Substanzen 15
Ablehntraining 46
Abstinenz 5
– Einfluss von Risiko-/Schutzfaktoren 12
Abstinenzfähigkeit 5
Abstinenzphase 6
Abstinenzrate 15
Abstinenzsicherung 75
– nach Entzug 185
Abstinenztherapie, medikamentöse, Alkohol 104 ff.
Abszess 154
Acamprosat
– Alkohol-Abstinenztherapie 104
– Pharmakologie 207 f.
Acetaldehyd Syndrom 106, 222
Acetylcholin 17, 26, 33 ff., 148
Acetylsalicylsäure
– Pektangina 201
– Polyneuropathie, alkoholische 114
Adrenaler Regelkreis 119
AES-Skala 100 f.
Affekte (Gefühle) 61
Affektive Störungen 168
AIDS 155
– Klassifikation des Centers of Disease Control 156
– Rezidivprophylaxe 160
Ajmalin, Tachykardie 201
Akupunktur
– Nicotinentwöhnung 92
– Opiat-Entzug unter 184
Alkohol 30, 36, 93

– Abhängigkeit
– – Marker 96
– – Typologie 5
– Abhängigkeitspotenzial 15
– Abstinenztherapie
– – Acamprosat 104
– – Disulfiram 106
– – Naltrexon 107
– Akuteffekt 22
– Anamnese 56, 93
– Drogeneffekte 16
– Einfluss auf Neurotransmitter 33
– Einordnung 14
– Entzug 38 f.
– – Carbamazepin 105
– – Clomethiazol 102
– – Clonidin 104
– – Diazepam 103
– – Lorazepam 103
– – Oxcarbazepin 105
– – verschiedene Benzodiazepine 103
– Folgekrankheiten bei chronischem Konsum 108
– hemmende Effekte 27
– Intoxikation 201 f.
– Konsum
– – akuter 24, 37
– – Bedingungen/Konsequenzen 75
– – chronischer 24, 37, 109
– – Effekte auf das Mobile 37
– – pathologischer, Typologie nach Cloninger et al. 99
– – problematischer, Typologie nach Lesch 66
– – Selbstbeurteilungsfragebogen 94 f.
– – Sensitivität von Labormarkern 97
– – Typologie nach Jellinek 99
– Konzentration im Blut, Berechnung 93
– Missbrauch
– – biologische Marker 98
– – klinisch wichtige Parameter 93

– molekulare Prozesse 21
– Neurochemie 18, 33
– Pharmakologie 236 f.
– Risikofaktoren für komplizierten
  Entzug 100
– Suchtpotenzial 15
– Wirkung, akute 96
– Zufuhr, Anpassung des chemischen Haus-
  haltes 38
Alkoholdelir
– Differenzialdiagnose 102
– Prophylaxe 217
Alkoholdemenz 111
Alkoholeinfluss 23
Alkoholentzugssyndrom 58
– Skala 100 f.
Alkoholfettleber 122
Alkoholgehalt verschiedener Getränke 96
Alkoholhalluzinose 108, 110
Alkoholhepatitis 123 f.
Alkoholismus
– Folgekrankheiten 108
– Typologie 65
Alkoholparanoia 110
Alkoholsyndrom, fetales 130
Alkoholtrinker, Therapieerwartungen 73
Allergie, Typ I nach Lesch 66
Alprazolam
– Alkoholentzug 103
– Halbwertszeit 132
– Rezeptoraffinität 209
Alltagssucht 3
Alter und Sucht 47
Ambulante Einrichtungen 71
Aminoindane 252
Amnestisches Syndrom 113
Amotivationales Syndrom 167
Amphetamin(e) 30, 36
– Drogeneffekte 16
– Einordnung 14
– halluzinogene 252
– Intoxikation 199
– Nachweis 152
– Nachweiszeiten 151
– Neurochemie 19, 33
– pathologischer Rausch 166
– Pharmakologie 190 f., 237 f.
– Strukturformel 17

– verschiedene Substanzen 252
– Wirkungsart 13
Analgetika 136
Anamnese
– Alkohol- 56, 93
– Drogen- 57
– Familien- 57
– psychiatrische 57
– somatische 56
– Sucht- 54
Angebots-Nachfrage-Beziehung 54
Angehörige
– Betreuung 82
– Einschätzung co-abhängigen Verhaltens 67
– Informationen für 83
Angel Dust siehe Phencyclidin
Angst 35
– Typ II nach Lesch 66
Anklagephase, Angehörige 68
Anonyme Alkoholiker
– Gelassenheitsspruch 76
– zwölf Schritte 84
Antibiotika, Parotitis 119
Anti-Craving-Substanz 104, 107
Antidepressiva, trizyklische, Intoxikation 205
Antiepileptika 100
Antiphlogistika, nichtsteroidale 138
Antrieb 61
Arbeitsgedächtnis 32
Arbeitsplatz 45
Arbeitssucht 7 f.
Aszites 126
Ateminsuffizienz 198
Atemluftkontrolle 67
Atomoxetin 48
Atrophie, zerebrale 113
– Haschisch-Konsum 166
Aufmerksamkeit 61
Aufmerksamkeitsdefizit-/Hyperaktivitäts-
  störung (ADHS) 48
Aversionstherapie
– Alkoholentzug 107
– Nicotinentwöhnung 92

B
Barbiturate 132
– Intoxikation 202

Barbiturate
– Nachweiszeiten 151
– Wirkung 14
Barbituratentzugssyndrom 58
Bauchkoliken, Therapie 78
Befund, psychopathologischer, Erhebung 58
Befundbogen, Alkoholkonsum 59 f.
Befunderhebung 58
Behandlungsvertrag
– Muster 172 f.
– bei Substitutionstherapie 170
Beikonsum
– von Alkohol bei Substitutionstherapie 181
– von Benzodiazepinen bei Substitutions-
therapie 180
– von Diazepam bei Substitutionstherapie 239
– zur Feststellung 169
Belohnungssystem 29
Benzodiazepin-Analoga 133
Benzodiazepine 36, 204
– Abhängigkeit 132
– Alkoholentzug 103
– Arrhythmie 201
– Beikonsum 180
– Einfluss auf Neurotransmitter 33
– Einordnung 14
– Einteilung nach Wirkpotenz 209
– Entzugssymptome 135
– Halbwertszeiten 132
– Intoxikation 202
– Nachweis 152
– Nachweiszeiten 151
– Pharmakologie 208 ff., 238 f.
– Rezeptoraffinität 100
– Teratogenität 168
– Wirkung 14
– Zeichen einer chronischen Einnahme 132
Benzodiazepinentzugssyndrom 58
Benzoylecogonin, Nachweiszeiten 151
Beratung, Suchtkranke 70, 169
Beratungsstellen
– Deutschland 255
– Österreich 259
– Schweiz 261
Bestätigungsverfahren 148
Betäubungsmittelgesetz (BtMG) 168
Betäubungsmittelrezept 179 ff.
Bewusstlose Patienten 205

Bewusstsein 61
Bewusstseinsminderung, Stadieneinteilung
nach Reed 198
Biografie, allgemeine 57
Blutalkohol-Konzentration, Berechnung 93
body packing 203
Boerhaave-Syndrom 121
Brechsucht 8
Bromazepam
– Halbwertszeit 132
– Rezeptoraffinität 209
BtM-Rezept siehe Betäubungsmittelrezept
Bulimie 8
Buprenorphin
– Besonderheiten 137
– Betäubungsmittelgesetz 168
– Dosierung 177
– Dosierungsstrategien 179
– Entzugsschema 185
– Ersatz für Methadon 183 f.
– Gefäßdefekte 154
– Nachweiszeiten 151
– Pharmakologie 174 f., 211 f.
– als Substitutionsmittel 174, 185
Bupropion, Pharmakologie 212 f.
Buspiron, Pharmakologie 213 f.

C

Calciumkanalblocker
– Kardiomyopathie 120
– Tremor, alkoholbedingter 115
Calciumantagonisten siehe Calciumkanal-
blocker
CANDIS-Therapie 190
Cannabinoide 253
– Nachweiszeiten 151
Cannabis 30, 36
– Abhängigkeitspotenzial 15
– chronischer Konsum 31
– Drogeneffekte 16
– Einfluss auf Neurotransmitter 33
– Einordnung 14
– Entzugssymptome 58
– Intoxikation 204
– Jugend 46
– Komorbidität 48
– Nachweis 152
– Neurochemie 18, 33

– Pharmakologie 189 f., 239 f.
– Suchtpotenzial 15
– Teratogenität 168
Cannabis-Psychose 189
Carbamazepin 102, 182
– Alkoholentzug 105
– Intoxikation 204
– Pharmakologie 214 ff.
– zerebraler Krampfanfall 79, 117, 202
Cathinon-Derivate 191, 252
Cheilosis 119
Chemotherapie opportunistischer
 Infektionen, AIDS 159
Chirurgische Erkrankungen bei Opiat-
 Abhängigkeit 154
Chlordiazepoxid
– Alkoholentzug 103
– Halbwertszeit 132
Clobazam
– Halbwertszeit 132
– Rezeptoraffinität 209
Clomethiazol 102
– Alkoholentzug 39, 102, 134
– bei Alkoholvergiftung 202
– Entzugssyndrom 135, 167
– Mengenverlauf 103
– Pharmakologie 217 ff.
– psychomotorische Unruhe 78
– Rezeptoraffinität 100
Clonazepam, zerebraler Krampfanfall 117
Clonidin 102
– Alkoholentzug 39, 104
– arterielle Hypertension 120
– Ecstasy-Notfall 200
– Hypertonie 191, 201 f.
– Hypotonie 155
– medikamentös gestützter Entzug ohne
 Opiate 182
– Pharmakologie 219 ff.
Co-Abhängigkeit 44
– Angehörige 67
– Fragebogen 68
Cocain 30, 36
– Abhängigkeitspotenzial 15
– Drogeneffekte 16
– Einfluss auf Neurotransmitter 33
– Einordnung 14
– Entzugssymptomatik 241

– mit Heroin 205
– Intoxikation 199
– Nachweis 152
– Nachweiszeiten 151
– Nasenerkrankung 155
– Neurochemie 19, 33
– pathologischer Rausch 166
– Pharmakologie 191, 240 ff.
– psychische Abhängigkeit 140
– Suchtpotenzial 15
– synthetisches 253
– Teratogenität 168
Codein 138
– mit Heroin 245
– Nachweis 152
– Nachweiszeiten 151
– pathologischer Rausch 166
– als Substitutionsmittel 175
– Wirkstoff verschiedener
 Mischanalgetika 139
Coffein 65, 138 ff.
– Pharmakologie 242
Craving 4 f., 26, 40, 105
– Opiate 147, 176

D

Dantrolen, Hyperthermie 201
Definition, Sucht 3
Delir siehe Alkoholdelir
Delirantes Entzugssyndrom 167
Delirium tremens
– Abgrenzung zur dekompensierten Leber-
 zirrhose 125
– Alkoholentzug 38
– Alkoholkonsum, chronischer 109
– Clomethiazol 217
– Flüssigkeitssubstitution 103
– klinisches Bild 99
– Korsakow-Psychose 113
– Typ I Allergie 66
Denken 61
Depression 35
– Typ III nach Lesch 66
Dermatologische Erkrankungen, bei Opiat-
 Abhängigkeit 161
Detoxifikation 199
Diacetylmorphin-Methadon-Tagesdosis-
 Relation 187

Diagnosekategorien 64
– Alkoholkonsum 97
– substanzbezogene 65
Diagnostik 53 ff.
– Alkohol 93
– Alkoholhepatitis, akute 124
– Labor- 67, 93, 147, 149
– Nicotin 87
– serologische 161
– Urin- 67, 148, 151
Diazepam 201, 204 f.
– Alkoholentzug 103, 208
– Ecstasy-Notfall 200
– Entzugskrampfanfall 164
– Entzugssyndrom 135, 167
– Halbwertszeit 132
– Hypertonie 201
– Mengenverlauf 104
– Missbrauch 239
– Nachweiszeiten 151
– Pharmakologie 209 f.
– Rausch 166
– zerebraler Krampfanfall 79, 116 f.
Dihydrocodein 174
– Nachweiszeiten 151
– als Substitutionsmittel 175
Dikaliumclorazepat
– Alkoholentzug 103, 208
– Halbwertszeit 132
– Pharmakologie 210
Dimenhydrinat, Erbrechen 78
Disulfiram
– Alkohol-Abstinenztherapie 106 f.
– Pharmakologie 222
– Therapie 107
Diuretika 141 f.
Dokumentation 58
Dopamin 19, 34 ff.
– Drogeneinwirkung 33
– Ecstasy-Notfall 200
– Hypotonie 201
– neurochemisches Mobile 34
– Strukturformel 17
Dopamin-System 28 f., 31 f.
Doxepin 205
– Pharmakologie 223 ff.
Drogen

– Abhängige, Differenzialdiagnose auffälliger
  Zustände 153
– Abstinenz, Vorteile-Nachteile-Bilanzierung
  82
– Anamnese 57
– Definition 3
– Effekte, neurobiologische 16
– illegale 147
– klinisch begründete Einordnung 14
– Konsum 36
– – Vorteile-Nachteile-Bilanzierung 82
– legale 87
– Notfall 197
– Screening, Tricks/Tipps 150
– strukturelle Ähnlichkeit 17
– synthetische 251
– Wirkung am Rezeptor 18
– Wirkungen 13
Drogeninduzierte Psychose 167, 199
Duodenalschädigungen 122
Dupuytren-Kontraktur 130
Durchfall, Therapie 78

E

Ecstasy 36
– Akuteffekte 188
– Drogeneffekte 16
– Einfluss auf Neurotransmitter 33
– Einordnung 13 f.
– Entzugssymptome 58
– Intoxikation 199 f.
– möglicher Konsum 187
– Nachweis 152
– Nachweiszeiten 151
– Pharmakologie 186 ff., 242 f.
– Störungsbilder 188
EDDP, Nachweiszeiten 151
Effekt, psychotogener 14
Eifersuchtswahn 110
Elektrolytausgleich
– Diuretika 141
– medikamentöse Therapie 79
Embolie 154
Endokarditis 155
Endokrine Störungen 161
Endokrinium, Störungen bei Alkoholmiss-
  brauch 118

Entspannungstraining 76
Entspannungsverfahren, Nicotinentwöhnung 92
Entwöhnungstherapie 72
– Erwartungen von Alkoholtrinkern 73
– bei Medikamentenmissbrauch 144
– Nicotin 89
Entwöhnungsstation, Therapieprogramm 74
Entzug 182 ff.
– molekulare Prozesse 24
Entzugsdiagnostik, Alkohol 99
Entzugskrampfanfall 163
Entzugsmedikament, erwünschtes Wirkungs-
profil 102
Entzugssymptome 5, 59
– Alkohol 66, 99, 115
– Benzodiazepine 135
– Opiate 147, 183
Entzugssyndrom 135, 148
– delirantes 167
– Reduktionsschemata 136
– Symptomprofile 57 f.
Entzugstherapie
– Alkohol 100
– Analgetika 138
– Nicotin 87
Enzephalopathie, hepatische 111
Ephedrin 140
Episodischer Konsument 65
Erbrechen 78
Ergoline 253
Ersatzstoffbehandlung, Nicotin 89
Erstinterview, klinisches 55
Erwartungen 61
Es 40 f.
Esmolol, Arrhythmie 201
Esssucht 8
Ethanolglucuronid 96
Expertenfalle 54
Exploration 54 ff.
E-Zigarette 91

Fachverbände
Deutschland 258
Österreich 261
Schweiz 262

Fagerström-Test für Nicotinabhängigkeit 88
Familie 44
Familienanamnese 57
Fentanyl, Nachweiszeiten 151
Fetales Alkoholsyndrom 130
Fettstoffwechsel 129
Flashback 167
Flunitrazepam 166
– Halbwertszeit 132
– Missbrauch 238
– pathologischer Rausch 166
– Rezeptoraffinität 209
Folgekrankheiten, chronischer Alkohol-
konsum 107 f.
Forschungsinstitute
– Deutschland 259
– Österreich 261
– Schweiz 263
FRAMES, Bedeutung 81
Frau und Sucht 47
Freizeitverhalten 45

G
GABA 33 ff.
– Schlaf-/Beruhigungsmittel 132
Gabapentin, zerebraler Krampfanfall 202
Gamma-Glutamyltransferase, Erhöhung,
Differenzialdiagnose 98
Gamma-Hydroxybutyrat, Nachweiszeiten
151
Gastrointestinaltrakt, Störungen bei Alkohol-
missbrauch 121
Gedächtnis 61
Gefäßdefekt 154
Gelassenheitsspruch 76
Gelegentlicher Konsum
– Alkohol 4
– Typologie nach Jellinek 65
Gelenkschmerzen 79
Geschlechtskrankheiten 161
Gesprächsführung 54
Gesprächsgruppe 74
Gestaltungstherapie 76
Gewohnheitskonsum
– Alkohol 4
– Nicotin 87
– Typologie nach Jellinek 65

Gewöhnung, Typ IV nach Lesch 66
GHB/GBL
– Intoxikation 204
– Pharmakologie 243 f.
Glasgow Coma Scale 198
Glücksspielsucht 9
Glutamat 23, 33 ff.
Glyceroltrinitrat
– Hypertonie 191
– Pektangina 201
– Tachykardie 201
GOAL 107
Gonadaler Regelkreis 119
Gruppenorientierte Antabus®-gestützte
   Langzeittherapie 107
Gruppentherapie, Ziele/Wirkmechanismen
   76

H
Haaranalyse, Opiate 150
Haldol 201
Halluzinationen 78
Halluzinogene 14
– Amphetamine 252
– Wirkungsart 13
Haloperidol 191
– Alkoholhalluzinose 110 f.
– Delir 202
– Ecstasy-Notfall 200
– Eifersuchtswahn 110
– Entzugssyndrom 167
– Halluzinationen und/oder Wahn 78
– LSD-Intoxikation 204
– Pharmakologie 225 ff.
– Rausch 166
Hämatologisches System, Störungen bei
   Alkoholmissbrauch 121
Haschisch 166, 239
Haut, Störungen bei Alkoholmissbrauch 130
Hepatitis 159
– chronisch aggressive/persistierende 123
– Therapiepläne 163
– Übersicht 161
Hepatitis B, Serologie 162
Hepatitis C
– chronische 165
– Peginterferon-alfa-Behandlung 166

– Serologie 162
– Therapie, Kontraindikationen/Einschrän-
   kungen 164
Heroin 176 f., 205
– Abhängigkeitspotenzial 15
– Abstinenzrate 15
– Alter 47
– Drogeneffekte 16
– Einfluss auf Neurotransmitter 33
– Einordnung 14
– Embolie 154
– endokrine Störungen 161
– Entwöhnung 77
– Hepatitis 159
– Lungenödem 158
– Nachweis 152
– Nasenerkrankung 155
– Obstipation 160
– Parasitosen 161
– Parkinson-Syndrom 166
– Pharmakologie 244 ff.
– Suchtpotenzial 13
– Teratogenität 168
– Therapie, bei Opiat-Abhängigkeit 186
– Wirkungsart 13
– Zahn-/Kiefererkrankungen 155
Hirnblutungen 164
HIV-Infektion 155
– CDC-Einteilung 156
Holiday-Heart Syndrom 120
Hydrotalcit, Magenreizungen 78
Hyoscyamin, Intoxikation 204
Hypertension, arterielle 120
Hypnotika 132 f.
– Wirkungsart/Wirkungen 13 f.
Hypotonie 78, 155
Hypovitaminosen 79

I
Ich 41
Ich-Funktionen 61
Informationszentralen siehe Beratungsstelle
Infusionsbehandlung, Alkohol 102
Insuffizienz, kardiale 198
Interferon-Therapie
– AIDS 160, 163 ff.
– Alkohol 125

Internetsucht 10
Internistische Erkrankungen bei Opiat-
  Abhängigkeit 155
Internistische Komorbidität 66
Internistische Symptome bei Alkoholkonsum
  100
Intervention, motivationale 54, 81
Interview, motivationales 81
Ionenströme 19

J

Jellinek-Typologie 4, 65 f., 99
Jugend und Sucht 46

K

Kalter Entzug 182
– Opiate, Häufigkeitsprofil der Symptome
  184
Kalziumantagonisten siehe Calciumkanal-
  blocker
Kardiale Insuffizienz 198
Kardiomyopathie 119
Kardiovaskuläres System, Störungen bei
  Alkoholmissbrauch 119
Kaufsucht 9
Ketamin 36
Kiefererkrankung 155
Kleinhirnatrophie, alkoholische 113
Kognitive Umstrukturierung 76
Kombinationstherapie, bei HIV/AIDS 157
Komorbidität
– Hinweise auf 66
– bei Opiat-Abhängigkeit 153
– psychiatrische 48
Konditionieren, operantes 39
Konfliktkonsument 65
Konfrontations-Verleugnungs-Falle 54
Konsum, Arten 4 f.
Konsumverhalten 31, 65
Kontrollphase, Angehörige 68
Kontrollverlust 5, 9, 99
Kopfschmerzen durch Analgetika 138
Korsakow-Psychose 113
Krampfanfall, zerebraler 79
– diagnostische Maßnahmen 116
Krankheitseinsicht, mangelnde 71
Krypton, Pharmakologie 246

L

Labordiagnostik 67
– Alkohol 93
– Opiate 147, 149
Lactulose, Enzephalopathie, hepatische 111
Laxanzien 142
– Gebrauch, chronischer 143
– stimulierende, Folgeerscheinungen 143
Lebenszeitprävalenz 15, 240
Leber, Störungen der Funktion bei Alkohol-
  missbrauch 122
Leberzirrhose 124 f.
Legal Highs, Jugend 46
Lernen am Erfolg 39 f.
Lesch-Typologie 66
Levomethadon 174, 177
– Äquivalenzdosen zu Methadon 173
– Betäubungsmittelgesetz 168
– Pharmakologie 229 ff.
– als Substitutionsmittel 170
Lidocain, Tachykardie 201
Liquid Ecstasy siehe GHB/GBL
Lorazepam 191, 201, 204
– Alkoholentzug 103
– bei Alkoholvergiftung 202
– Arrhythmie 201
– Entzugssyndrom 167
– Halbwertszeit 132
– Mengenverlauf 105
– Missbrauch 239
– Pharmakologie 210 f.
– Rezeptoraffinität 209
– bei Substanzintoxikation 78
– bei zerebralem Krampfanfall 117
Lormetazepam
– Halbwertszeit 132
– Rezeptoraffinität 209
LSD 13 f., 36, 166
– Drogeneffekte 16
– Einfluss auf Neurotransmitter 33
– Einordnung 14
– Entzugssymptome 58
– Flashback 167
– Intoxikation 204
– Nachweis 148
– Nachweiszeiten 151
– Pharmakologie 246 ff.
– Strukturformel 17

LSD
– Teratogenität 168
Lungenödem 158
Lungenveränderung 158
Lustsystem, belohnendes 30 f.
Lustzustand 5
Lymphangitis 154
Lysergsäurediethylamid siehe LSD

M
Magaldrat 78
Magenreizungen 78
Magenschädigung 121
Magenspülung 199 f.
Magersucht 8
Makroanatomie der Sucht 29
Mallory-Weiss-Syndrom 121
Mammakarzinom 130
Marchiafava-Bignami-Syndrom 115
Marihuana 239
Medikamentenabhängigkeit 130 f.
Medikamentös gestützter Entzug ohne
    Opiate 182
Medikation, symptomatische 77
medium spiny neurons 26
Mescalin 14
– Pharmakologie 248
Methadon 186
– Äquivalenzdosen zu Levomethadon 173
– Behandlungsvertrag 170
– Beikonsum 182, 205
– Betäubungsmittelgesetz 168
– Dauermedikation 178
– Dosierung 175
– Dosierungsstrategien 176
– Dosisrelation zu Diacetylmorphin 187
– Herabdosierung 183
– HIV/AIDS 158
– Interaktionen 157, 178, 231
– Nachweis 152
– Nachweiszeiten 151
– Nebenwirkungen 231
– Pharmakologie 229 ff.
– Plasmaspiegel 177
– Reduktion 77
– als Substitutionsmittel 170
– Unterträglichkeit 174

– Wirkdauer 212
Methamphetamin, Nachweiszeiten 151
Methylphenidat 48, 140
Metoclopramid, Erbrechen 78
Midazolam, Halbwertszeit 132
Mineralstoffwechsel 129
Mirtazapin 182
Mischanalgetika, Zusammensetzung 139
Missbrauch
– Alkohol 4, 93, 98, 112, 124
– Medikamente 130 ff.
Mobile, neurochemisches 32, 34
– Drogeneffekte 36
Modell der kortikalen Nervennetzwerke 29
Modell kortikaler Module 28
Monatsprävalenz 15
Morphin(e)
– Nachweiszeiten 151
– retardierte, Dosierung 178
Motivationales Interview 81
Münzbelohnungstechnik 76
Muskelschmerzen 79
Muskelsystem, Störungen bei Alkoholmiss-
    brauch 117
Myelinolyse, zentrale pontine 115
– Induktion 79
Myopathie, akute/subakute/chronische 117 f

N
Naloxon, Notfalltherapie 203
Naltrexon 185
– Abstinenzsicherung 185
– Alkohol-Abstinenztherapie 107
– Pharmakologie 227 ff.
Narkose
– Nicotin-Entzug 88
– Opiat-Entzug 185
Narkoseentzug 185
Nasenerkrankung 155
needle craving 166
Nervenzelle, Akuteffekte 26
Neurobiologie 15
Neurochemie, Synapse 16
Neurochemisches Mobile 32, 34
Neuroleptika
– Alkoholparanoia 111
– Eifersuchtswahn 110

Neurologische Erkrankungen bei Opiat-Abhängigkeit 163
Neurologische Komorbidität 66
Neurologische Störungen bei Alkoholmissbrauch 112
Neurologische Symptome bei Alkoholkonsum 100
Neuronennetzwerke 26
Neuropsychopathologie, psychiatrische 33
Neurotransmitter 33
Nicotin 18, 30, 36, 87, 140
– Abhängigkeit, Fagerström-Test 88
– Abhängigkeitspotenzial 15
– Abstinenzrate 15
– Einordnung 14
– Entwöhnung, Therapieverfahren 92
– Intoxikation 205
– Konsum, Störungen 87
– Nachweis 152
– Neurochemie 17, 33
– Pharmakologie 248 f.
– Suchtpotenzial 13, 15
Nicotinpräparate 89
Nierenversagen, akutes 205
Nitrazepam, Halbwertszeit 132
Nitroprussidnatrium, Hypertonie 191
Noradrenalin 34 f., 148
– Drogeneinwirkung 33
– Ecstasy-Notfall 200
– neurochemisches Mobile 34
– Noradrenalin 201
– Strukturformel 17
Notfalltherapie 201
– Alkohol 202
– Barbiturate 203
– Benzodiazepine 203
– Cannabis 204
– Carbamazepin 204
– Cocain 201
– Ecstasy 201
– GHB/GBL 204
– Hyoscyamin 204
– LSD 204
– Nicotin 205
– mit Opiat-Antagonisten 203
– trizyklische Antidepressiva 205
Nüchternphase 43

O
Obstipation 160
Ohrakupunktur 185
Ökologie der (süchtigen) Person 44, 46 f.
Olanzapin 191
Omeprazol 78
online addicts 10
Onlineaholics 10
Opiat-Analgetika 137
Opiate 147
– Abgabe, Dosisanpassung/ Verweigerung 179
– Abhängige
– – Entzugssymptome 230
– – häufige Erkrankungen 153
– Applikation, molekulare Prozesskaskade 25
– Entzugssymptome 147
– – Selbstbeurteilungsskalen 183
– Entzugssyndrom 58
– Haaranalyse 150
– Intoxikation 203
– Labordiagnostik 147, 149
– molekulare Prozesse 24
– Nachweis 152
– Nachweiszeiten 151
– Neurochemie 33
– Pharmakologie 229 ff., 249 f.
– Speicheltest 152
– Urindiagnostik 148
– Wirkungen 230
– – akute 148
Opiat-gestützter Entzug 183
Opioid-Analgetika 137
Opioide 30
– siehe auch Opiate
– Unverträglichkeit 174
– verschiedene Substanzen 253
– Wirkungen 230
Opioid-System, Drogeneinwirkung 33
Ösophagus, Veränderungen 119
Osteoarthropathie, neurogene 130
Osteopenie 130
Oxazepam
– Alkoholentzug 103
– Halbwertszeit 132
– Rezeptoraffinität 209

Oxcarbazepin 102
– Alkoholentzug 105
– Entzugssyndrom 135

P

Pankreas, Störungen bei Alkoholmissbrauch 127
Pankreatitis, akute/chronische 128
Pantoprazol, Magenreizungen 78
Parasitose 161
Parkinson-Syndrom 166
Parotitis 119
Partner 44
Partydroge 14, 244, 251
Pathologischer Rausch 166
Patienten, Gesprächsführung 54
Peginterferon-alfa-Behandlung, Nebenwirkungen 166
Perazin 182
Persönlichkeitsstörungen 167
Pharynx, Veränderungen 119
Phencyclidin 14
– Nachweis 152
– Nachweiszeiten 151
– Pharmakologie 250 f.
Phenylcyclohexylpiperidin siehe Phencyclidin
Phenytoin, zerebraler Krampfanfall 117
Phlegmone 154
Piperazine 252
Pneumonie 121, 158
– Prophylaxe 79
Pneumothorax 154
Polamidon, Nachweiszeiten 151
Polioencephalopathia haemorrhagica superior 112
Polyneuropathie 163
– alkoholische 114
Polytoxikomanie 14, 169, 184
Porphyrinstoffwechsel 129
Praxistest 6
Prazepam, Rezeptoraffinität 209
Propofol, zerebraler Krampfanfall 201
Pseudohalluzinationen 14
Psilocin 14
Psilocybin 14
– Pharmakologie 251
Psychiatrische Anamnese 57

Psychiatrische Erkrankungen bei Opiat-Abhängigkeit 166
Psychiatrische Komorbidität 66
Psychiatrische Störungen bei Alkoholmissbrauch 108
Psychische Grundfunktionen 61
Psychische Störungen 167
– bei Alkoholkonsum 100
Psychoaktive Substanzen, verursachte Störungen 64
Psychoanalyse 41
Psychodysleptika 14, 199
Psychodysleptisches Syndrom 152
Psychoedukation 12
Psychologie 39 ff.
Psychose
– drogeninduzierte 167
– Korsakow- 113
Psychotisches Syndrom 152
Psychotomimetika 14
Pyrrolidon-Derivate 253

R

Raucher-Quote bei Jugendlichen 249
Rauchertherapie, Kurzfragebogen 89
Rausch, pathologischer 166
Rauschqualität 13
Rauschtrinken 237
Rauschzustände 29
Regelkreismodell zum Stress 42
Research Chemicals 13
– Jugend 46
Resignationsphase, Angehörige 69
Respiratorisches System, Störungen bei Alkoholmissbrauch 121
Rezeptierung 179
Rezeptoren 27
Rezidivprophylaxe, AIDS 160
Rhabdomyolyse 118
Rückfallrate 15

S

Saftbecher 184
Schädlicher Alkohol 5
Schädlicher Gebrauch 64
Schilddrüse, bei Alkoholmissbrauch 118
Schizophrene Störungen 168

Schizophrenie, paranoide, Abgrenzung zur
  Alkoholhalluzinose 110
Schlaf- und Beruhigungsmittel 132
Schlaganfall 117
Schleifendiuretika, unerwünschte
  Wirkungen 142
Screening-Verfahren 148
Sedativa 14, 132
– Wirkungsart 13
Selbstbeurteilungsfragebogen AUDIT 94 f.
Selbstbeurteilungsskalen für Opiatentzugs-
  symptome 183
Selbstbild 43
Selbsthilfe 82
Selbsthilfegruppen siehe Beratungsstellen
Selbst-Konzept 61
Selbsttest 6
Selbstwirksamkeit 43
Serologische Diagnostik 161
Serotonin 33 ff.
– Strukturformel 17
Sexsucht 9
Sofortuntersuchung, Drogennotfall 197
Somatische Anamnese 56
SORKC-Modell 40
Soziale Situation 57
Soziokulturelle Umwelt 45
Speedball 205
Speicheltest, Opiate 152
Spice 189
– Pharmakologie 251
Sporttherapie 76
Stationäre Einrichtungen 71
Stimulanzien 13, 140
– Rausch, vegetativer Effekt 189
– Wirkungsart 13
Stimulanzienentzugssyndrom 58
Stoffwechselstörungen 129
Stress, Regelkreismodell 42
Stress-Konzept der Sucht 41
Substanzintoxikation 78
Substitutionsbehandlung, Therapieziele-
  hierarchie 77
Substitutionsmittel 170
– Vergabe in der Praxis 179
Substitutionstherapie
– Hilfen 171
– Opiat-Abhängigkeit 168

Sucht
– und Alter 47
– Definition 3, 5
– und Frau 47
– und Jugend 46
– Makroanatomie 29
– Modell der Schaltkreise 32
– Phasenkonzept 12
– Praxistest 6
– psychoanalytische Perspektive 40
– Stadieneinteilung nach Jellinek 66
– Stress-Konzept 41
– bei Tieren 6
– Untersuchungsbogen 63
– Ursachen 12
– verhaltenstherapeutische Perspektive 39
Suchtanamnese 54
Suchtdreieck 12
Suchtentwicklung 6
Suchtfolgen, teratogene 168
Sucht-Formen 7
Suchthilfe 71 f.
Süchtiger Konsument 65
Suchtpotenzial 15
Suchtstadien 3
Suchtsystem, automatisierende 31
Suchttheorie 12
Suchttypen, Alkohol 65 f.
Suchtverhalten 3 ff.
Suggestive Therapie, Nicotinentwöhnung 92
Suizidalität 58
– Fragenkatalog zur Abschätzung 62
Synapse 16, 20
Syndrom, amotivationales 167
Syndromale Differenzialdiagnosen, Opiat-
  Abhängigkeit 152

T
Tabakrauchen, Folgesyndrome 90
Tachykardie 79
Take-Home-Rezept 179
Temazepam
– Halbwertszeit 132
– Rezeptoraffinität 209
Teratogenität 168
Tetanus 154
Tetrahydrocannabinol (THC) siehe Cannabis

THC siehe Cannabis
Theophyllin 140
Therapie
– Alkohol-Abhängigkeit 100
– Alkoholhepatitis, akute 124
– Angehörige 69
– Hypnotika-Abhängigkeit 136
– Nicotin-Abhängigkeit 87
– Pankreatitis, akute/chronische 128
– Sedativa-Abhängigkeit 136
– Ziele 77
Therapiemotivation, Einschätzung 67
Therapieprogramm, Beispiel einer
　Entwöhnungsstation 74
Therapieverlaufskontrolle bei Substitutions-
　behandlung 182
Thiamin 202
– zerebraler Krampfanfall 117
Thrombose-Prophylaxe 79
Tilidin, Besonderheiten 137
Toleranzentwicklung 9, 38, 43
Tollkirsche 36
Training sozialer Kompetenzen 75
Tramadol, Besonderheiten 137
Tranquilizer, Packungsmengen 134
Transmitter 33
Trauma 154
Tremor, alkoholbedingter 114
Tryptamine 252
Turboentzug 185

U
Überdosierung, Drogen 197
Über-Ich 40 f.
Umwelt, soziokulturelle 45
Unlustzustand 5
Unruhe, psychomotorische 78
Unterstützungsphase, Angehörige 68
Untersuchung
– klinische/apparative 53, 93
– körperliche 60
Urindiagnostik 67
– Nachweiszeiten verschiedener Drogen 151
– Opiate 148
Ursachendreieck 12
Ursachenmodell, biopsychosoziales 53

V
Valproinsäure 182
– zerebraler Krampfanfall 79, 202
Vareniclin, Pharmakologie 232 f.
Verapamil, Arrhythmie 201
Verdachtsdiagnose, Drogennotfall 197
Verdauungstrakt, Störungen bei Alkohol-
　missbrauch 119
Verhalten
– motorisches 61
– süchtiges, Formen/Stadien 4
Verhaltensautomatismus 31
Verhaltenseffekt, biphasischer 13
Verhaltenskontrolle, kortikale 31
Verhaltensplanung 61
Verhaltenstherapeutische Interventionen
　91 f.
Verhaltensveränderung nach Prohaska/Di
　Clemente, Stufenmodell 67
Vernunft 40
Versorgung 70
Versorgungstrichter 72
– Alkoholkranke 73
Vitamin-B_{12}-bedingte Mangelzustände 129
Vitaminstoffwechsel 129
Vorteile-Nachteile-Bilanzierung, patienten-
　bezogene 82
Vulnerabilität, substanzspezifische 15

W
Wahn 78
Wahrnehmung 61
Wernicke-Enzephalopathie 113
Wernicke-Korsakow-Syndrom 112
Widmark-Formel 93
Wohnverhältnisse 45

Z
Zahnerkrankung 155
Zellmembran, Ionenströme/elektrische
　Effekte 19
Zieve-Syndrom 126
Zukunftspläne 57
Zwangscharakter 40
Zwölf Schritte der Anonymen Alkoholiker 84